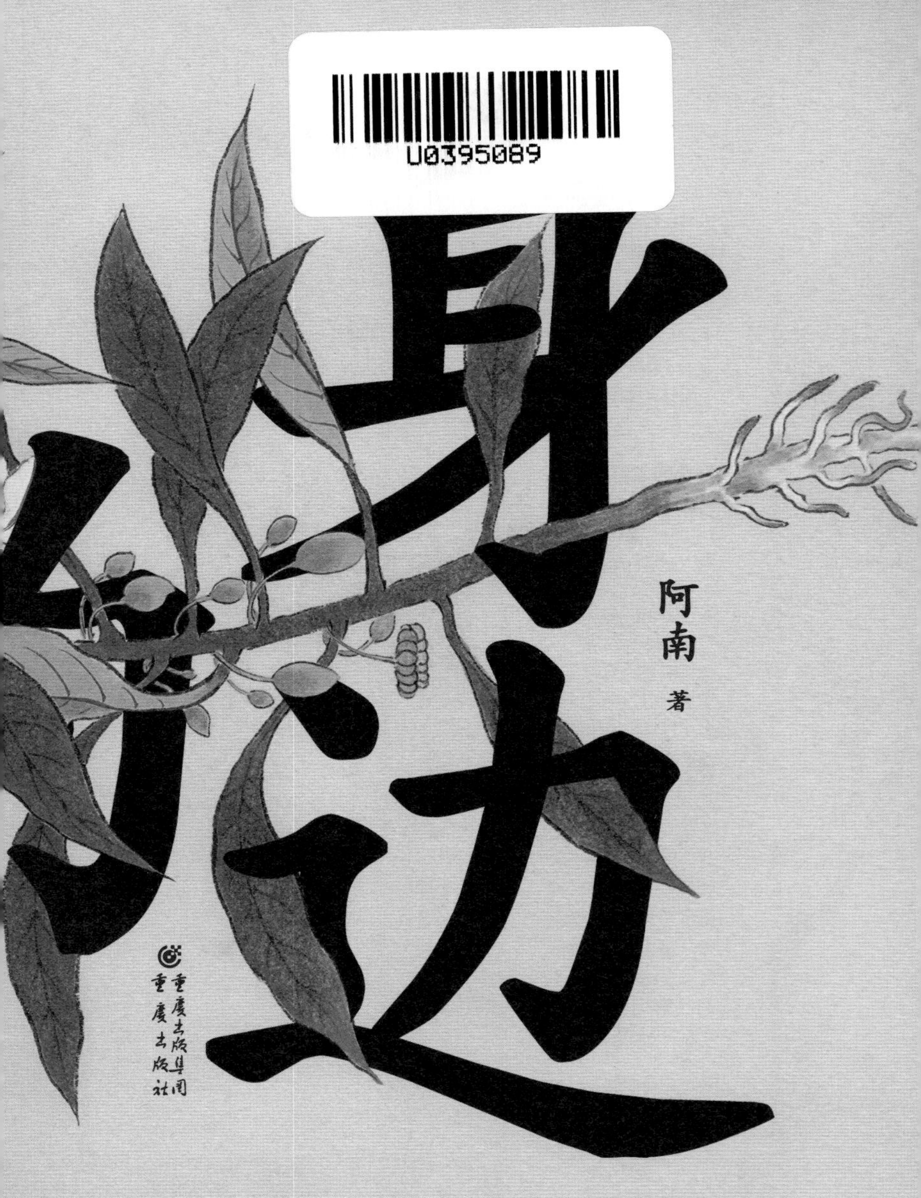
阿南
著
重庆出版集团
重庆出版社

图书在版编目（CIP）数据
身边的本草 / 阿南著. -- 重庆：重庆出版社，
2021.6
ISBN 978-7-229-15799-9
Ⅰ. ①身… Ⅱ. ①阿… Ⅲ. ①本草—普及读物 Ⅳ.
①R281-49
中国版本图书馆CIP数据核字（2021）第071350号

身边的本草
阿南　著

策　　划：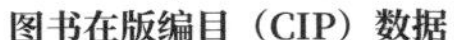华章同人　风物文化
出版监制：徐宪江　秦　琥
责任编辑：秦　琥　朱　姝
特约编辑：王晓芹
责任印制：杨　宁
营销编辑：史青苗　刘晓艳
书籍设计：潘振宇 774038217@qq.com
重庆出版集团
重庆出版社　出版
（重庆市南岸区南滨路162号1幢　　邮编：400061　　http://www.cqph.com）
北京汇瑞嘉合文化发展有限公司 印刷
重庆出版集团图书发行公司 发行
邮购电话：010-85869375/76/77转810
重庆出版社天猫旗舰店
cqcbs.tmall.com
全国新华书店经销
开本：850mm×1168mm 1/32 印张：9.25 字数：103千
2021年7月第1版　　2021年7月第1次印刷
定价：78.00元

如有印装问题，请致电023-68706683

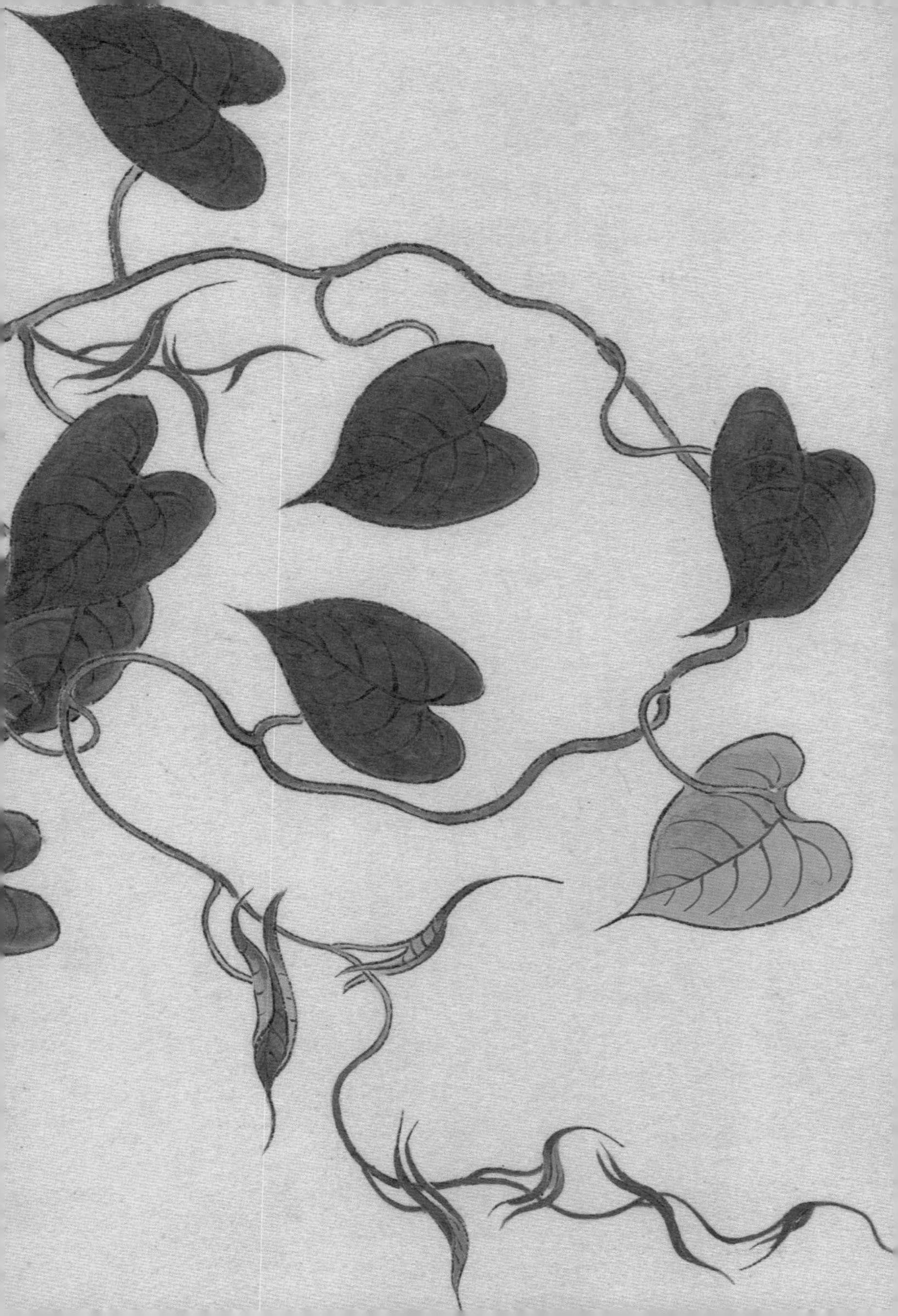

目

录

序

本草的无限可能

出自《金石昆虫草木状》，现藏台北『国家图书馆』。由明代著名画家、书法家及学者文俶绘制。她是著名吴派画家文徵明的玄孙女。全书共二十七卷，含一千三百多幅图，描绘了一千多种金石昆虫草木。摹绘内府珍藏本草图。

如果说本草是一个仅次于汉字的典型中国元素，恐怕是不会错的，在海内外华人世界里，很少有人没听说过本草。

自史前时代开始，中华先民便认识到植物具有功能各异的医药效果，并在数千年的实践过程中梳理出有别于西方的本土医药学，这就是我们今天所说的中医学或中医药学。而在西学东渐之前，中国的本土医药学是可直接称为本草学的。正因如此，我国古代医药学典籍总是以“本草”二字加以命名，如《神农本草经》《吴普本草》《海药本草》《本草纲目》等。乃至中国第一部系统地分析汉字字形和考究字源的字典《说文解字》都称：“药，治病草也。”显然，在《说文解字》的作者许慎所处的东汉时期，“药”和“治病草”已然被等而视之。在古汉语中，“草”和“木”并没有现代植物学意义上的区分，它们所包含的意蕴也是相通的。因而本草之“草”，也泛指各种药用木本植物。此外，药和草之间的紧密联系，不仅仅体现在“药”字的字形结构，也体现在这两个汉字的固定组合方式：草药、药草。这样的关联，也被现代汉语承续下来，因而本草一词首先是中国古代医药典籍《神农本草经》的简称，同时也泛指各种中草药。

本草一词始见于《汉书·郊祀志下》：“成帝初即位……候神方士使者副佐，本草待诏七十余人皆归家。”最初，“本草”应是各种药用植物的总称。之后，药用对象的范畴逐渐扩大到动物、矿物等。然而，即使到了《神农本草经》成书的年代，其所收录的“中药”仍多为植物，所以五代的韩保升才会有这样一番注解：“按药有玉石、草木、虫兽，而直云本草者，为诸药中草类最多也。”也就是说，在所有药用对象中，植物仍占据着较大比例。《神农本草经》收录有365种中药，植物便占了252种；《本草纲目》收药1892种，其中植物类达1094种，占比将近60%。植物占比超过矿物、动物的现象普遍存在于古代中医药典籍中，植物在中华传统医药学中所占的分量由此可见一斑。

不仅如此，本草学——中医药学形成的过程，也是中华传统思想形成的过程。在步入农业文明之前的蛮荒时代，先民一切有意识的行为都围绕着延续生命展开，其中又以食物为要。在寻找和发现食物以维持、延续生命的过程中，有些植物的特定医疗（或致毒）功效，引起了先民的关注，久而久之，本土医药学开始萌芽。而对这类具有一定功效的植物特定生长性状的观察，也正是中华先民能动地了解自然的开始。由此及彼，逐渐形成中医独特的“取象比类”思维，再由此发展为辨证施治的系统方法。这或许也可理解为朴素辩证法思想的萌芽。当然，在这个过程中，对人自身的认识也逐渐得到升华。从这个意义上讲，本草学既是中华先民认识世界的工具，也是他们智慧的重要成果。

沿着这样的脉络去分析和总结，怎么强调本草学的重要性都不为过。而谈及中国文化在国际上的两张名片——中医和美食时，余秋雨先生曾说："我们在国外开了那么多的孔子学院，还不如在人家门口开一个中医诊所、一个中餐厅实在。"其原因也在于此。遗憾的是，这一点恰是古往今来的思想史家或文化史家所忽略的。而本草的人文价值和美学价值，更是长期被人忽视。即使是在近年，如北京药用植物园这样权威和专业的机构，也更侧重于本草的潜在药用价值。由于缺乏对本草的人文及美学价值的关注，导致对这一具有无限潜力的"富矿"的开发远远落后于国外。

从13世纪至17世纪，西方商人及早期的传教士，先后从中国引种的植物有菊花、牡丹、芍药、蔷薇、月季等。著名的植物猎人威尔逊在滞留中国的12年间，收集了65000多份植物标本，并将1500多份植物的种子和160多种植物的切片带回西方。这些源自中国的植物，经西方科学家栽培，又流回中国市场，其中就包括曾经从中国引种到国外，再由国外企业研发成系列产品的玉簪，以及成为新西兰农业支柱产业的猕猴桃等。

基于这样的现状，经过长期的探索和实践，我们试图建立一种集本草的美学和人文价值为一体的"本草家庭园艺"体系，最大限度地丰富和拓展本草的文化内涵。就此，我试着将"本草家庭园艺"的定义及主要相关内容归纳如下：

本草家庭园艺是以本草与经过科学手段配制而成的植料

为主要素材，创作盆艺、造景作品的艺术形式，追求本草的人文内涵与现代盆艺、造景艺术的完美结合。以精心选育、驯化、组培等手段，使本草植物达到盆艺、造景美学要求的系统工程，即为“本草家庭园艺化”。

本草家庭园艺旨在通过家庭园艺的形式，最大限度地发掘本草植物药用价值之外的人文及美学价值，借此继承和发扬本草文化，提升传统本草文化的亲和力及国际影响力。

由于侧重家庭和个人，本草家庭园艺和传统的药用植物园艺也有一定区别：前者的参与者是以家庭或个人为主的广大消费者群体，作品多精工细作，具有件小气大、意境悠远的盆艺特征；与此相对的药用植物园艺，则泛指利用本草植物进行的园林景观设计，参与对象为园林工程设计、施工单位，讲求的是气势及整体视觉效果，北京药用植物园和上海辰山植物园中的药用植物园即为这种造景或景观设计作品。前者不受时空环境制约，完成的作品可在不同地域进行巡回展示，可用于推广和普及本草文化；而后者却不具备这样的优势，且受季节影响较大。

当然，本草家庭园艺的普及，也有助于广大参与者在深入了解本草文化的过程中，培养热爱家乡一草一木的乡土情怀。尤其是针对中小学生设计的本草家庭园艺实操课，则兼具了“青少年实践教育基地”的社会功能。

此书仅为“本草家庭园艺”体系中文化建设的组成部分，虽侧重挖掘本草植物的人文内涵，但对各种本草的植物学特征及相关的养护方法，也都有一些介绍，以帮助读者更全面地了解每一种本草植物。随着更多人的关注和参与，本草文化或可在不远的将来，以盆艺的形式走入千家万户，并最终形成庞大产业传到海外。

此诚为我所愿也。

2019年10月10日　于澄远斋

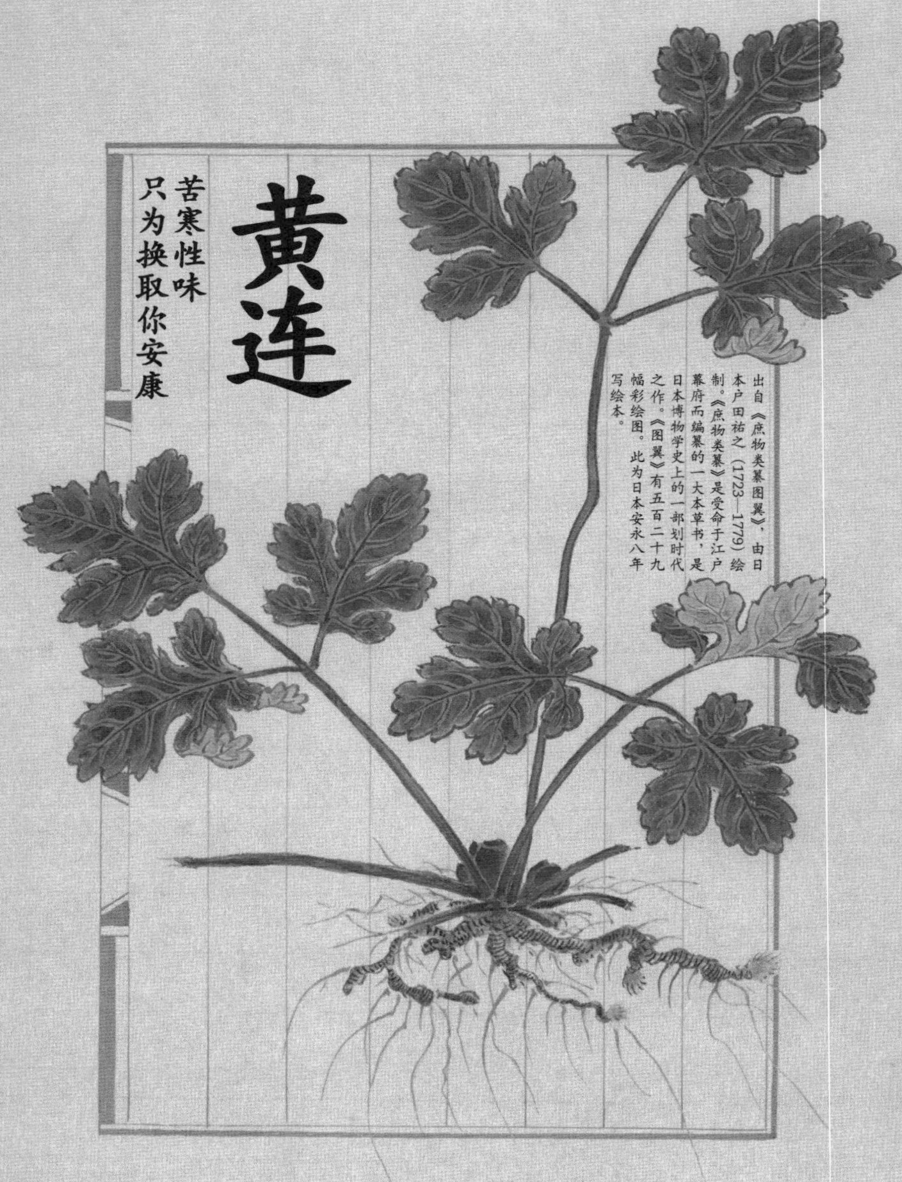

黄连

苦寒性味
只为换取你安康

出自《庶物类纂图翼》，由日本户田祐之（1723—1779）绘制。《庶物类纂》是受命于江户幕府而编纂的一大本草书，是日本博物学史上的一部划时代之作。《图翼》有五百二十九幅彩绘图。此为日本安永八年写绘本。

歇后语是汉语特有的一种语言形式，由前后两部分组成。通常情况下，说话的人即使只说出前半句，而“歇”去后半句不表，听者也会对他想要表达的真实意图心领神会，比如“哑巴吃黄连”。以黄连借喻其他事物的歇后语，多达几十条，黄连可谓最常用于歇后语的植物之一。中国人对黄连的认识，以及在日常生活中频繁与之接触的情形由此可见一斑。

国人之所以如此频繁地接触和使用黄连，与它具有的“苦寒”性味有直接的关系。中国最早的药学典籍《神农本草经》便已对黄连的药性、功效、产地等有过详细记述，可见黄连在中国药用历史之悠久。虽说迄今为止，相信《神农本草经》为神农氏所作的人仍不在少数，但近年来，学界通过语言学、地名学等手段进行的研究结果表明，此书更可能是东汉早期之作。另一部较早记录黄连产地和品质标准等内容的文献当推《范子计然》，据考证，本书最有可能成书于“新莽时期”。然而，书中只提到“黄连出蜀郡，黄肥坚者善”，却对黄连的功效只字未提。黄连非常苦，几乎无法用作果腹食材，也便谈不上还有什么商品价值。它能在《范子计然》中占有一席之地，主要原因还是它的药用价值。即，黄连被普遍药用，才是其作为商品流通的前提。从这个意义上讲，无论这两部著作成书年代孰先孰后，都无法否定黄连的药用历史早于东汉的事实。大概算一下，怎么说也有2000年以上的历史了。

黄连是毛茛科多年生草本植物，因产地不同而分为味连、雅连、云连。味连产于重庆石柱等地，因其根茎分枝形似鸡爪而得名鸡爪连；雅连产于四川洪雅县及峨眉山等地，又称为三角叶连。二者因产地同在四川地区而并称川连。而产于云南福贡、腾冲等地的黄连，药效不及川连，俗称云连或滇连。

黄连最主要的有效成分学名为小檗碱，也就是小时候曾让我们吃尽了苦头的那种黄色小药片“黄连素片”的主要成分。近代医学临床应用证实，黄连素对消化道感染、心律失常、高血压、高血脂、高血糖等症有明显的疗效。

到了唐代，苏恭在《唐本草》中称：“蜀道者粗大，味极浓苦，疗渴为最，江东（即今长江以东）者节如连珠，疗痢大著。”这里所说的“渴”即是现在所说的糖尿病，俗称消渴症。可见在中国古代，中国先民不仅已经认识到这种连现代医学都棘手的疾病，而且已经开始用黄连来对症治疗。

不过黄连素并不仅存于黄连科植物。在自然界，有4个科约10个属的植物中都含有黄连素。直到19世纪，英国科学家才从一种学名为Xanthoxylonclava的植物体中成功分离出黄连素。约100年前，美国科学家确定了黄连素的化学分子结构。有趣的是，由于黄连素具有金灿灿的色彩特征，因而也被作为一种天然的染料。在印度，人们至今还在用黄连素染制羊毛。

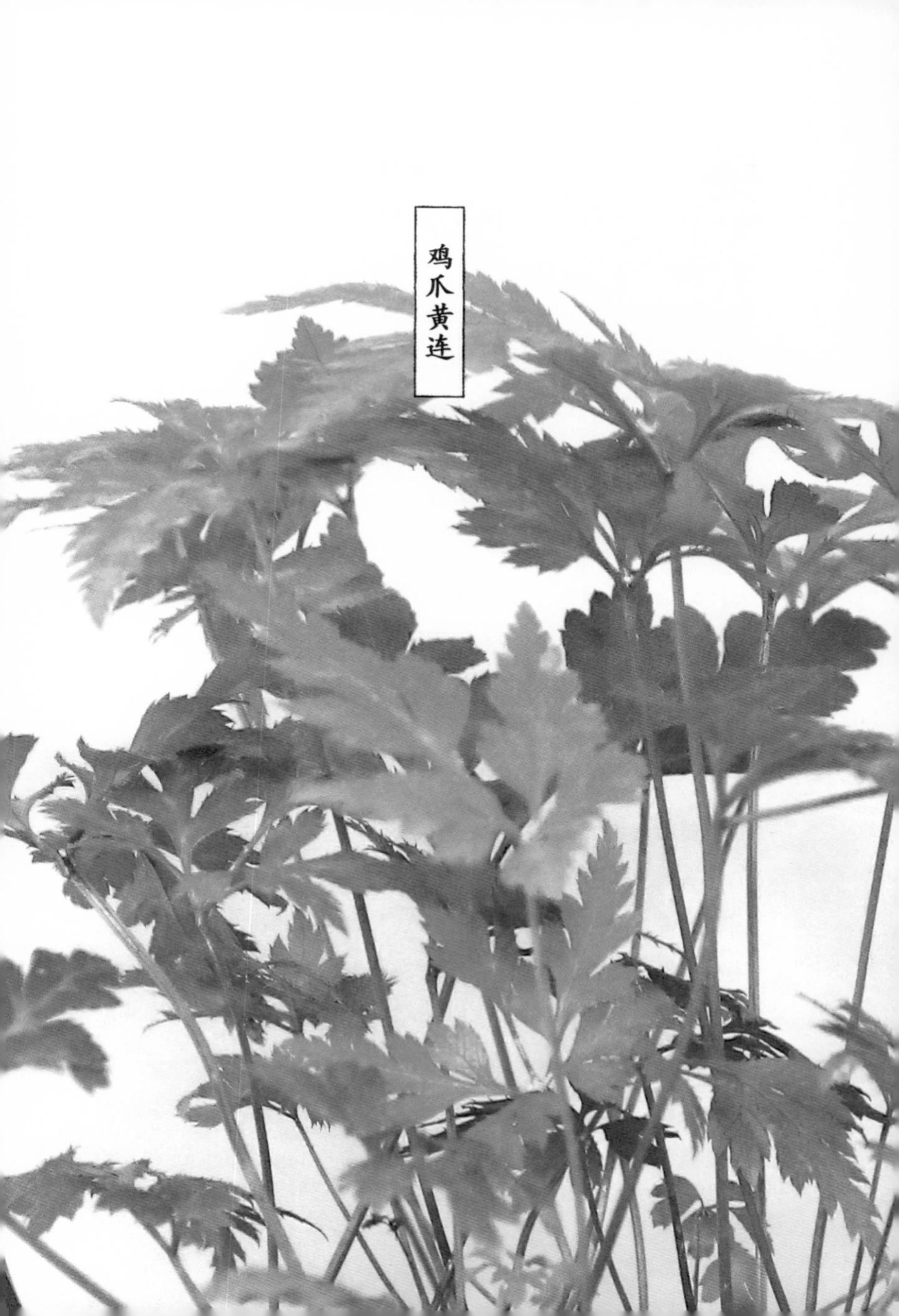

鸡爪黄连

受《神农本草经》中黄连有助于治疗眼疾的影响，自唐以来，文人墨客的诗文中，黄连常和眼目同时出现。白居易在患眼疾期间，曾作过一首题为《得钱舍人书问眼疾》的七言绝句："春来眼暗少心情，点尽黄连尚未平。唯得君书胜得药，开缄未读眼先明。"也不知题中的"钱舍人"为何方神圣，得其一封问候病情的书信，开了封还未详读，乐天先生的眼疾便好像已经痊愈了。如此夸张，不过是在表达自己的喜悦罢了。

无独有偶，苏轼在徐州任太守期间，李公择路经来访。李公择到达徐州府衙时，苏轼正巧在城外监督修堤工程，于是李公择赋诗三题催其速速打道回府。但忙于公事的东坡居士一时无法脱身，便随手回题三首，遣人先行送去。这便是流传至今的《寒食日答李公择三绝次韵》。在第三首诗中，苏轼巧妙化用《庄子 · 天运》中的"播糠眯目"，表达自己政务繁忙的无奈心情，随后又说："欲脱布衫携素手，试开病眼点黄连。"不难看出，病眼、黄连经常被古人组合在一起运用。与之相比，元末明初的诗人高启在患眼疾期间，便只能在"闭目洗黄连"过后，兀然独坐在幽深的厅堂内，听着窗外的鸟鸣打发时间。

鸡爪黄连性喜阴凉，只要注意避免阳光直射，适当控制温湿度，大都可以盆栽成活。与鸡爪黄连相比，鸭脚黄连是一种更适宜家庭园艺的本草。鸭脚黄连也属毛茛科植物，得名于它形似鸭掌的叶片，这也是它异于鸡爪黄连的观赏价值所在。鸭

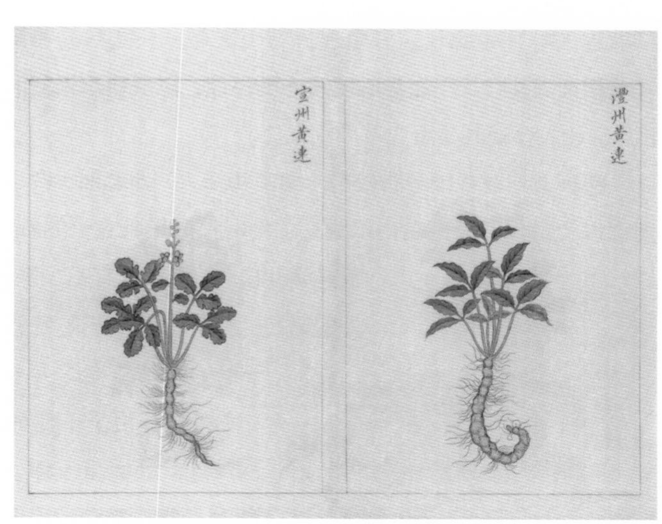

出自《金石昆虫草木状》。

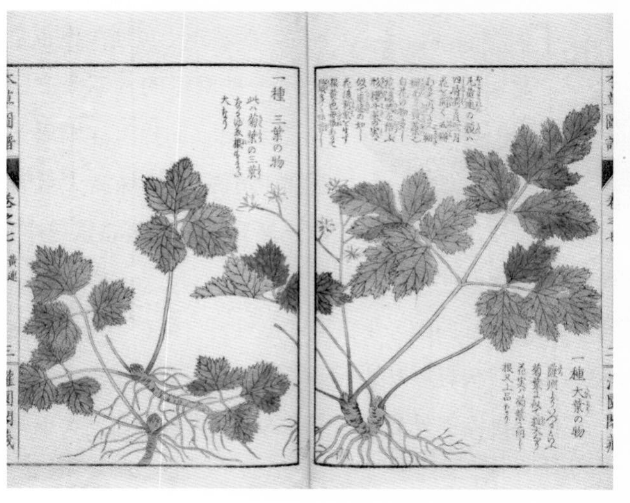

出自《本草图谱》，现藏日本国立国会图书馆。由日本本草学家岩崎常正（1786—1842）编著。全书共存九十二卷，收录植物近一千九百种。本书出版于江户晚期，被认为是日本首部全面介绍药用植物的图集。

脚黄连的叶片轮廓状若五角形，看上去与一只张开的鸭掌有几分相似。其叶片上布满明暗不一的斑纹，以及质感强烈的厚度，常让人怀疑其是否为革质制品。

鸭脚黄连在我国分布较广，湖南西部、广西北部、四川西南部以及贵州、云南东南部的文山地区都能见到它们的踪影。

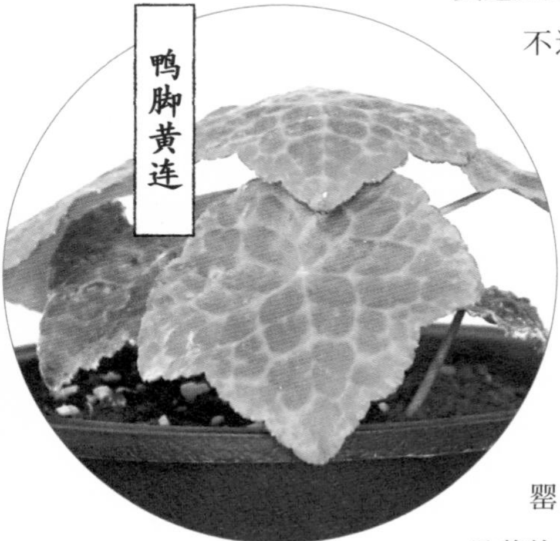

鸭脚黄连

黄连如此出名，自然也有不少亲戚。不过这些假借黄连之名盛行于世的本草植物，大多与黄连并不相干。比如鲜黄连，其实是一种小檗科植物，其药效和形态都迥异于黄连，但也是一种难得的本草家庭园艺素材。而岩黄连则属于罂粟科植物，植株高大且容易萎软，所开花型也是总状花序，与黄连可以说是风马牛不相及。

最后，不妨这样归纳一下黄连的品性：与梅花不同，黄连在经年累月吸收了天地精华之后，根本不屑于升华出沁人心脾的暗香，反而以由内而外透出的苦寒为荣。真可谓黄连树下弹琵琶——苦中作乐。

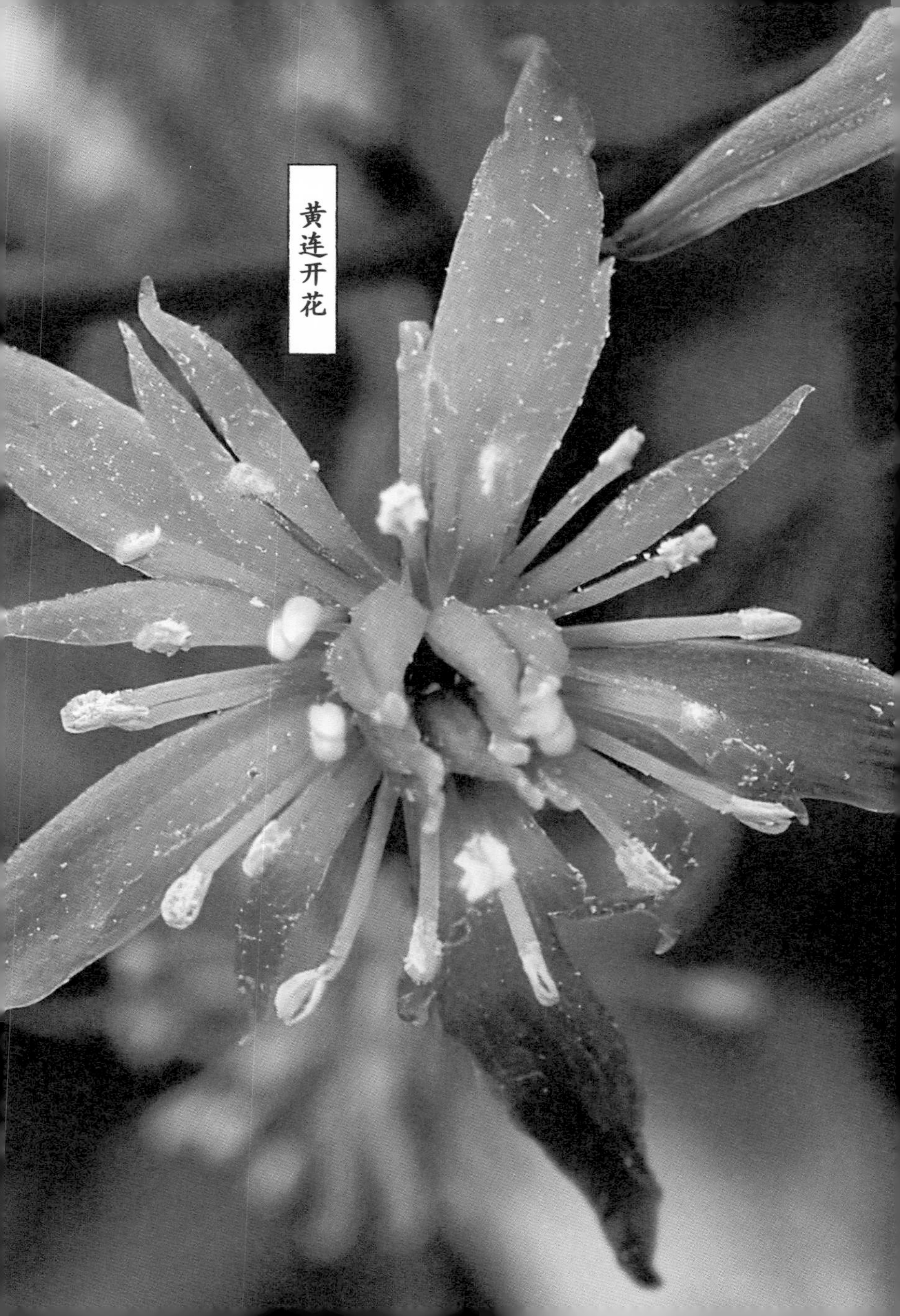
黄连开花

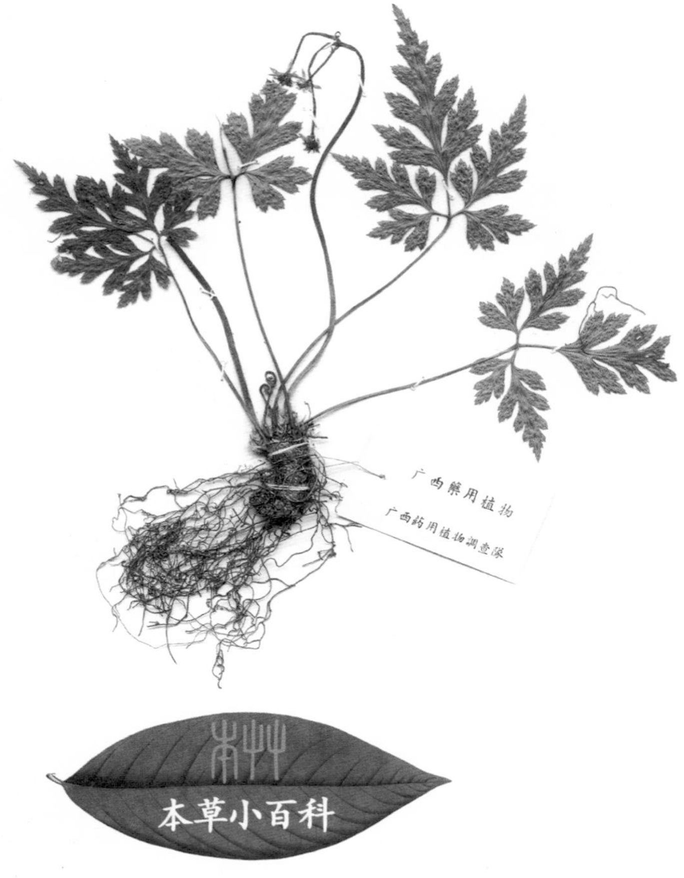

本草小百科

毛茛科

北温带的大科，大多数毛茛科植物都是草本，极个别的品种是小灌木，比如槭叶铁线莲。毛茛科植物多是有毒植物，通常全株都含有生物碱，尤其是根部，不可随意食用，否则可能对身体造成严重伤害；花朵分雌雄两性，花萼和花瓣呈螺旋状排列在花托之上。

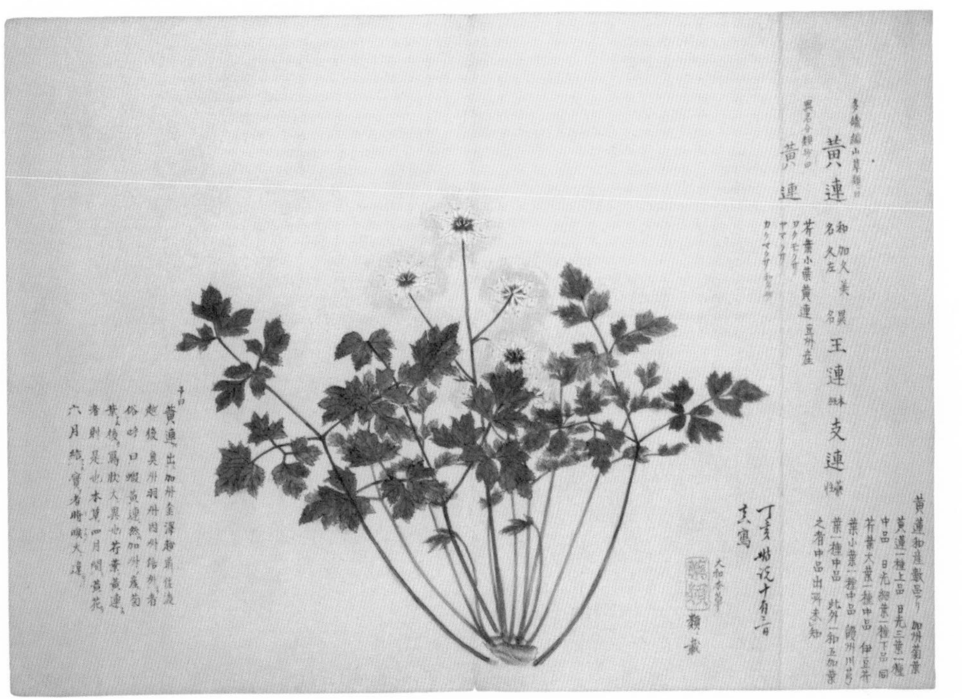

出自《梅园百花画谱》，日本德川幕府御书院官员、博物学者毛利梅园（1798—1851）的著作。全书收录了约一千三百种花草的图谱。现藏于东京国立国会图书馆。

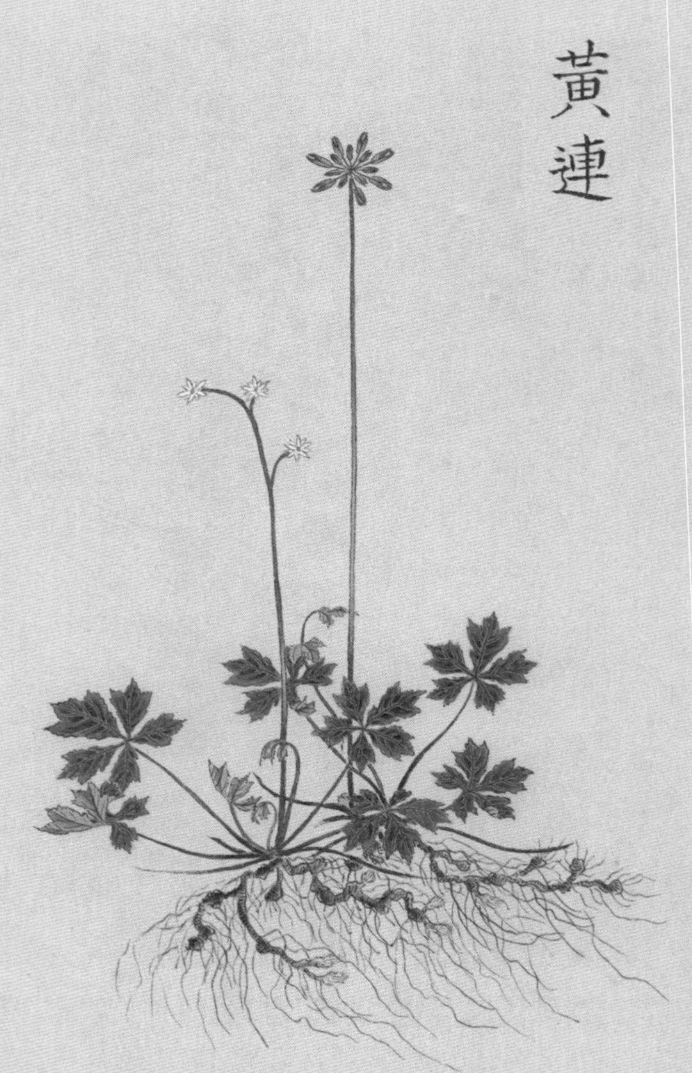
黃連

医案

《药鉴》，明代杜文燮撰。成书于明万历二十六年（1598）。

黄连

气寒味苦，气薄味浓，无毒，沉也，阴也。手少阴药也。以姜汁炒用，则止呕吐，清心胃。且治一切时气，又解诸般热毒秽毒，及肿毒疮疡，目疾之暴发者。盖黄连得姜汁制，则和其寒而性轻折，且少变其性，以引至热处，而使之驯化，正经所谓热因寒用是也。与木香同用，为腹痛下痢要药。与吴茱萸同用，乃吞吐酸水神方。同枳壳治血痔，同当归治眼疾。

佐桂蜜，使心肾交于顷刻。入姜辛，疗心肺妙于须臾。欲上清头目口疮之类，酒炒为佳。欲泻肝胆之火，猪胆蒸之为妙，取其入下部而泻之也。欲解痘疮之毒，桔梗麻黄汁炒之，取其达表而解之也。实火同朴硝，虚火用酾醋，痰火用姜汁，伏火用盐汤。米食积泻者，壁土炒之。赤眼暴发者，人乳浸之。东垣以为浓肠胃者，何也？盖肠胃为湿热所挠，而为痢为痛，得此苦寒之剂，则湿热去而痛止，则肠胃自浓矣。又曰，与木香同用，治心下痞满，并伏梁心积，宜矣。若停食受寒，及伤寒下早所使者，则不可用。又曰，除肠中混杂之红，宜矣。

如阴虚下血，及损脾而血不归脾者，概用之乎。又曰，治五劳七情，定惊悸，止心腹痛，皆未分寒热而混言之，用者宜斟酌可也。

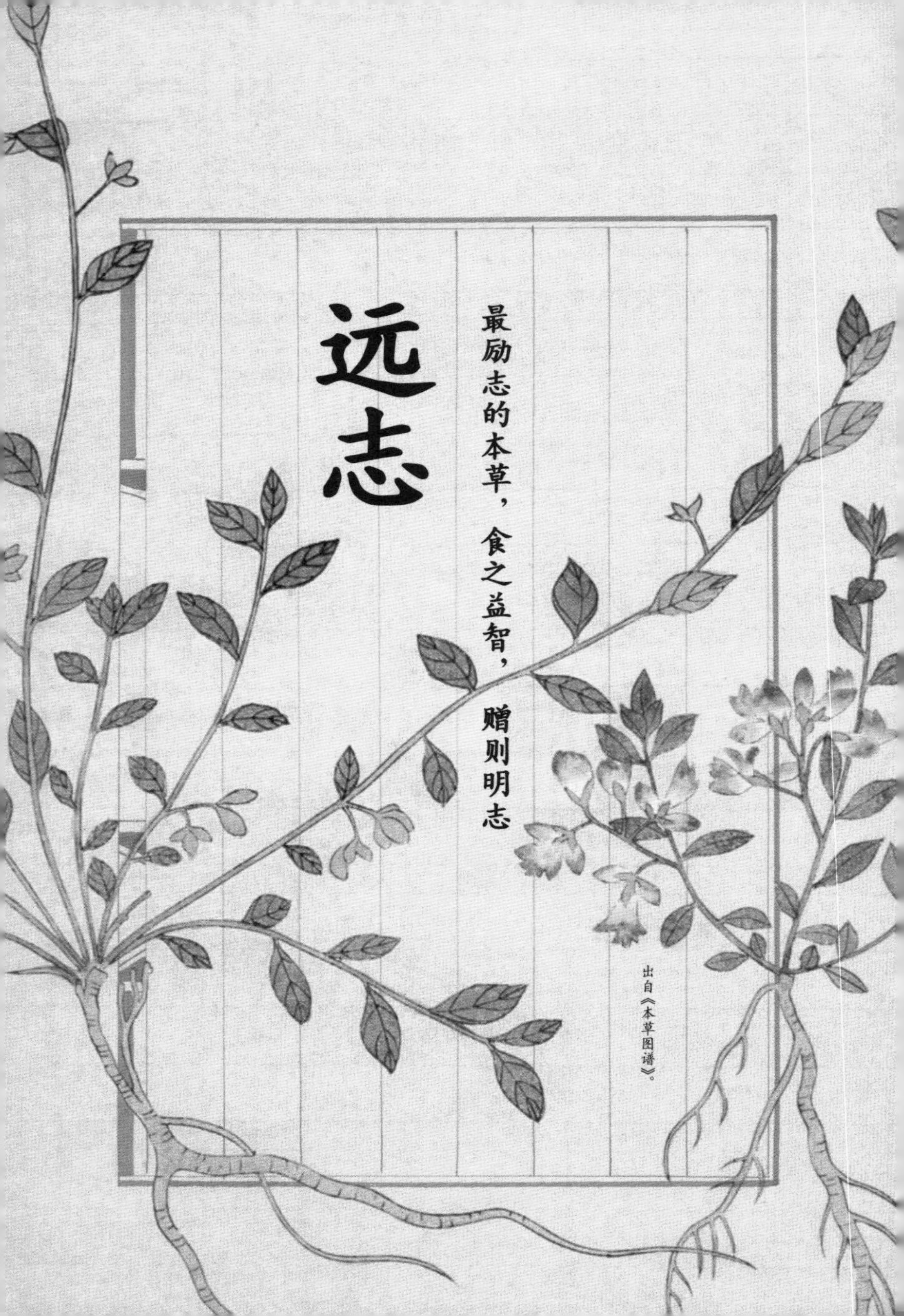
远志
最励志的本草，食之益智，赠则明志
出自《本草图谱》。

我最初是通过刘义庆的《世说新语》得知有远志这一味中药材的。书中提到，心怀隐居东山之志的谢安曾多次拒绝朝廷出仕的邀请，后来碍于一代枭雄桓温的再三相邀，才终于出山当了桓温的司马。一天，有人给桓温送了一些草药，其中就有远志。桓温便问谢安：“此药又名小草，何一物而有二称？”即这种药又叫小草，为什么一种东西会有两个名字呢？谢安闭口不答。这时，在座的另一位素以生性诙谐著称的名士郝隆回答说：“隐居山中时叫作远志，出山后便成了小草。”显然是在调侃谢安晚节不保，屈就朝廷一事。桓温爱才心切，怕谢安面子上过不去，赶紧圆场说：“郝参军这个失言却不算坏，话也说得极有意趣。”

我当时折服于刘义庆通过寥寥数语，便将三人的性格特征刻画得淋漓尽致，哪里还有心去深究远志的前世今生。

某一次五一假期，我和家人去丫髻山游玩。在沿阶登顶的途中，我偶然瞥见在向阳的贫瘠风化土上，几丛不过10多厘米高的植物开着细碎的蓝紫色小花，煞是好看。我稍作停留，站在一旁向来往的游人请教它的名字，但路人都在赶路，无人顾得上回答我。我只得拿手机拍了几张照片，并趁机一路继续询问。在半山腰处，终于有一位游人不吝赐教，说这是“阮志”，山上多的是。“阮志”？我的大脑里怎么也搜索不到这么一种植物。

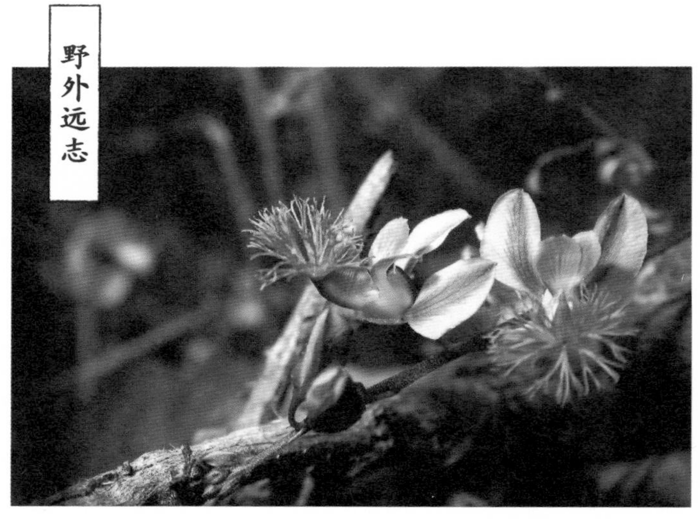
野外远志

直到我抵达金顶，扶栏远眺，我仍在想“阮志”。清风中，我猛然想起平谷和蓟县一带的口音特点，猜测半路上那位中年男子所说的“阮志”，会不会是《世说新语》中提到的远志。于是，我立刻拿出手机查询了一番，果然证实了我的猜想。

回家后，我补了功课，这才知道郝隆一语双关的由来：作为中药材，远志指的是这种植物的根；而发苗长出的枝叶又被称作小草；小草虽然也可益智，却不具远志的祛痰功效。显然，东晋时期的人们对远志的了解还有一定的局限。北宋的《本草图经》强调:“古本通用远志、小草；今医当用远志，稀用小草。”

古人处世，相较于今人含蓄了许多，但也不乏妙趣，比如汉唐时期别离时的赠柳旧俗，也常借用某一事物名称的谐音，

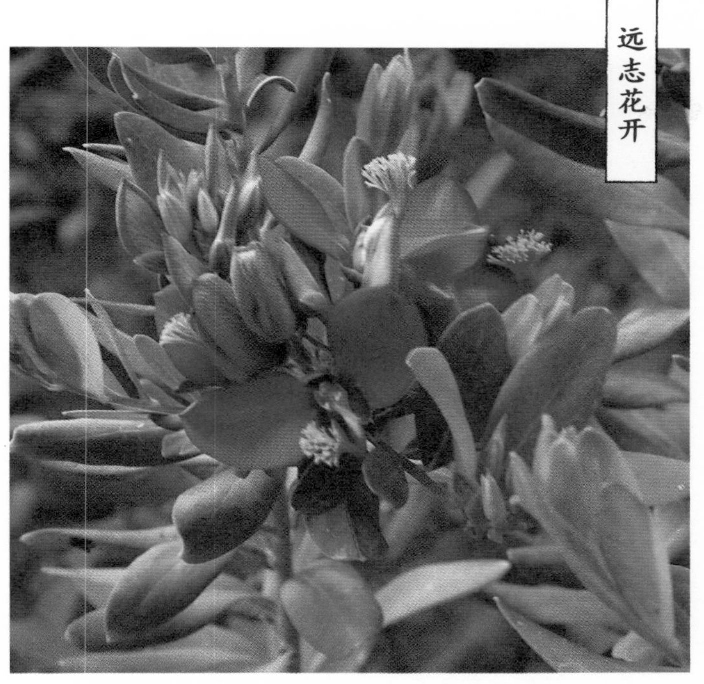

表达自己的心志。相传，姜维诈降期间，曾遣人给母亲捎去远志、当归以明心志。这便是“但有远志，不在当归”这一名言的由来。据载，此类习俗在魏晋时期已颇为盛行，召唤出行在外的人回归时会寄送当归，若收到者自觉大业未竟，拒绝返回，则回寄远志。晚清时期的思想家、诗人龚自珍，因屡次建议清廷抵制鸦片遭拒，自觉报国无门，借用远志、小草之异，奋笔写下诗句“九边烂熟等雕虫，远志真看小草同”。

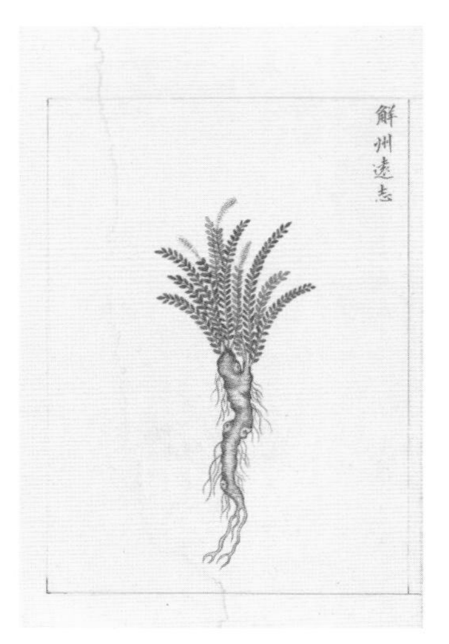

远志是有名的益智良药，唐以前多用来提高人的记忆能力。葛洪在《抱朴子·仙药篇》中说：“陵阳子仲服远志二十年，有子三十七人，开书所视，记而不忘。”药王孙思邈更是将远志列为益智方药的首位。而关于远志的强肾功效，抱朴子说得比较委婉含混。但成书年代不明的《药性论》，则很明确地对远志的这一功效进行了描述，称其“治心神健春，坚壮阳道。主梦邪”。到了明初的李时珍，他则认为远志可以使人“强志”“益精”，这些都与人的肾脏息息相关，这便让男人们在呵护体内的那两块椭圆形脏器（肾脏）时，时常想起远志，久而久之，有人便将其视若壮阳之物。

现在，远志益智安神、抑菌抗癌、降压、催眠等功效正逐渐得到现代医学的证实。但远志是否具有壮阳的功效，现代医学似乎还无法确证，仅发现远志的有效成分对雄性动物的生殖细胞损伤有一定的保护作用。至于二者间是否有何内在联系，尚不得知。

出自《金石昆虫草木状》。

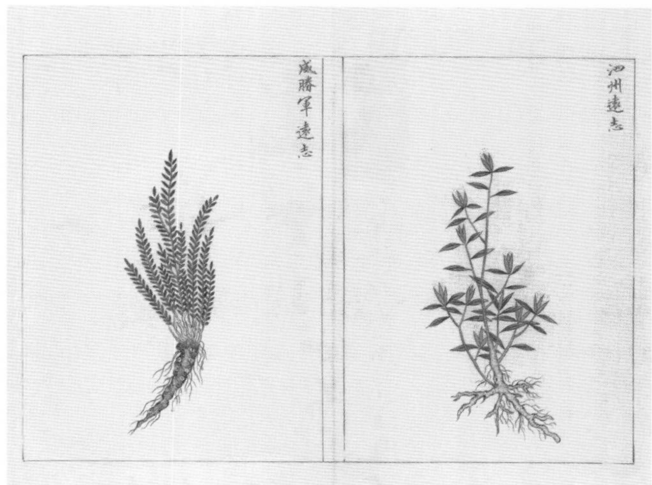

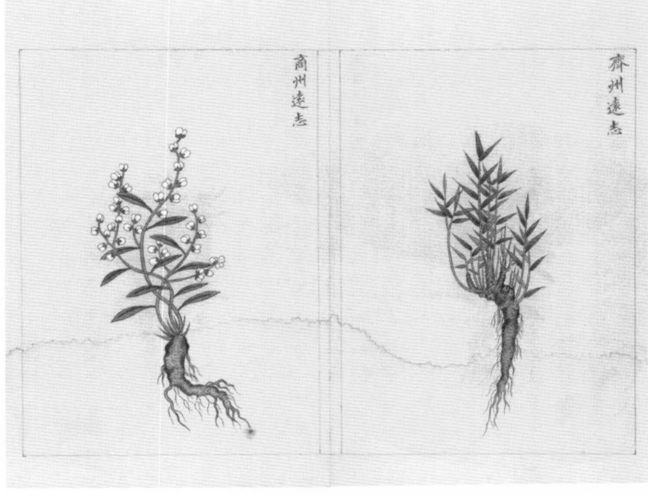

像远志这样拥有现代感十足且意蕴深远的“花语”的植物，在本草中并不多见。远志耐旱、不喜湿，只需选择排水性良好的植料，控制浇水量即可保持生长。一旦过了苗期，不需要多么细心养护，也能茁壮成长。远志丛生的枝干，仅十几厘米高；其细细的叶子互生，长不过1～4厘米。配上山石或枯木，这么矮小的一丛远志，也便有了玉树临风的仪态。等到5月，远志进入花期，2～14厘米长的总状花序便会从枝头冒出，探出蓝紫色的花。在随后的两个月内，花朵的顶端会慢慢开满淡紫色的花丝，状若朋克的夸张发型。这应该是为了提高传粉概率而进化的结果，但却为养花人提供了为之一振的视觉效果。

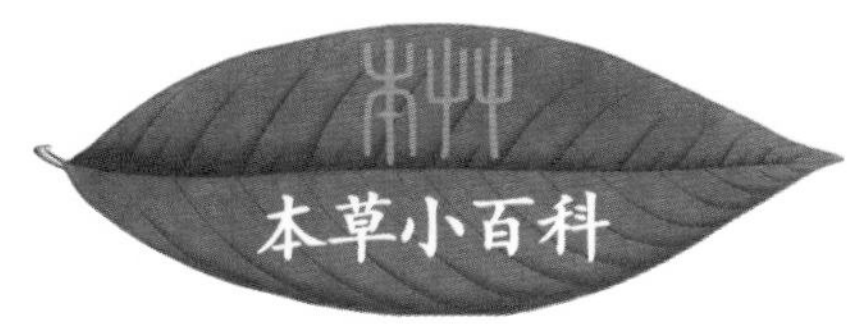

总状花序

无限花序的一种。其特点是花轴不分枝、较长，自下而上依次有许多有柄小花，开花顺序也由下而上，如白菜、紫藤等。

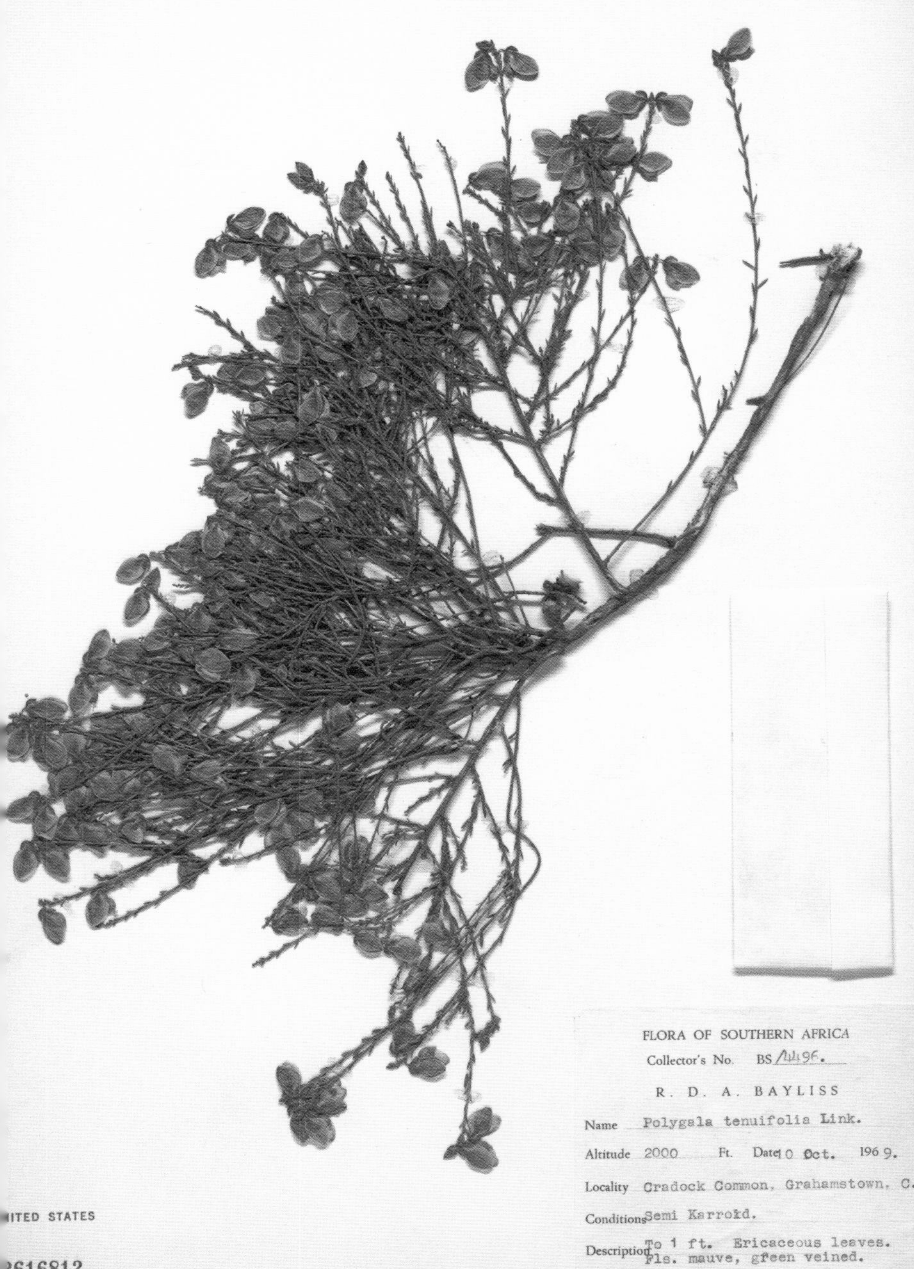

FLORA OF SOUTHERN AFRICA
Collector's No. BS/4496.
R. D. A. BAYLISS
Name Polygala tenuifolia Link.
Altitude 2000 Ft. Date 10 Oct. 1969.
Locality Cradock Common, Grahamstown. C.
Conditions Semi Karroid.
Description To 1 ft. Ericaceous leaves. Fls. mauve, green veined.

遠志

医案 远志

薛立斋治一妇人，因怒耳下肿痛，以荆防败毒散，加连翘、黄芩四剂而愈。尝治此旬日不消者，以益气血药，及饮远志酒，（远志一味末之，酒一盏调，澄清饮之，以渣敷，先宜泔浸患处。治女人乳疽尤效。）其肿自消。若无脓者亦自溃，不戒忿怒者难治。

《续名医类案》，清代魏之琇编，原六十卷。分三百四十五门，集录清以前历代名医的验案，包括临床各科，尤以温热病更突出。

一老妇每作先饮食不进，或胸膈不利，或中脘作痛，或大便作泻，或小便不利，余以为肝脾之证，用逍遥散加山栀、茯神、远志、木香而愈。后郁结吐紫血，每作先倦怠烦热，以前药加炒黑黄连三分、吴茱萸二分，顿愈。复因怒吐赤血甚多，燥渴垂死，此血脱也，法当补气。乃用人参一两，苓、术、当归各三钱，陈皮、炮黑干姜各二钱，炙甘草、木香各一钱，一剂顿止。又用加味归脾汤调理而痊。

《证治准绳》，明代王肯堂著，共百二十卷。内容丰富，参验脉证，辨析透彻，对用药的寒温攻补没有偏见。

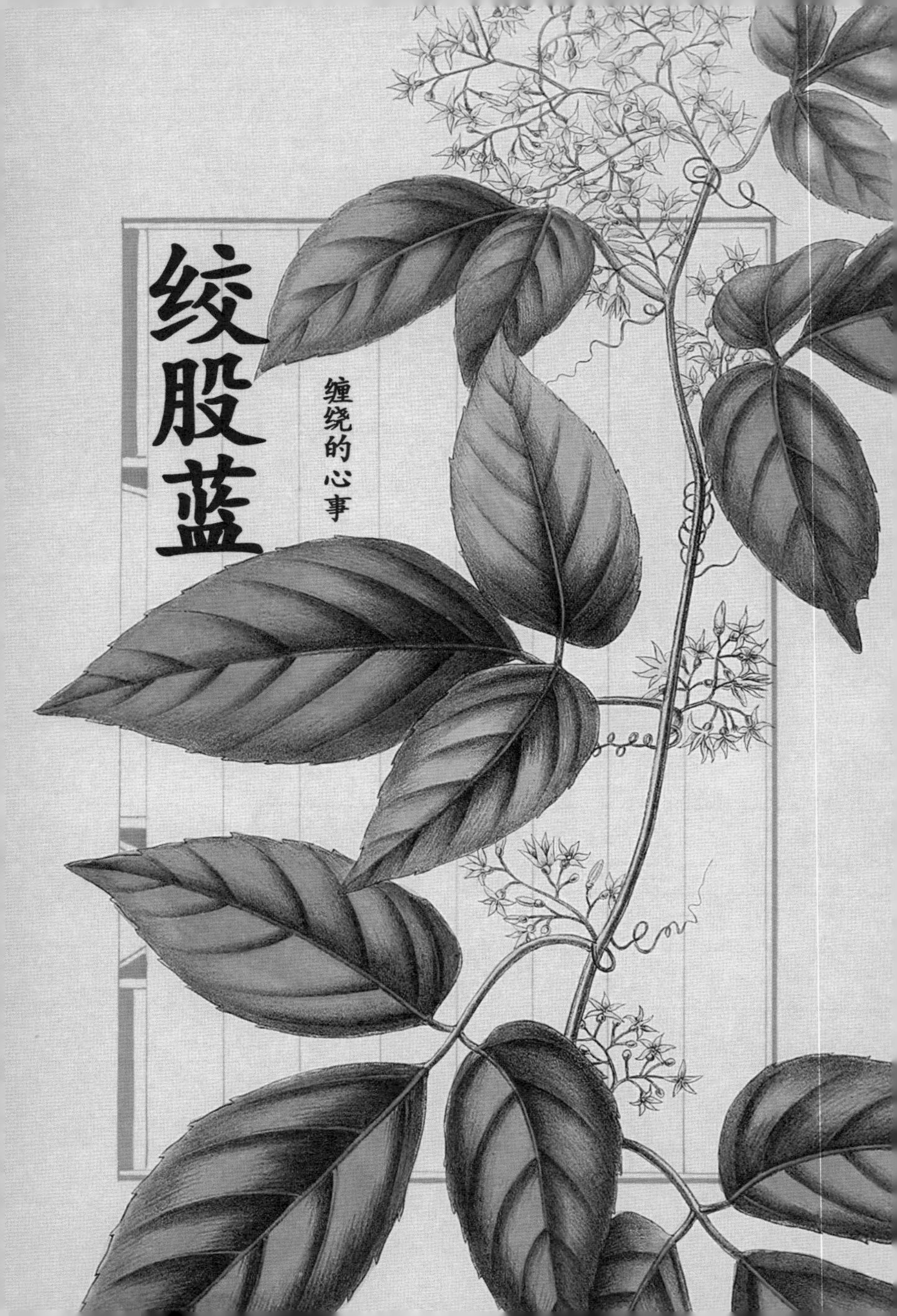
绞股蓝
缠绕的心事

绞股蓝枝枝蔓蔓的植株形态看似心事重重，总是剪不断理还乱。她是病美人，看起来弱不禁风，却有着无法抑制的攀谈欲望。只要触手可及，绞股蓝便会伸出她们灵敏的卷须，任性地拉住随便哪一位邻居，要缠着你诉说心事。

绞股蓝，别名七叶胆、五叶参、七叶参、小苦药等，是一种葫芦科攀援类植物，喜阴湿温和的气候，多野生于林下、小溪边等荫蔽处。我国湖南、湖北、云南、广西、四川、陕西等地常见。民间称其为神奇的“不老长寿草”，因而它又有“南方人参”之称。不过，古人发现绞股蓝的过程十分有趣。虽说中医讲究的是药食同源，但不少本草植物，最初都是出于药用目的而被历代中医药学家一一发掘出来的。绞股蓝受到世人的普遍关注，却是得益于明朝的藩王朱橚（sù）。而朱橚关注到绞股蓝，是为了帮助人们应对饥荒，并不是拿来药用。

朱橚是个颇具传奇色彩的人物，是明朝皇帝朱元璋的第五子，早年曾在宫廷角逐中把自己折腾得遍体鳞伤。到了晚年，自感皇位无望的朱橚只得偏安一隅，夹着尾巴做人。他幼年时打下了良好的文化功底，转而写诗作赋，钻研农学和医药学。

之后，朱橚组织人员编写了一部以救荒为主的植物志——《救荒本草》。为了准确描述各种本草植物的性状，朱橚派人把采集到的野生植物移植到自己的植物园里，并仔细观察，以掌握第一手可靠资料。朱橚颇具科学实践的精神，广受后世的科学史家赞誉，其中包括美国植物学家李德，以及俄国植物学家茨维特、英国药学家伊博恩等人。在《救荒本草》“绞股蓝”条目下，有这样一段文字：“绞股蓝，生田野中，延蔓而生。叶似小蓝叶，短小较薄，边有锯齿；又似痢见草，叶亦软，淡绿，五叶攒生一处。开小黄花，又有开白花者。结子如豌豆大，生则青色，熟则紫黑色。叶味甜。”这段话非常详细地描述了绞股蓝的生长环境和形态特征。有趣的是，在这段文字下面，朱橚又补上了绞股蓝的食用部位和食用方法等内容，以突出本书救荒主旨：“救饥：采叶煠熟，水浸去邪味涎沫，淘洗净，油盐调食。”这是历史上最早关于绞股蓝的记载。

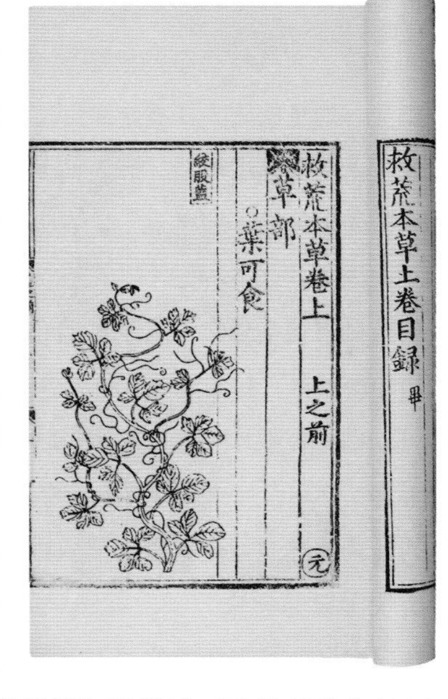

《救荒本草》，明永乐四年（1406）刊刻于开封，是一部专讲地方性植物并结合食用方面以救荒为主的植物志。全书分上、下两卷。记载植物四百一十四种，每种都配有精美的木刻插图。

或许是《救荒本草》中关于绞股蓝的介绍不够详尽，也受限于当时没有更加科学的分类方法，很多后人甚至部分学者都将绞股蓝和乌蔹莓混为一谈。产生这样的误会，多半是因为朱橚的《救荒本草》中有“五叶攒生一处”这种笼统的描述。但实际上，绞股蓝的叶片按数目可以分为3裂、5裂、7裂，甚至9裂，俗称三叶、五叶、七叶、九叶绞股蓝，而乌蔹莓的叶子只有5裂。而且，乌蔹莓是藤本植物，属于葡萄科，与绞股蓝相比，其茎更加粗壮，而且药性也有明显差异。

至于绞股蓝的药用功效，迟至20世纪70年代，云南省曲靖市的中西医结合小组才将绞股蓝应用于老年性慢性气管炎。随后，日本药用植物研究会会长竹本常松发现绞股蓝治疗偏头痛有良效。竹本最初只是想从绞股蓝中分离出甜味剂，在实验过程中意外发现了一系列新物质。之后，经过几年的努力，他从各地采集的绞股蓝中发现了几十种绞股蓝皂苷，为绞股蓝在医药学领域的应用奠定了基础，因而竹本常松也被誉为“绞股蓝之父”。1986年，随着国内医学界对绞股蓝研究的深入，国家科委在“星火计划”中，把绞股蓝列为待开发的“名贵中药材”之首位。2002年3月5日，国家卫生部又将其列入保健品名单。

绞股蓝是五加科以外少见的含有人参皂苷的植物，因比人参或三七易于栽培而得到大面积推广。有些商家出于商业目的，片面鼓吹七叶绞股蓝、九叶绞股蓝的药效明显高于五叶绞股蓝，甚至推出所谓用绞股蓝卷须制成的“龙须茶”。但医学实验证明，这三者的叶片中所含的皂苷成分并没有明显差异，且叶片中的皂苷含量明显高于茎中的含量。若想通过绞股蓝改善自己的身体状况，用叶片替代卷须才是最佳的选择。

在家庭园艺中，可以用绞股蓝替代家里的吊兰，药用与观赏兼得。选一盆绞股蓝，在室内墙角或书架的高处吊起来，进入花期后，绞股蓝的枝蔓上将缀满个性张扬的细碎五裂花瓣，晶莹剔透，黄白不一。等绞股蓝花落后，结出的豌豆大小的浆果会逐渐由绿色变成紫黑色，数月不坠。蜿蜒的枝蔓，或流畅或扭曲的卷须，以及舒展挺括的叶片中，那一粒粒圆圆的果实镶嵌其中，搭配是如此巧妙。

而说到绞股蓝这种攀缘类植物，有一种鲜为人知的有趣现象：它们也分左撇子（左旋）或右撇子（右旋）。自然界中的攀缘类植物，会通过它们的卷须螺旋向上攀爬。如果你仔细观察，就会发现这些植物的卷须各有不同的旋转方向。而为了获得更多的阳光和生存空间，使自己更加茁壮成长，植物茎尖会随时朝向东升西落的太阳。于是，生长于南半球的植物的茎尖就会向右旋转攀爬，而生长在北半球的植物的茎尖则会向左旋转攀爬。至于起源于赤道附近的攀援植物，则因太阳始终当空，因而没有固定的缠绕方向。这种特性被植物的基因牢牢记住并代代相传，所以它们虽被移植到不同的地理位置，其旋转缠绕的方向特性却仍固定不变。掌握了这样的原理，你不妨去查看一下绞股蓝，看它究竟是个左撇子还是右撇子。

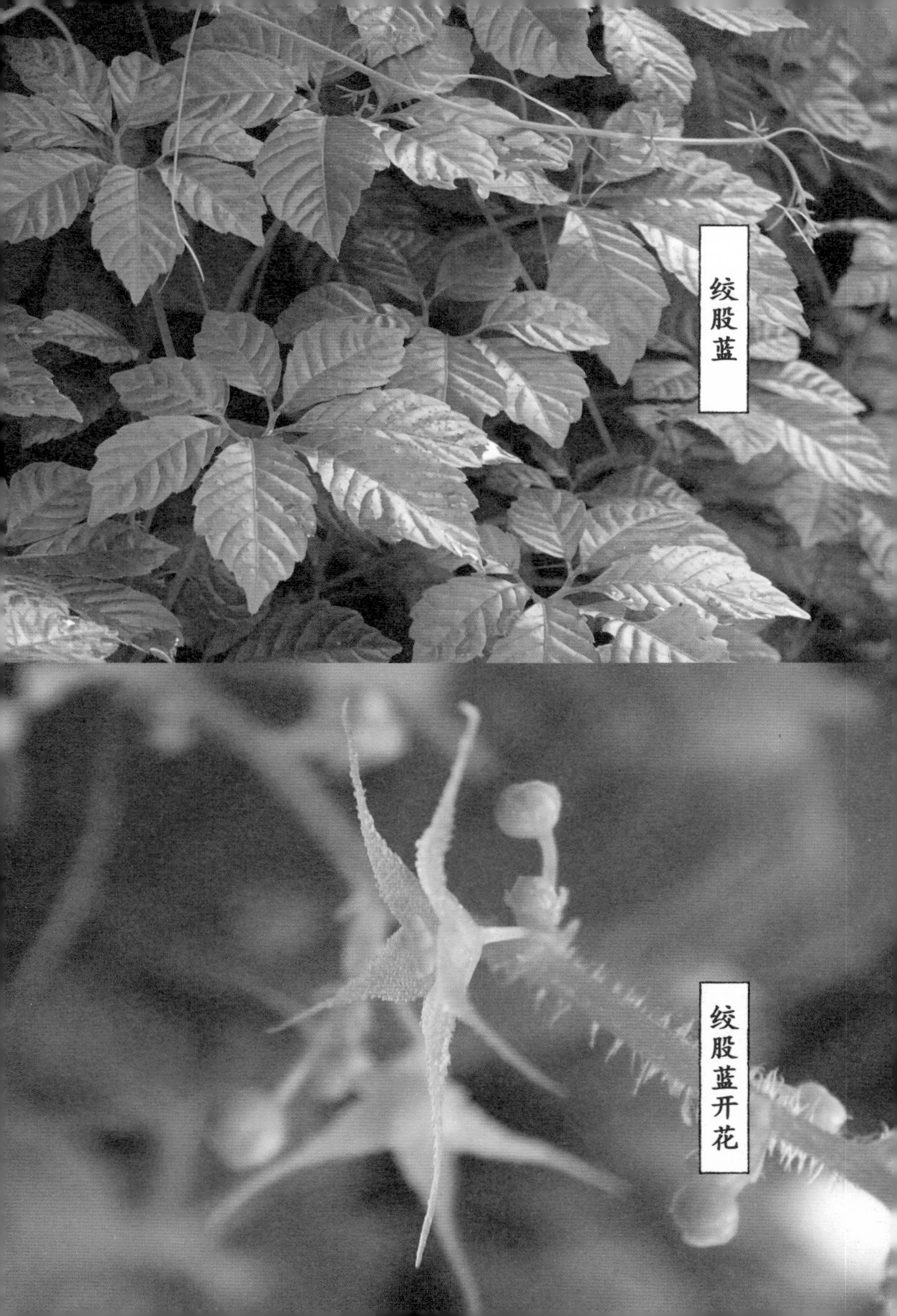
绞股蓝
绞股蓝开花

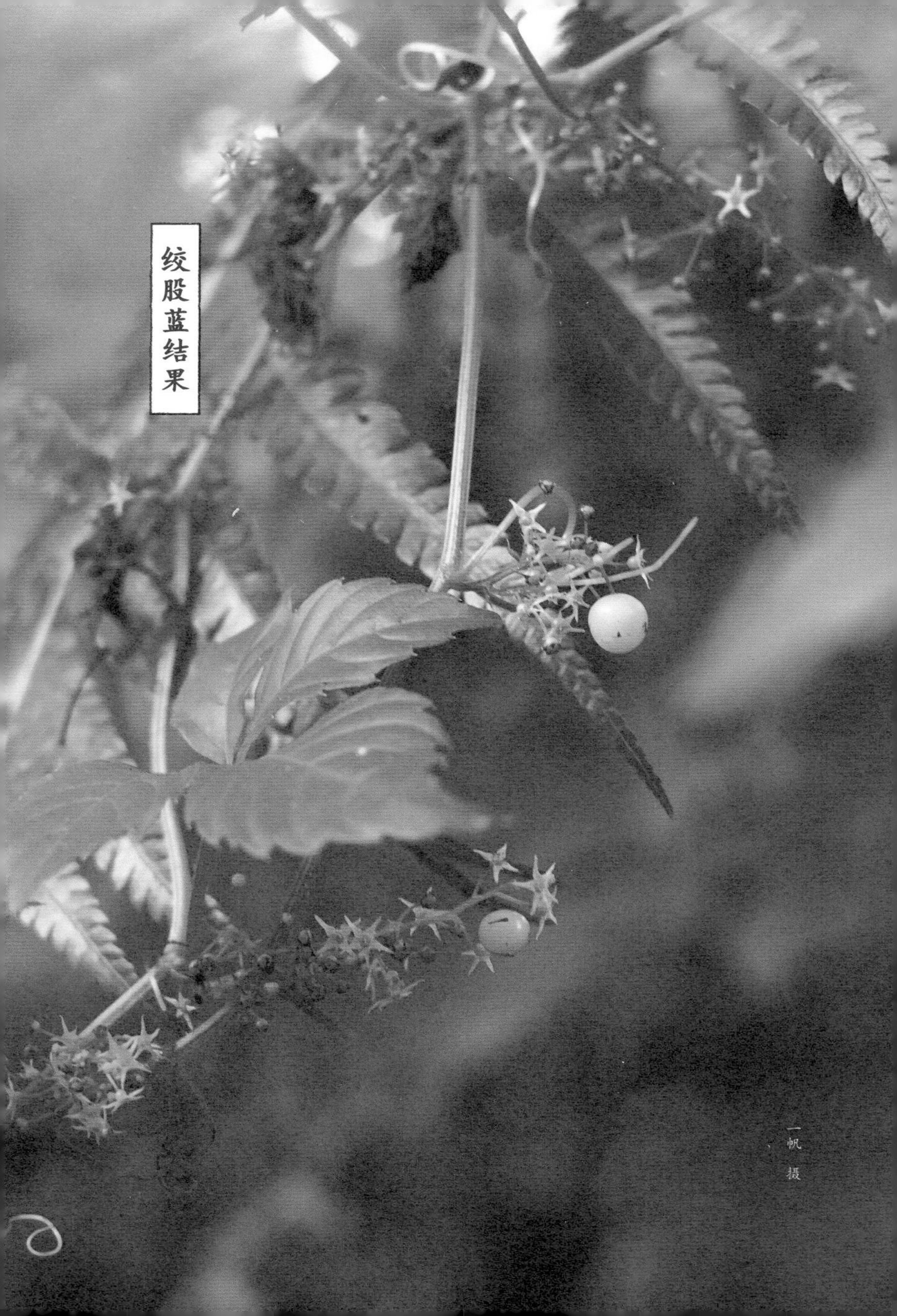

绞股蓝结果

一帆 摄

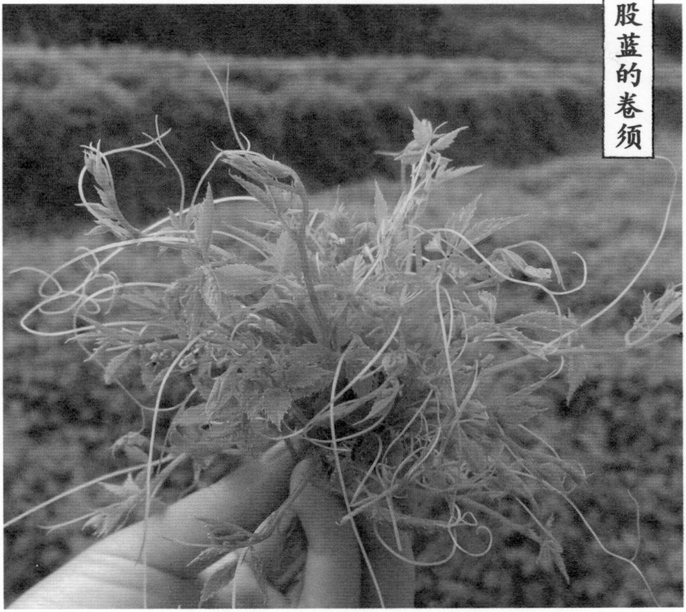

绞股蓝的卷须

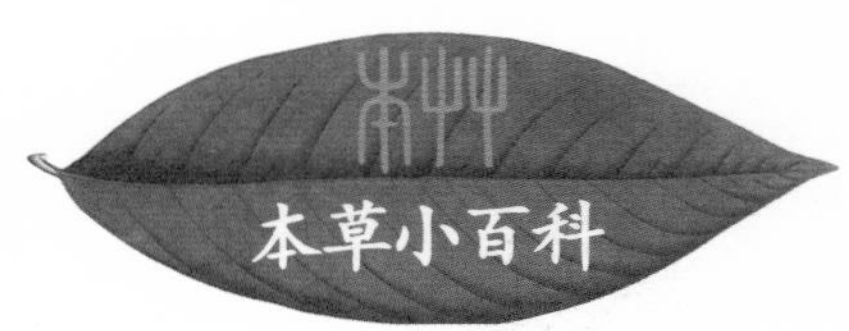

卷须

某些植物用来缠绕或附着其他物体的器官。有的卷须是从茎演变而成，称为茎卷须，一般都在植物枝干的顶端；有的卷须则是从叶子演变而成的，如豌豆的称为叶卷须。

天门冬

抱朴子的仙药

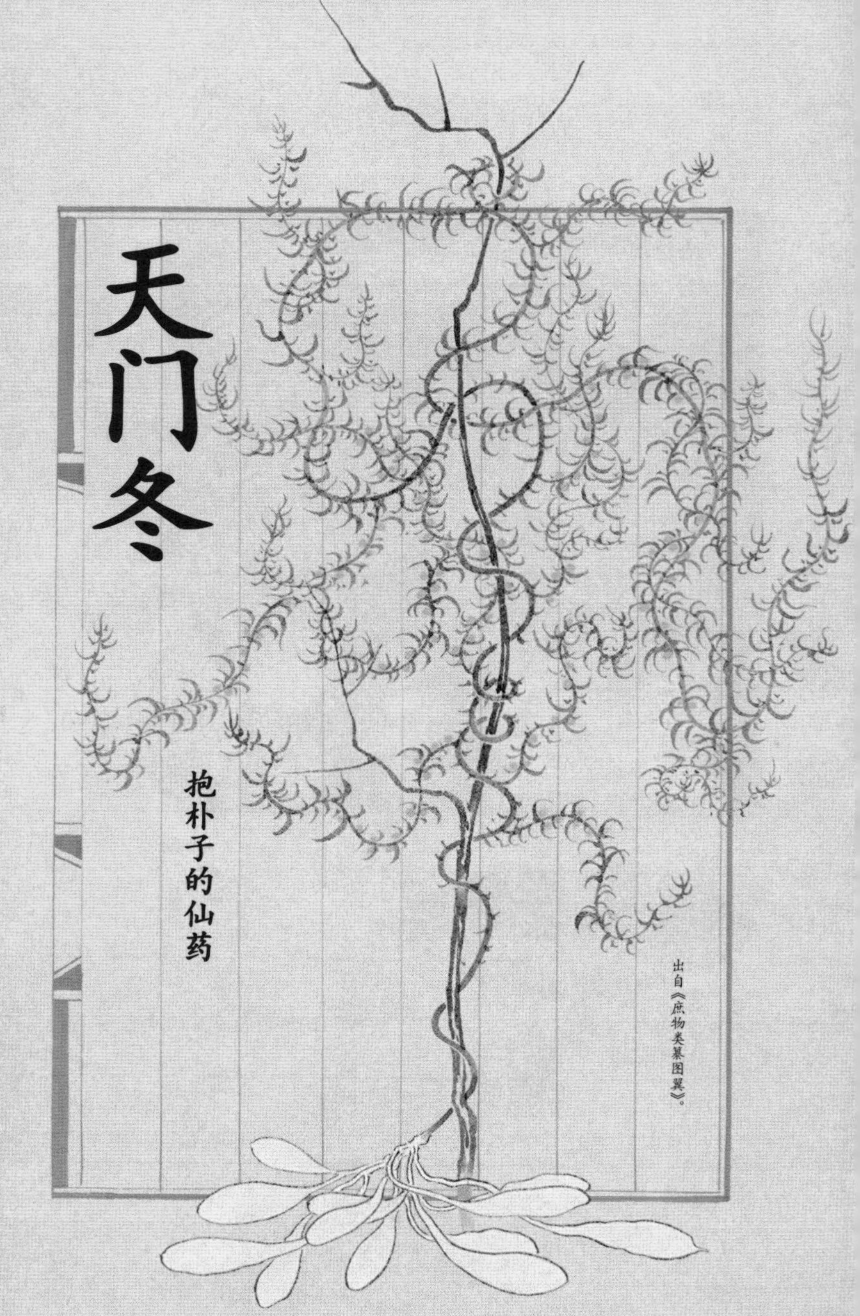

出自《庶物类纂图翼》。

《山海经·中山经》中两次提到“虋（mén）冬”这种植物，有的版本也写为“亹（mén）冬”。“亹”是“虋”的异体字，而虋冬，正是后人所称的天门冬。

天门冬之名始见于《神农本草经》，称其“主诸暴风湿偏痹，强骨髓，杀三虫，去伏尸。久服轻身益气延年”。其中所言“三虫”，指的是蛔虫、姜片虫、蛲虫；而“伏尸”则是中医术语，指潜伏在人体五脏内的各种病症。《神农本草经》成书年代的下限为东汉，说明至少在东汉之前，中国先民对天门冬已经有了相当深入的了解。但天门冬得以发扬光大，可能要归功于东晋时期的一位奇人——抱朴子葛洪。

葛洪（284—364），世称小仙翁。16岁拜三国著名方士郑隐为师，并熟读经书，修习方术，20岁出仕，一介书生却当上了将兵都尉。此后10年间，葛洪战功卓著，却不喜邀功，反而曾两度前往洛阳搜寻炼丹制药之书。无非因为天下动荡，葛洪又想起早年对成仙的渴慕。后来，在参军任上，葛洪再度投戈解甲，弃绝世务，投在晋代名士鲍靓门下，继续潜心道术。因深得老师器重赏识，得与其女鲍姑成婚，并学到了老师的一身绝技。

如果葛洪仅仅是个道学家，那他对天门冬功效的描述，可能也只是道家追求修道成仙的妄想而已。但葛洪在归隐山林后，还给后人留下了一部百卷医药学巨著《玉函方》。因《玉函方》卷帙浩繁，随身携带多有不便，葛洪便摘录其中可供急救医疗、

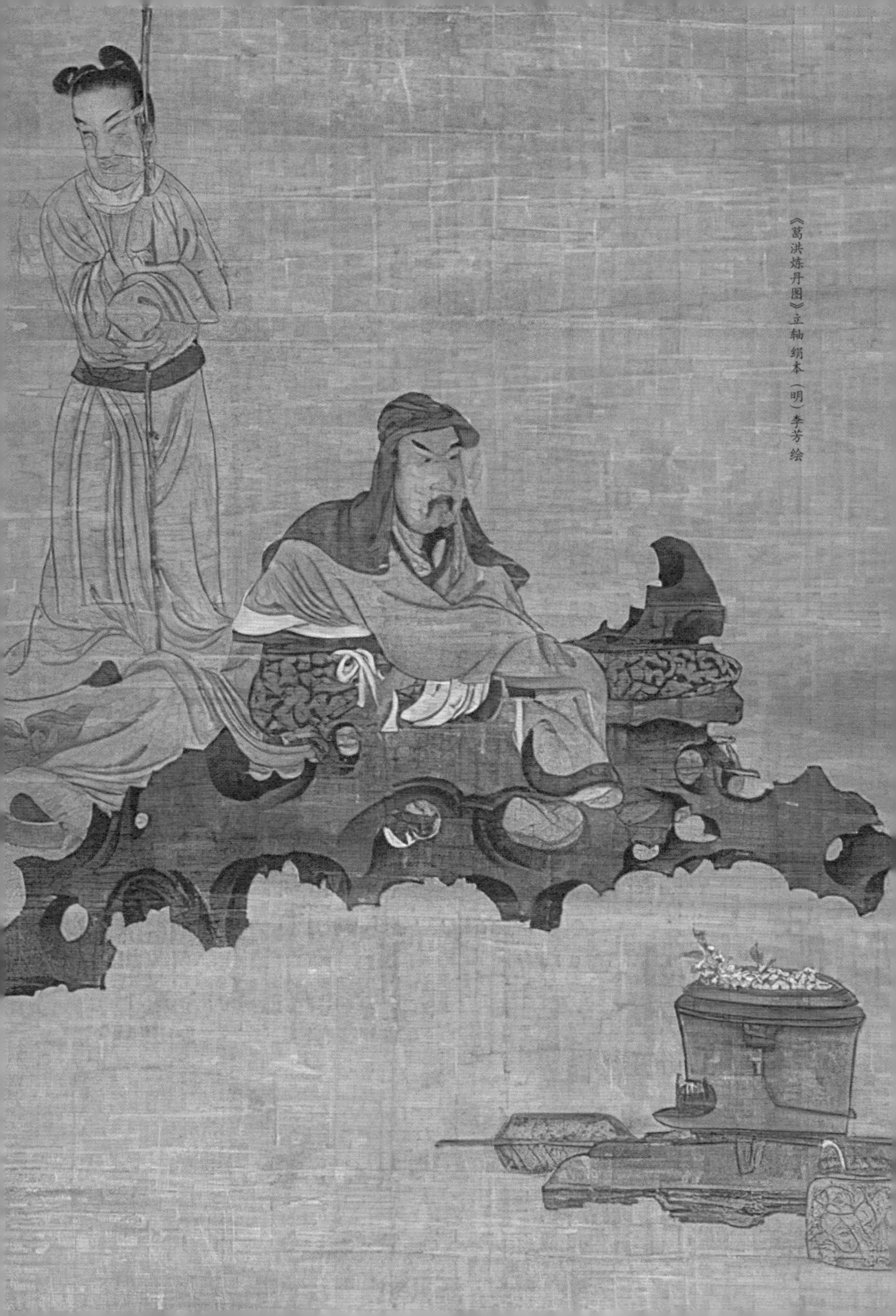

《葛洪炼丹图》立轴 绢本 （明）李芳 绘

实用有效的单验方及简要灸法，汇编成《肘后救卒方》，简称《肘后方》，意为卷帙不多，可悬于肘后携带。不知古人为何要将随身之物悬于肘后携带，思来想去，盖因古人出行，往往将随身物品裹进包袱挎在肩上，这样物品的位置恰好在肘后。

《肘后方》里五次提到天门冬。葛洪在分别记述天门冬用于治疗“发癫狂病”“呼吸喘息”“补肾养颜”“绝粮失食饥惫欲死”等症之后，还言之凿凿地指出：“天门冬，忌鲤鱼。”其翔实而严谨的程度，不得不令人对他在《仙药》中关于天门冬的记录刮目相看。现在想来，可能是葛洪在问道求仙时受到了《列仙传》的影响——该书称：“赤松子食天门冬，齿落更生，细发复出”，可谓助人返老还童的一剂神药。后来的道家著述，或与葛洪的推波助澜有关。如《修真秘旨》：“神仙服天门冬，一百日后怡泰和颜，羸劣者强。三百日，身轻。三年，身走如飞。”若按书中说法，天门冬不仅美容驻颜，还可改善体质，使人身轻如燕，这完全可与武林传说中轻功的至高境界一较高下。岂不就是虚无缥缈的仙药？！

有趣的是，现代医学证明，天门冬的神奇功效并非只是传说。天门冬最主要的有效成分是天门冬氨酸，又称天冬氨酸，这是一种α-氨基酸，其L-异构物是20种精氨酸之一。也就是说，天冬氨酸是蛋白质的构成单位，对人的重要性自是不言而喻。此外，天冬氨酸有助于改善心肌收缩功能，并对心肌起到关键的保护作用，还有助于增强肝脏功能，消除疲劳。不仅如此，天冬氨酸还具有调节脑和神经的代谢功能。故而，天冬氨酸在现代医学中被广泛应用于治疗心律失常、心动过速、心力衰竭、心肌梗死、心绞痛、肝炎和肝硬化等疾病。虽然葛洪没有通过现代化学分析方法了解到天门冬的各项功效，却也基本上掌握了它的药性。能在1600多年前做到这一点，不是神人，也胜似神人了。

在葛洪之后，天门冬进入文人雅士的视野。杜甫曾在题为《巳上人茅斋》的诗中吟咏道："江莲摇白羽，天棘蔓青丝。"其中的"天棘"，便来自天门冬的别称"颠棘"。天门冬入诗，杜甫只是开了个头。入宋以后，天门冬又因王安石而被首次纳入药名诗，理学家朱熹也曾作题为《杂记草木九首·天门冬》的五言绝句。而在苏轼看来，仅拿几行附庸风雅的诗词歌之咏之，显然是辜负了天门冬。

与葛洪相仿，苏东坡也是20岁出仕，出仕后同样经历了两次辞官返乡。不过苏东坡的两度辞官都是为了回家守孝，朝廷里还挂着职，并不彻底。在出仕后漫长的40多年岁月里，苏东坡的余生始终在宦海里沉浮，且遭贬时期远超得意之时。苏东坡当红之际，曾官至"判登闻鼓院"，相当于现在的国家信访局局长。后因反对王安石变法，被贬职到黄州，之后仕途起起落落，最后竟被发配到了天远地荒的海南儋州。

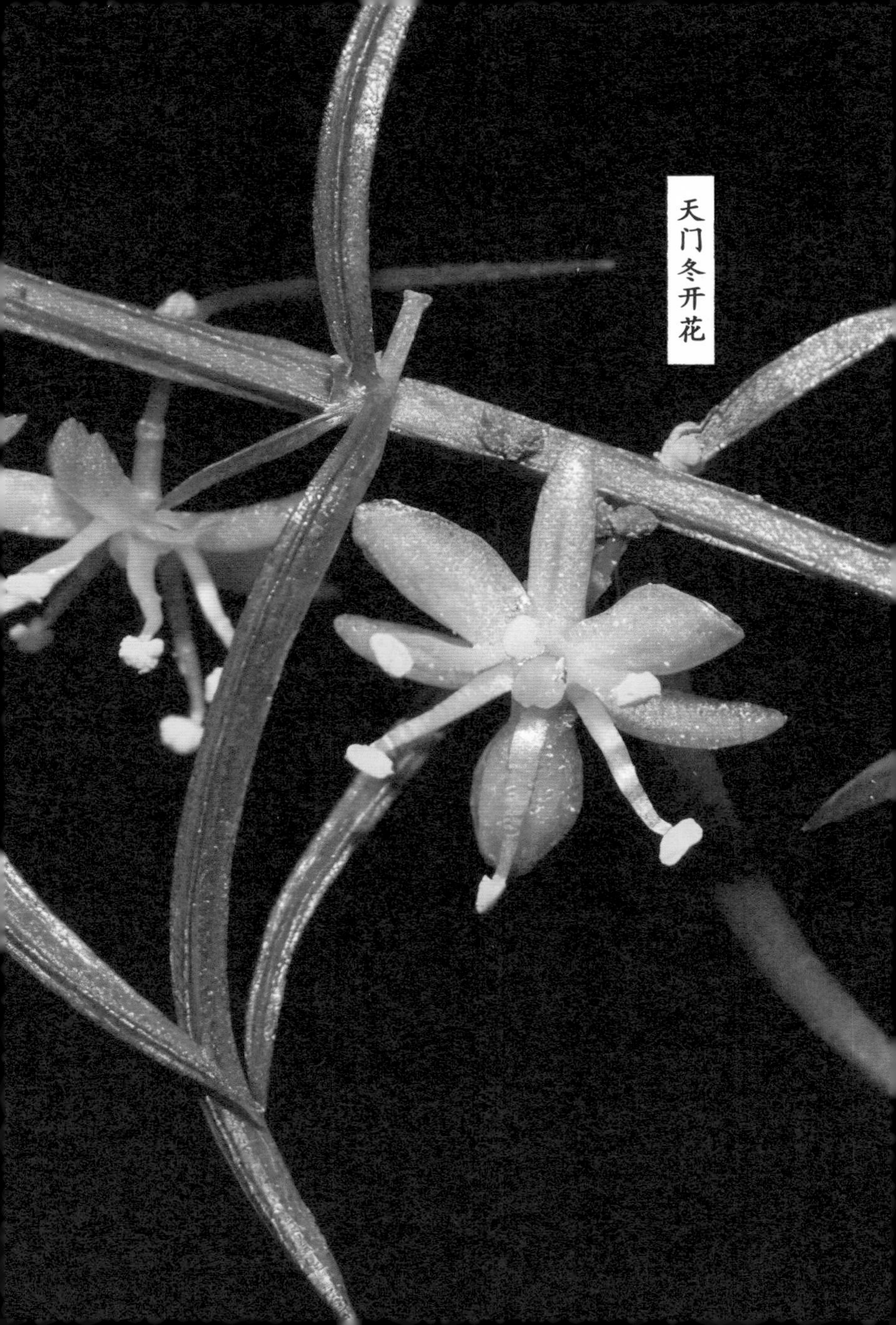
天门冬开花

苏东坡初到儋州时，尚有公房蔽身，但后来便被地方官逐出，他不得不自己动手搭建茅屋，并称住所为“桄榔庵”。他在庵中“食芋饮水，著书以为乐”，聊以自慰。也正是在这一时期，苏东坡随遇而安、乐观豁达的人生境界达到了极致。他帮助当地人种田、筑路修桥、挖井改善饮水方式，还兴办学堂教书育人。当然，还有饮酒、赋诗、作文。从苏东坡传于后世的诗词作品中不难看出，此君向有自酿美酒的习惯，酿造过的酒有其经常沾沾自喜的蜜酒、桂酒、松酒、真一酒等。但苏东坡一生中最后自酿且喜不自胜的，是天门冬酒。1100年，苏东坡在临终的前一年，亲手酿制了天门冬酒。待到酒熟，禁不住“且漉且尝”，终至大醉。遂即兴赋诗《庚辰岁正月十二日，天门冬酒熟，予自漉之，且漉且尝，遂以大醉》(二首)。其一云：

自拨床头一瓮云，幽人先已醉浓芬。
天门冬熟新年喜，曲米春香并舍闻。
菜圃渐疏花漠漠，竹扉斜掩雨纷纷。
拥裘睡觉知何处，吹面东风散缬纹。

拔掉酒瓮的盖子，自诩为隐者的东坡居士未饮先醉，乃至无暇旁顾菜园里蔬果花开、户外细雨霏霏；喝醉了酒，合衣而卧，浑然不觉此身何处，倒是和缓的东风吹散了满脸皱纹……

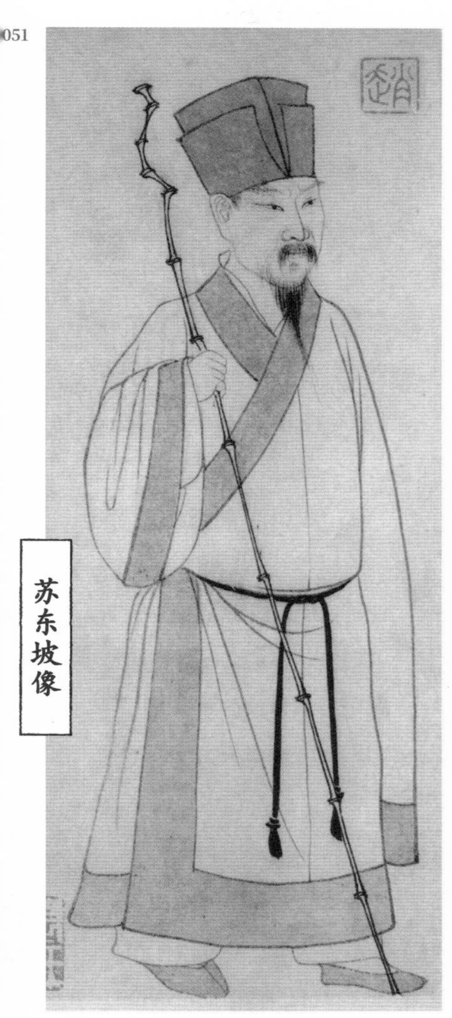
苏东坡像

其情其景，跃然纸上。

《山居要录》是唐人王旻所作《山居要术》的传抄本，在传抄的过程中，也不知何人，加入了苏东坡的天门冬酒酿法："醇酒一斗，曲麦一升，好糯米五升，作饭。天门冬煎五升米，须淘讫晒干，取天门冬汁浸，先将酒浸曲如常法，候炊饭适寒温，用煎和饮令相入酿之。春夏七日，勤看，勿令热，秋冬十日熟。"民间常有人据此认为，天门冬酒为苏东坡首创。但实际上，关于天门冬酒功效、酿造及服用反馈的相关记载，最早出自唐代孙思邈的《备急千金要方》："天门冬酒：通治五脏六腑大风洞泄虚弱，五劳七伤，症结滞气，冷热诸风，癫痫恶疾，耳聋头风，四肢拘挛，猥退历节，万病皆主之。久服身轻延年，齿落更生，发白更黑。”可见人们普遍认为苏东坡发明了天门冬酒，不过是由于它因苏东坡而声名远播。

天门冬如此之好，可配药吃、酿酒喝，仍难以满足国人寻求健康长寿的愿望，于是便有了天门冬饼、天门冬养颜膏。然而，在众多的天门冬衍生产品中，最值得一提的是俗称“人造糖”的阿斯巴甜。阿斯巴甜是一种从天门冬氨酸中提取，比蔗糖甜约200倍的非碳水化合物类增甜剂。1965年，美国一家公司的科学家在合成抑制溃疡药物时，无意中发现了阿斯巴甜。在进一步的深入研究后，发现阿斯巴甜比一般蔗糖的热量更少，因此被广泛用作蔗糖的替代品。我们日常食用的碳酸饮料、糖果蜜饯、乳制品、果冻、咖啡、口香糖、糕饼等食品，几乎都有这种神奇物质的身影。不过，自20世纪70年代至今，关于阿斯巴甜安全性的争论始终未曾中断。但由于种种原因，目前，全球仍有超过10亿人口在摄取含有阿斯巴甜的食物。

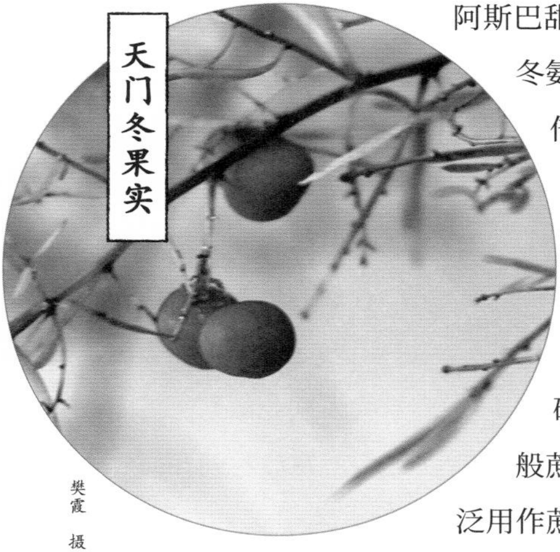

天门冬果实

樊霞 摄

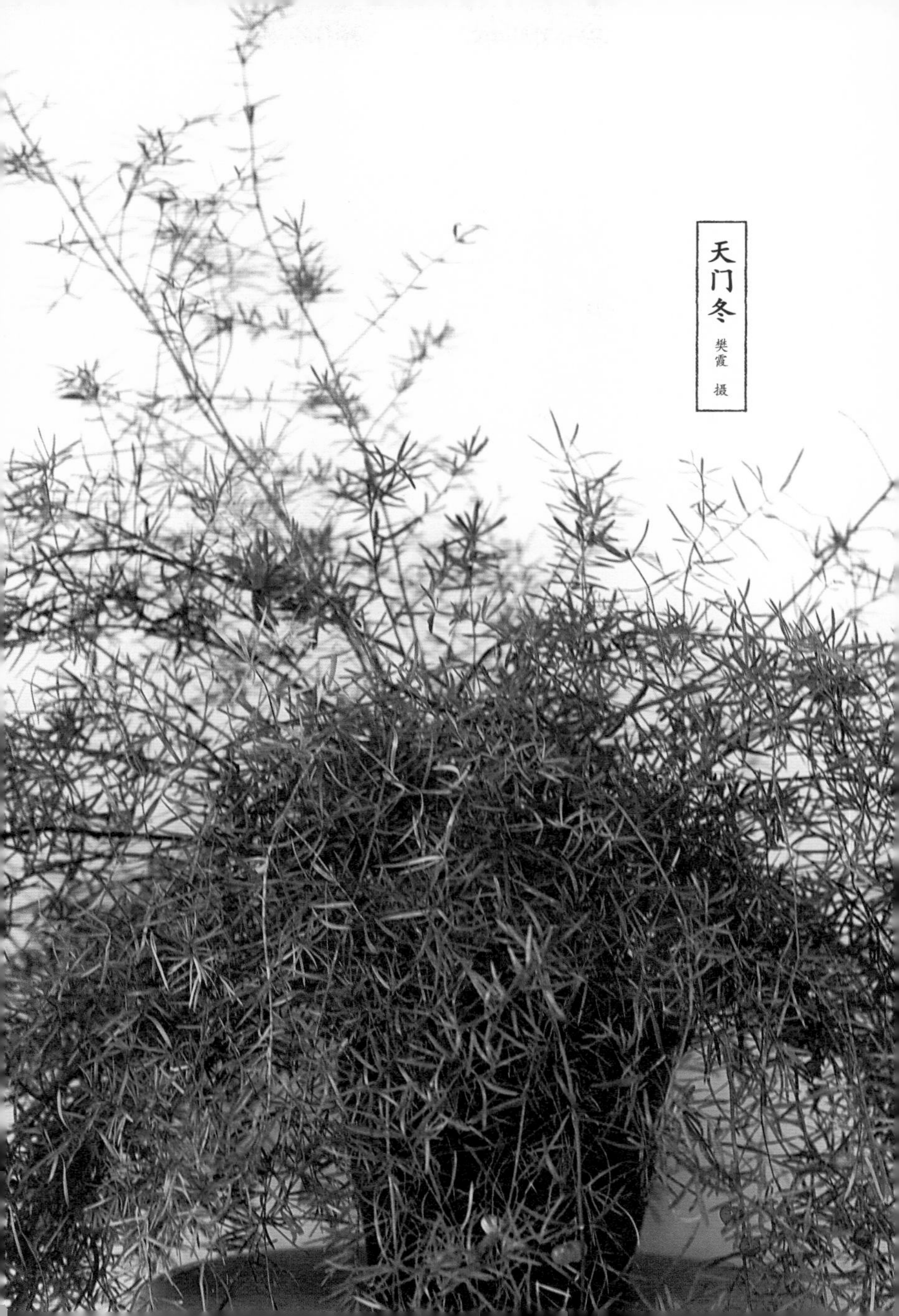

天门冬

樊霞 摄

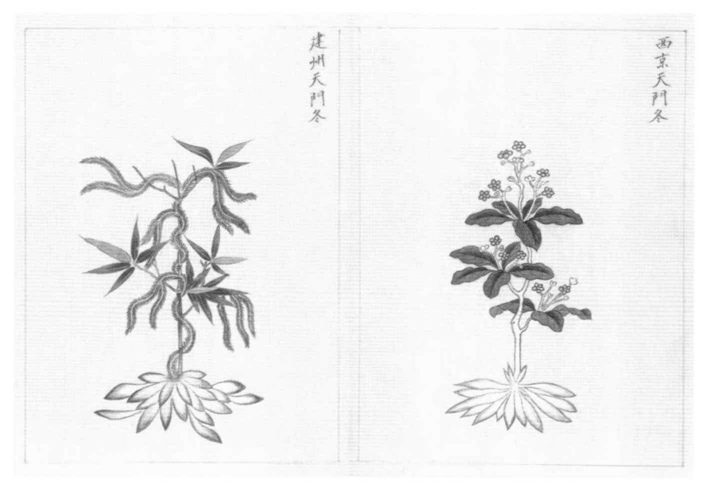

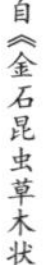
出自《金石昆虫草木状》。

天门冬如此神奇，也有人拿来盆栽，既可作为室内观赏绿植，又可方便随时照方配药服用。天门冬，线形叶片，枝条长而柔软，夏季开白色小花，浓香扑鼻；细细的花丝上端，顶着一粒小小的橙红色花药，蓬松的绿叶陪衬下，相映成趣。花后结出圆球形小果，由绿变红，最久可在枝头挂到初冬；红果绿叶，如梦似幻。

近年来，随着家庭园艺领域的拓展，天门冬有时也和康乃馨相配，变成插花作品，远看花色娇艳，趋近则有花香扑鼻。当然，随着爱好者队伍逐渐壮大，也有人从非洲引进狐尾天门冬以及同为天门冬科植物的“蓬莱松”在市场上推广。不过，就我的经验，最适合驯化盆栽的，是原生于中国东北、西北及中部地区的玉带天门冬。与天门冬经常呈倒伏状不同，玉带天门冬的茎可以直立，开黄绿色的小花，同样香飘四溢，结红色果实。

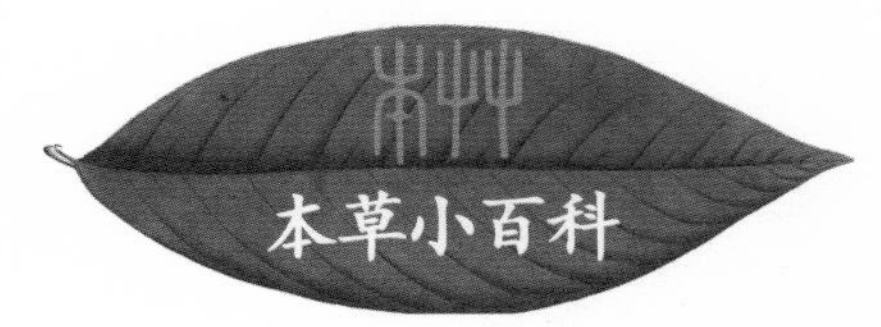

药名诗

始于南朝齐时，是将中药名称巧妙地引入诗中，利用其谐音或隐喻连缀而成的诗篇。药名诗中的中药，通常与其功效无关，而更侧重于隐喻所指。

天门冬科

天门冬科植物多为多年生草本，偶有乔木或灌木状品种。如果所开花序为伞形花序，则其地下茎为球茎，而且也没有葱、蒜的气味，易于和石蒜科植物区别。天门冬科原本被归于百合科，2003年从百合科中独立出来，被单列为一个科。

天门冬与麦门冬的异同

天门冬和麦门冬的根茎都是纺锤形的，但其植物性状存在明显的区别：天门冬的茎枝上长有尖刺，麦门冬却没有；天门冬的浆果熟后为红色，而麦门冬的浆果熟后为蓝紫色；天门冬的叶子生于茎节，但麦门冬的叶子生于基部。从功效上讲，天门冬清肺热的作用胜过麦门冬，而麦门冬养胃生津的作用更加突出。

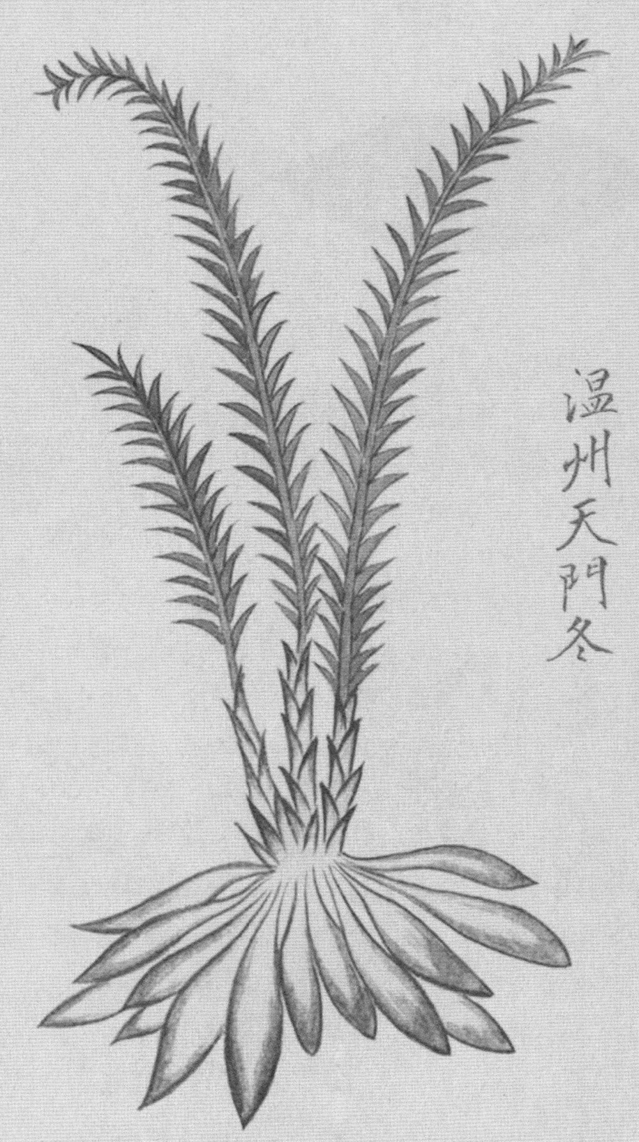
温州天門冬

医案

天门冬

《古今医案按》，清代俞震（1709—1799）著。俞震，字东扶，号惺斋，浙江嘉善人，清医学家、诗人。此书共十卷。选择历代名医医案加以按语。

村庄一妇，年五十余，久嗽咯脓血，日轻夜重。诊之，脉皆细濡而滑。曰：此肺痿也。平日所服人参清肺饮、知母茯苓汤等剂，皆犯人参、半夏。一助肺中伏火，一燥肺之津液，故病益加。乃以天麦门冬、阿胶、贝母为君，知母、生地、紫菀、山栀为臣，桑白皮、马兜铃为佐，款冬花、归身、甜葶苈、桔梗、甘草为使，五剂而安。

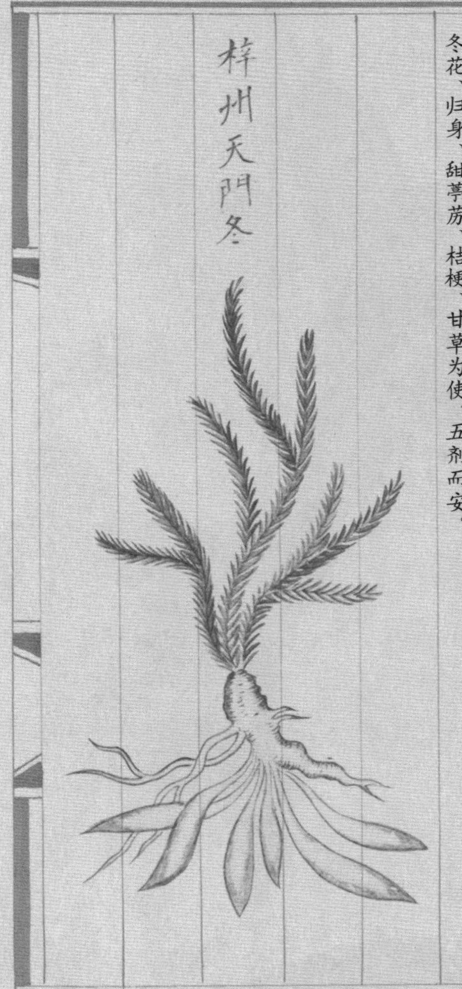

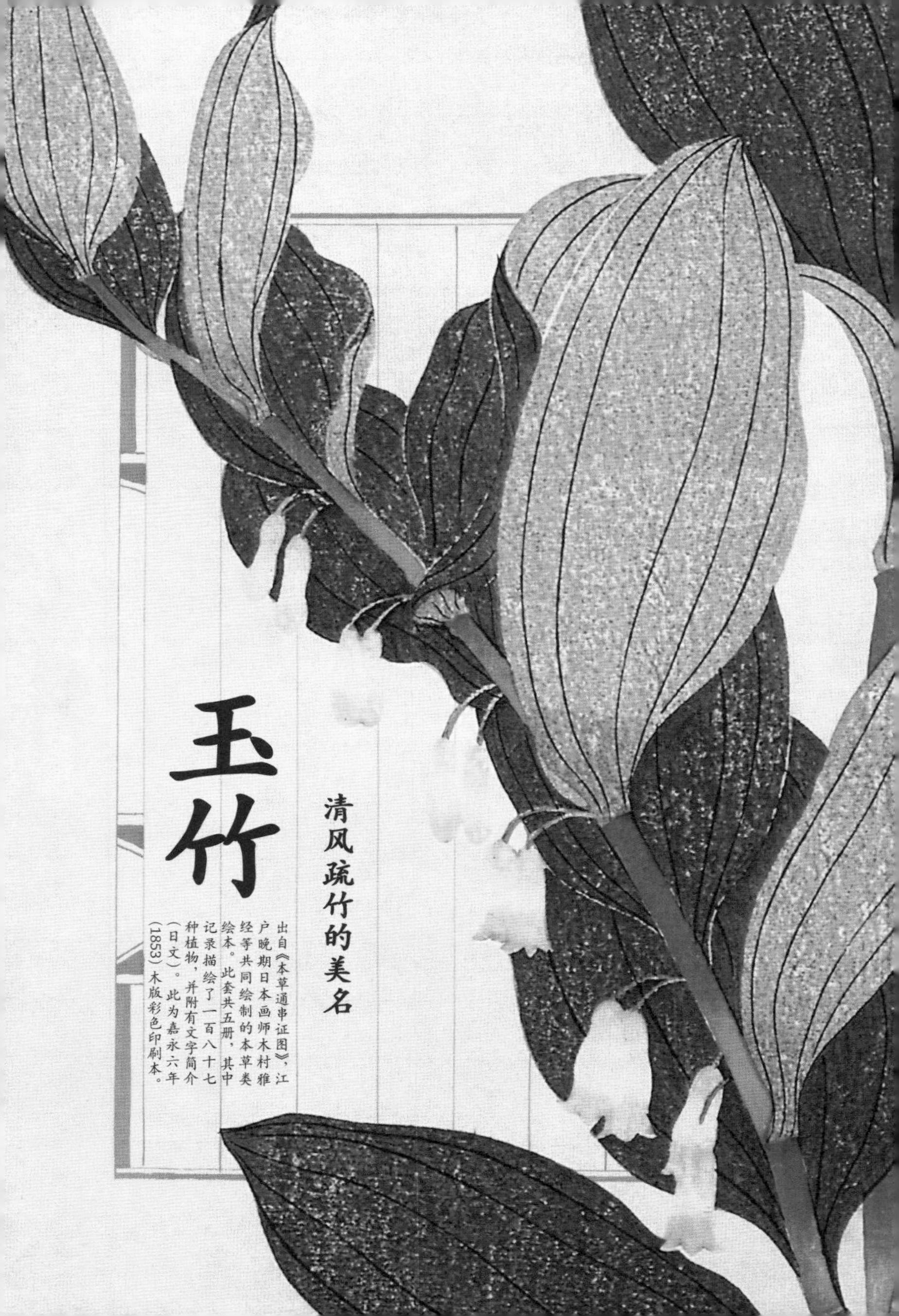

玉竹

清风疏竹的美名

出自《本草通串证图》，江户晚期日本画师木村雅经等共同绘制的本草类绘本。此套共五册，其中记录描绘了一百八十七种植物，并附有文字简介（日文）。此为嘉永六年（1853）木版彩色印刷本。

玉竹曾有一个非常古老的名字——葳蕤（wēi ruí）。葳蕤本指枝叶繁盛，被引申形容羽饰华丽鲜艳。李时珍在《本草纲目》中说："按黄公绍《古今韵会》云：'葳蕤，草木叶垂之貌。'此草根长多须，如冠缨下垂之绥而有威仪，故以名之。凡羽盖旌旗之缨绥，皆象葳蕤是矣。"由此看来，得名葳蕤是因为它根茎多须。然而，玉竹的根茎多须虽说不假，但却杂乱无章，下垂者更是少之又少。倒是玉竹开出成串铃铛似的花来，因受重力影响，在自然下垂的同时，也迫使茎叶向一侧倾斜，其貌神似"羽盖旌旗之缨绥"；若结出果实，看上去更像古时帽带打结后下垂的部分，即绥。而绥也正是上古时期有虞氏部落的旌旗，后被用来泛指旌旗或旗帜的垂流。从这样的词源意义上分析，葳蕤得名，当与它们开花结果时植株的形貌特征有关。这且作一家之言。

大概是草木茂盛之义始终占据着葳蕤一词的霸主地位，因而古人为了加以区别，以同音字"萎蕤"取而代之，后又改称为委萎。而玉竹之名，始见于华佗弟子吴普所著《吴普本草》。那时曹操已经平定中原，因而吴普得以收集到玉竹在各地的不同叫法："委萎，一名葳蕤，一名王马，一名节地，一名虫蝉，一名乌萎，一名荧，一名玉竹。神农：苦。一经：甘。桐君、雷公、扁鹊：甘，无毒。黄帝：辛……治中风、暴热，久服轻身。"除药名外，我们从中还可了解到，历代名医对它的性味各有论说。并且可以推知，中国先民至少从春秋时期就开始食用这味中药了。后来，南朝任昉的《述异记》又有所补充："葳蕤草，一名丽草，又呼为女草，江浙中呼娃草。美女曰娃，故以为名。"可见各地民众命名某种植物时，并没有统一的标准，侧重点不尽相同，且多有随机性。玉竹之名五花八门，也便不足为怪。

而这种有着悠久历史的本草植物，一不高兴，也会像孩子一样耍脾气，不搭理人。2017年初春，我们购得几棵玉竹的根茎，打算等它们开花时，和近百种本草植物一并展出。谁承想，快递路上天气寒冷，又突然进入温暖的花棚，玉竹的几块根茎无法适应环境变化。于是，出于植物自我保护的本能，它们竟然自动进入漫长的休眠期。几个月后，它们仍然没有一丝萌生迹象，我只得将其连同花盆一并移放到四季棚外背阴处，静待它们复苏。当然，其间少不得扒开盆土，再三确认。只见根茎始终泛绿，底部也长出了几条白胖胖的新根，可就是不见发芽。好在我有耐性，既然还有生命迹象，那就只能等待，这一等就是整整一年。

直到第二年的春节过后，这几盆玉竹才开始长出竹笋般尖尖的幼苗。经历了这番磨难，终于得见它们的幼苗，该是多么欢喜的事情。我也从中吸取了教训，即在养护盆栽绿植过程中，除了需要一些专业知识，还要有耐心。忍住你的好奇，尽可能

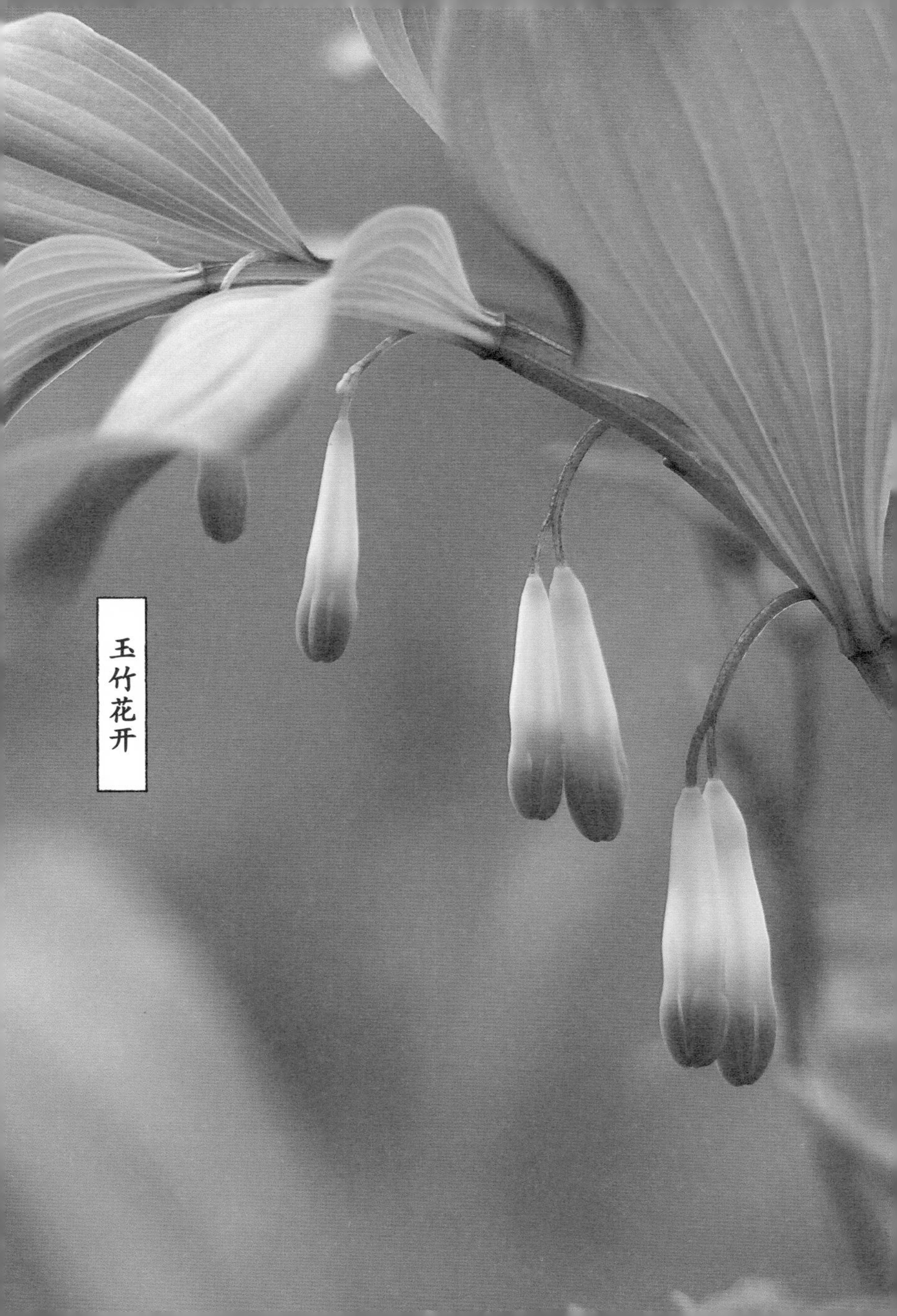
玉竹花开

控制翻盆确认的冲动，把一切交给时间和植物的生命本能。

玉竹在中国广为分布，在东北地区尤为常见，初春时节经常被人们挖来充饥。关于玉竹，民间也流传着不同版本的传说。其中一则，相传在唐代皇宫里，一个善良的宫女因容貌出众而受到众人妒忌、谩骂、欺凌。她因此心力交瘁，人也逐渐变得苍老起来。后来，她逃入深山老林，以玉竹为食。不久之后，她变得身轻如燕，皮肤柔润，光洁似玉，重新焕发出青春的魅力。等到她60岁后回归故里，人们发现她依旧是当年进宫时的容颜，丝毫不见苍老。虽然这个传说很离奇，但在韩国，确实研发出了一系列跟玉竹相关的产品，其中不乏美容养颜的护肤品，且至今长盛不衰。

近年来，随着现代研究的深入，玉竹的各种功效不断地被发掘出来。研究表明，玉竹有强心、降血压、降血糖、降血脂和增强免疫系统功能等功效，对糖尿病患者及高血压、高血脂病人十分有益，也被卫生部列为药食兼用的植物之一。市面上以玉竹为主原料制成的玉竹膏、玉竹茶、玉竹洁面乳等产品也逐渐多了起来。不过在我看来，人们也忽视了玉竹潜在的审美意蕴。

事实上，玉竹是一种非常适合家庭园艺的本草素材，它在各个生长阶段，都有其独特的观赏性。玉竹当春发芽，尖如竹笋，成片冒出时生机勃勃的样子十分可爱。长到寸许，枝叶尚

063

Polygonatum officinalis

Denee le 6.5.20.

Dawagne

Coll. DAWAGNE-1920

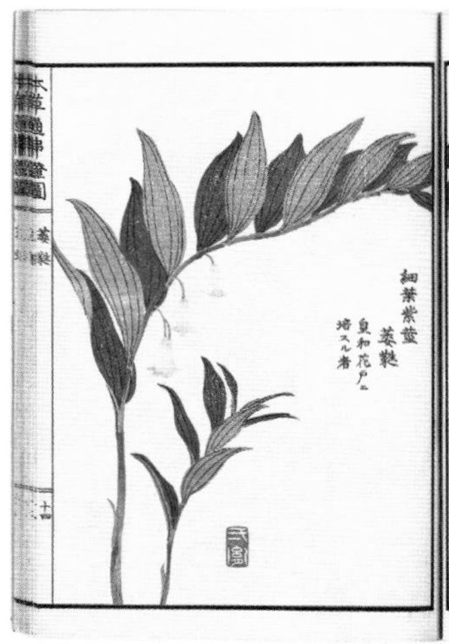
細葉紫萼萎蕤
皇和花戸ニ培スル者

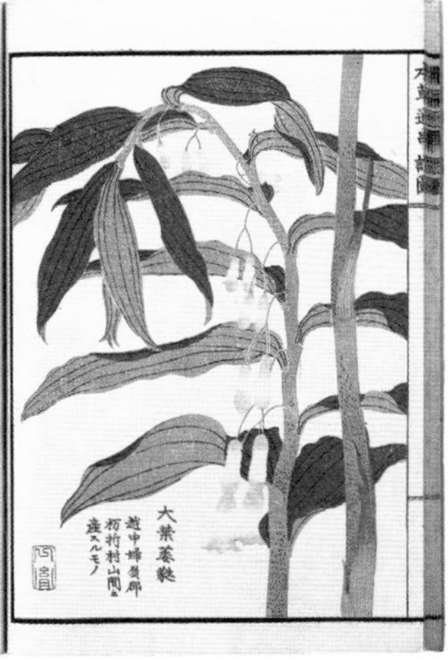
大葉萎蕤
越中婦負郡栃折村山間ニ産スルモノ

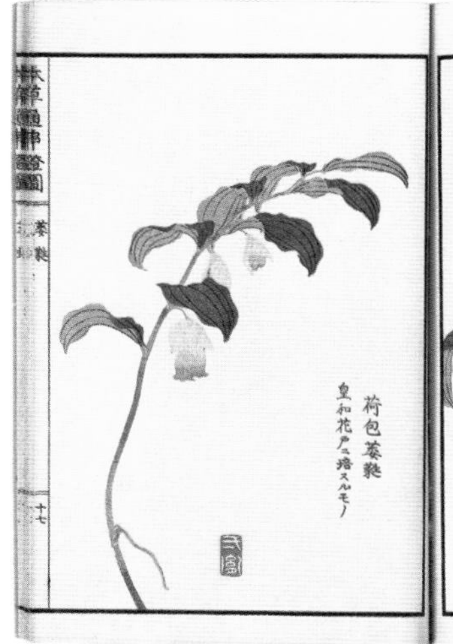
荷包萎蕤
皇和花戸ニ培スルモノ

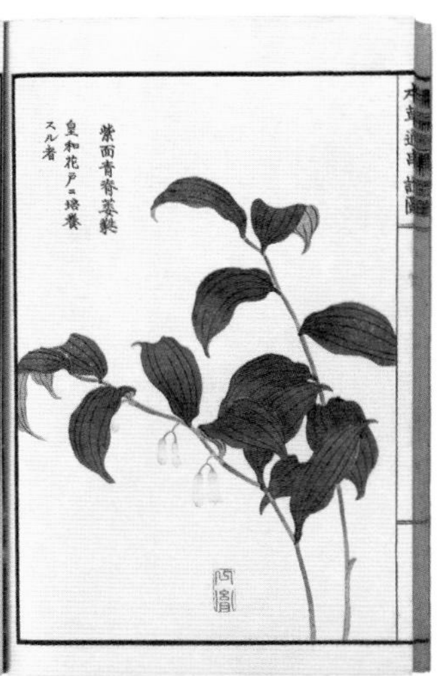
紫面青脊萎蕤
皇和花戸ニ培養スル者

出自《本草通串证图》。

未展开，但隐约可见枝节，初露竹的风骨。玉竹长到20多厘米高时，其互生的叶子在茎干两侧交错成行，秩序井然；不久后，叶柄处长出了一排淡绿色的小铃铛，单双不一。随着它们由小变大，茎干开始向一侧倾斜。这时，只要稍加疏导，花盆里便是缀有缨绥的旗帜的丛林。春夏交接时节，玉竹小小的果实便已初露端倪，继而慢慢由绿变蓝，再由蓝渐渐染上深浅莫测的蓝黑色。

近年来，众多园艺爱好者也关注到玉竹，一些玉竹的变异种可谓一苗难求。目前，被爱好者视若珍宝的变异品种有金叶玉竹、中透玉竹、缟意玉竹等，轻易不肯拿来示人。

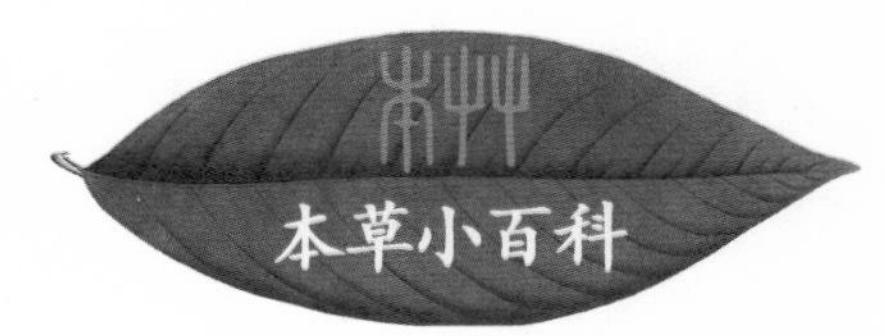

互生

植物相邻的两片叶子长在相对两侧，而每个茎节上只长一个叶子，这种叶子的排列顺序称为互生。在互生叶序中，每茎节只长一片叶子的现象，称为单叶互生，法国梧桐、樟木等都是互生叶植物。植物叶子的排列顺序还有：对生、轮生、丛生。

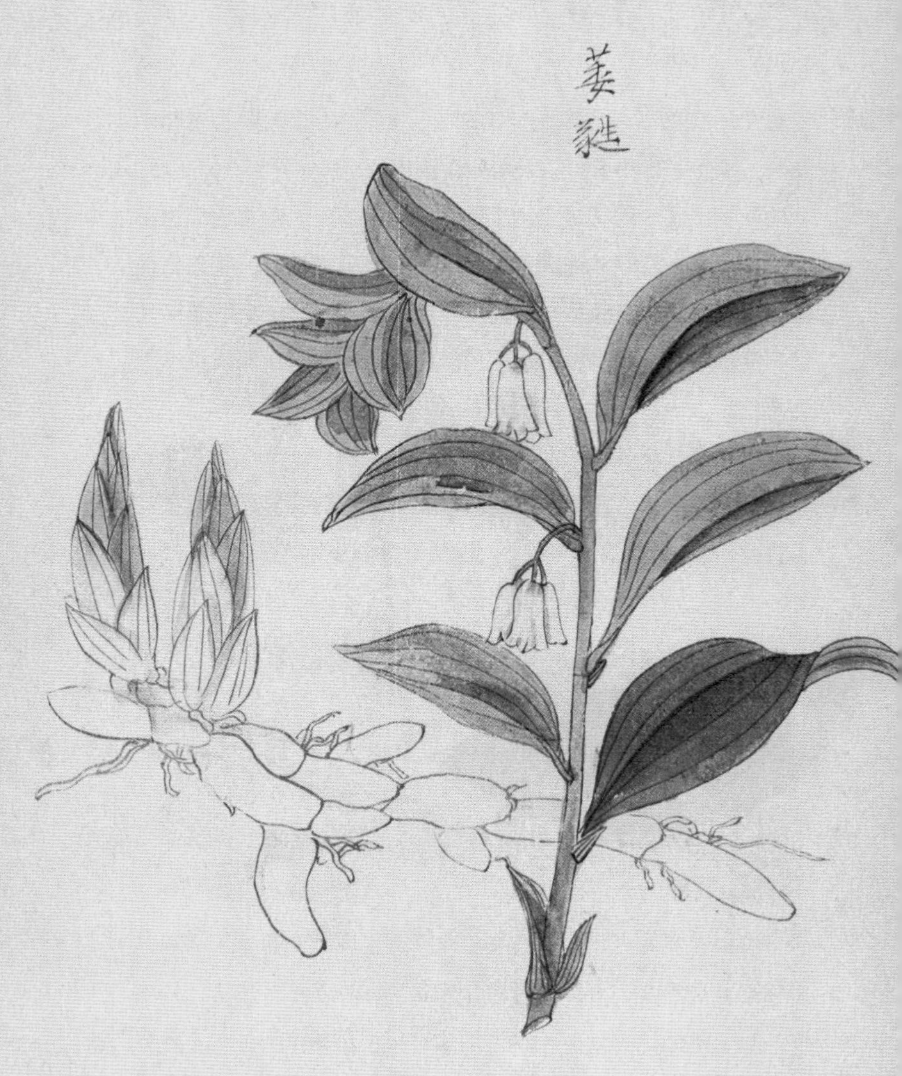
萎蕤

玉竹

医案

姚某年未三旬，烟瘾甚大。适伊母病温而殁，劳瘁悲哀之际，吸受温邪，胁肋筋掣，气逆痰多，热壮神昏，茎缩自汗，医皆束手。所亲徐丽生嘱其速孟英诊之。脉见芤数，舌绛无津，有阴虚阳越，热炽液枯之险。况初发即尔，其根蒂之不坚可知。与犀、羚、元参、知母壮水息风；苁蓉、楝实、鼠矢、石英潜阳镇逆；沙参、麦冬、石斛、葳蕤益气充津；花粉、栀子、银花、丝瓜络蠲痰清热。一剂知，四剂安，随以大剂养阴而愈。

《王氏医案绎注》，十卷，附录一卷。清代王士雄撰，石念祖绎注，刊于1919年。本书集王氏医案详加注释。可用于分析病情，辨明病机，确定病位。

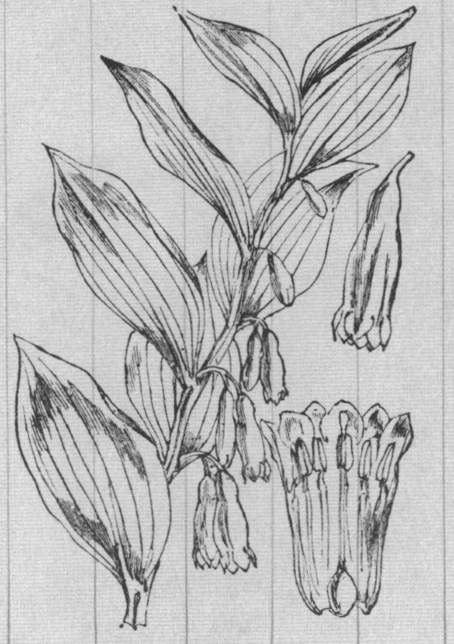

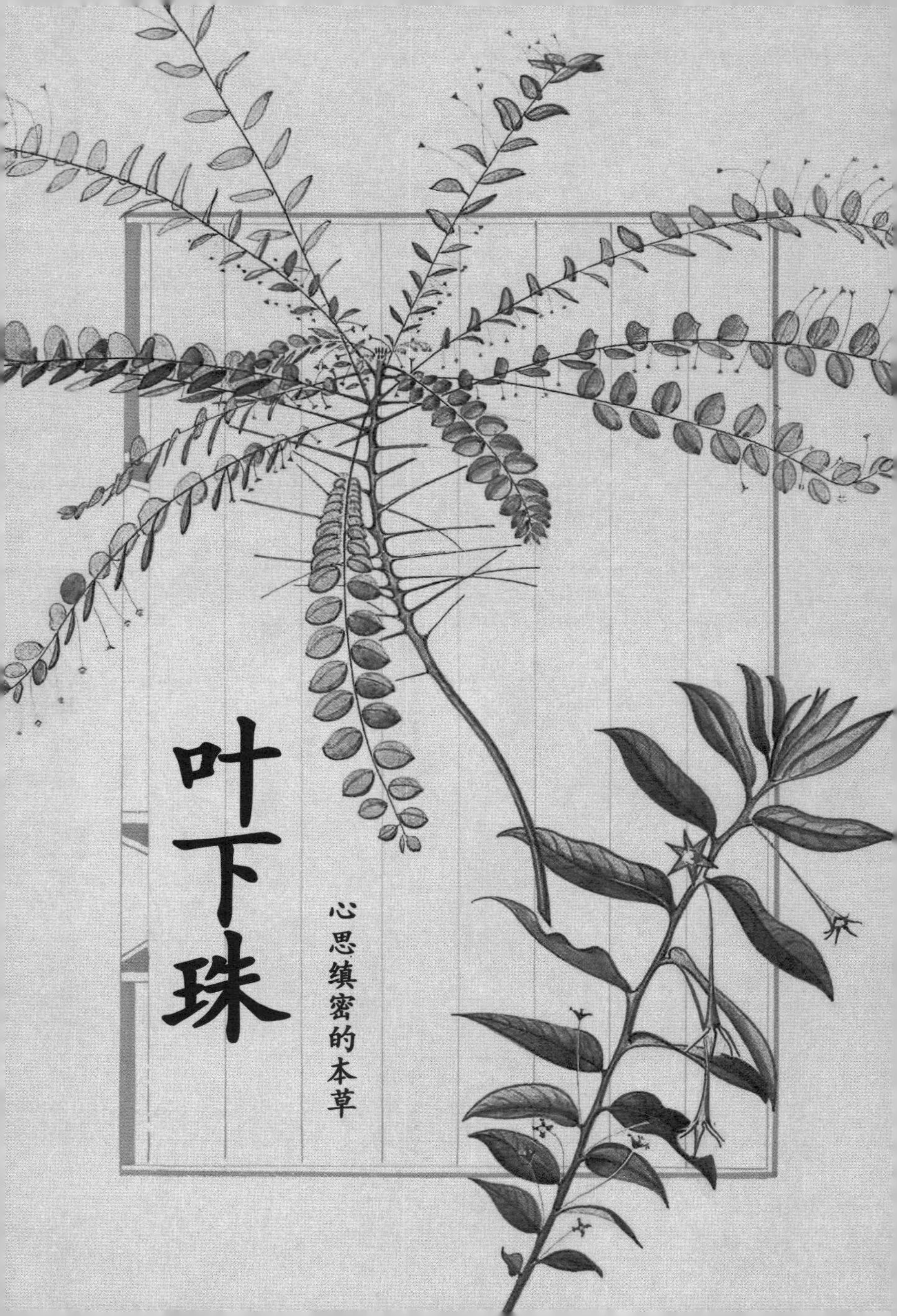
叶下珠
心思缜密的本草

我是偶然获得叶下珠的，它被夹带在包裹石斛的青苔里寄来的时候，只有约1厘米高，卖家没有在意，我们也没有多看它几眼。这么弱小的一株植物，能留存下来，得益于我们“本草坊”一条不成文的规定。有一次，见我在拔除花盆里的杂草，朋友长松虎着脸责怪我说：“草都到了咱们家里，种草的人干吗还要拔掉它呢？”朋友的话说得虽然委婉，但那样的语气，足见触及了种草人该有的原则。自那以后，但凡来到“本草坊”的植物，在没有确认种属之前，便都原样留在花盆里，放任它们和我们培养的其他植物一争高低。

过了大约两个月，叶下珠长到10多厘米，我才有机会仔细观察。叶下珠主干细弱挺拔，似乎染了竹的风骨；扁椭圆形叶片互生，覆瓦状列成两行，向两侧垂着，仿佛腋下夹着什么宝贝。我还以为是含羞草的异种，长松则说这应该是叶下珠。

叶下珠？真是个古灵精怪的名字！我一查，果真是叶下珠。不过，和我的猜测大相径庭，含羞草是豆科植物，而叶下珠则属大戟科。在传统中医和印度阿育吠陀医学中，常被用于治疗感染、糖尿病和乙型肝炎。现在，伤寒论专家郝万山教授的“柴胡解毒汤”里也有一味叶下珠，而中科院上海药物研究所的岳建民团队，在海南叶下珠的植株体发现了一系列新的免疫抑制化合物，对利用人体自身免疫机制抵抗包括癌症在内的多种疾病具有重要意义。相关论文发表在国际顶级学术期刊《美国化学会志》(*JACS*)上，引起国内外广泛关注。

我当下便对叶下珠刮目相看起来，态度有所转变，平日里关照它的次数也增加了。一天中午，我发现叶下珠下垂的两排叶子尽数展开，像一只将要飞行的小鸟，双翅平举，俨然御风而行。我掀开叶子，隐隐看到一些白点，误以为是生了虫子，忙打算替它除去。但我凑近去看，发现是点点细碎的腋生花，大小仅有1毫米左右，白中透着淡淡的绿，沿茎一字排开。花瓣娇羞素雅，姿色远胜雪片莲。我笑着暗想，或许是叶下珠在漫长的进化过程中，曾经遭遇非同寻常的沧桑巨变，所以才费尽心思，艰难地把花藏到了叶片下面。这么想着，我反倒折服于它的缜密和付出的不懈努力。

过了些时日，我再次观察叶下珠，看到叶片的背面沿茎由下而上，次第结出一两毫米大小的扁圆果实。靠近末端粗具雏形的小果子，还被花瓣包裹、呵护着，如襁褓里的婴儿。而已然成形的小果子上，各自长出数量不等的尖刺，当是为了防范禽兽野蛮采食的自我保护措施。从把花藏在叶下，到在果实上长出尖刺，叶下珠这一系列特异的形态结构，都是为了更好地繁衍生息，但我猜想，这定是耗去了它们数万年甚至更久的时光，也暗含着生命的坚韧与智慧。

古人对此并没有多少了解，吴其浚在《植物名实图考》中也只泛泛提到叶下珠，称："江西、湖南砌下墙阴多有之。高

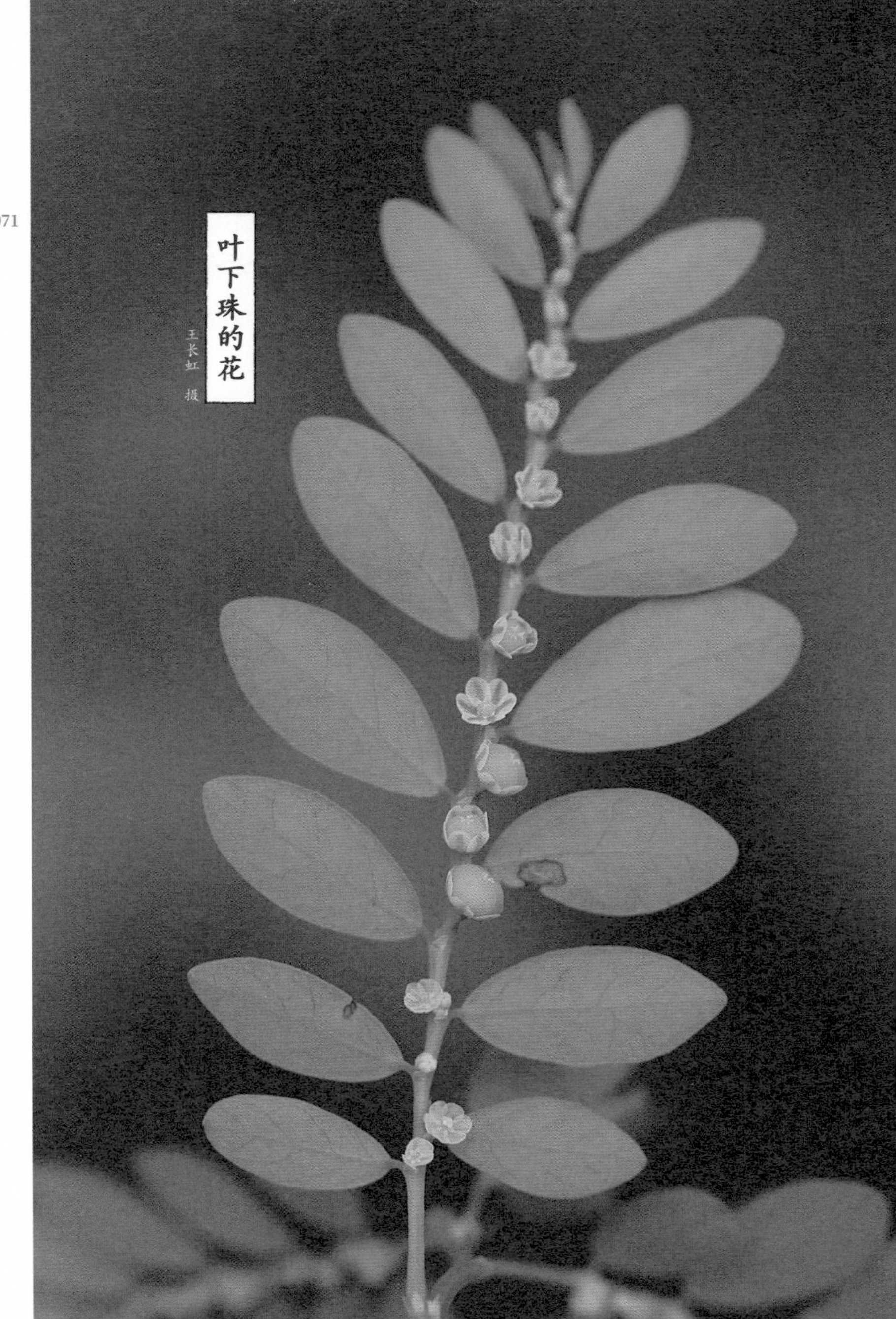

叶下珠的花

王长虹 摄

四五寸，宛如初出夜合树芽，叶亦昼开夜合。叶下顺茎结子如粟，生黄熟紫。”所言大致不差，只是不免流于现象描述。而到今天，仍有不少人，将叶下珠和同属的绿珠子草混为一谈。其实，叶下珠具有两个同属植物中独一无二的特征：一是，它的子房和果实都有小疣状突起物；二是，它的小叶片下端边缘有1～3列小短毛。至于叶下珠的叶子，为何会昼开夜合，国人少有阐述。我几经查询，终于了解到叶下珠的叶片昼开夜合的相关信息。达尔文在《植物的运动本领》一书中提到，植物在晚上闭合叶子睡眠，是为了保护自己免受夜晚低温之害，这样能有效减少热量的散失和水分的蒸发。进一步探究，我发现此说仍不够全面。真正的答案，还要从植物的睡眠机制上说起。

原来，植物也会使用“安眠药”或“兴奋剂”。不过，有别于人类，植物使用的此类“药物”是由自身的调节机制自动生成的，而且知冷知热，十分准确。18世纪，法国天文学家德梅兰发现了含羞草叶片的闭合现象，并把含羞草置于光线照射不到的洞穴里加以观察。结果发现，含羞草的叶子依然会以24小时为周期自然开合。显然，这是含羞草体内一种不受外界光线等环境因素影响的“生物钟”在发挥作用，当时的人们并不知道这只神秘的“生物钟”究竟是何物。直到20世纪80年代，科学家在报告中指出，叶子的开合是由一种被称为“膨压素”的植物激素控制的。在此基础上，科学家又从植物体中成功分离出可使

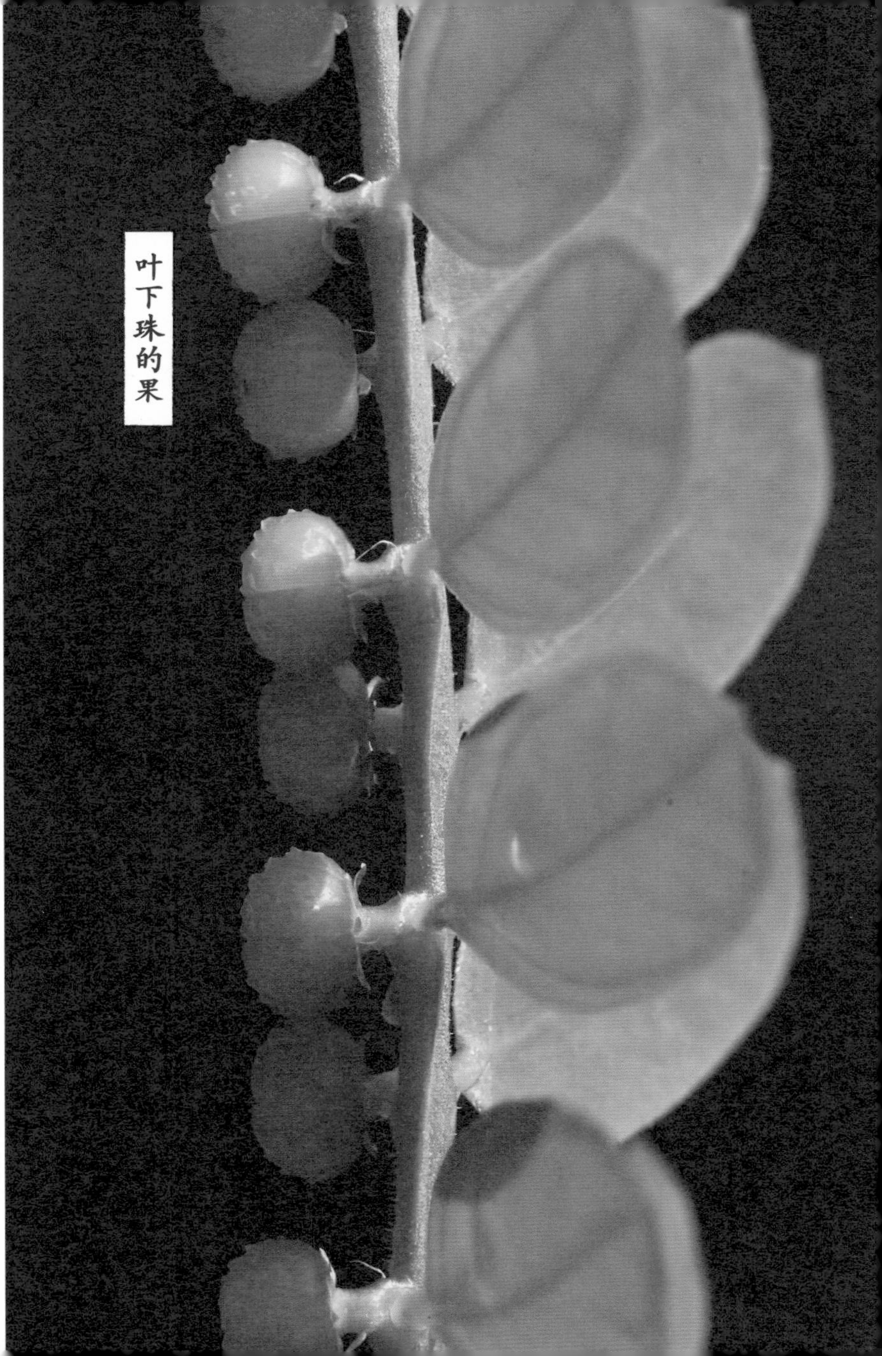

叶下珠的果

植物叶子萎靡不振的“安眠药”和可使植物叶子展开的“兴奋剂”。叶下珠的叶片昼开夜合的秘密可能正在于此。

据研究，叶下珠的“安眠药”是一种含葡萄糖的配糖体。白天，配糖体水解，于是“安眠药”的浓度降低，“兴奋剂”的浓度相对提高，叶片张开，进行光合作用；到了夜晚，配糖体重新合成，“兴奋剂”的浓度相对降低，叶片闭合，以防“体温”下降。这些完全是由叶下珠体内的生物钟自动控制的。所以，叶下珠才会对外界的撩拨麻木冷淡，依旧在它的世界里我行我素。

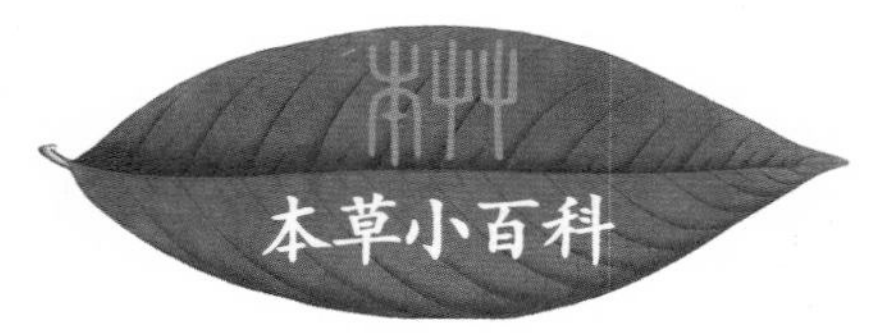

大戟科

草本或木本植物，枝干内常有乳汁；花单性，多为雌雄同株。全世界约有300属，5000余种。中国有70余属，460余种，主产于我国西南地区。

腋生花

生于植物的茎枝和叶基接合部位的花朵，通常分为单生（只开一朵花）和簇生（开两朵以上的花）。

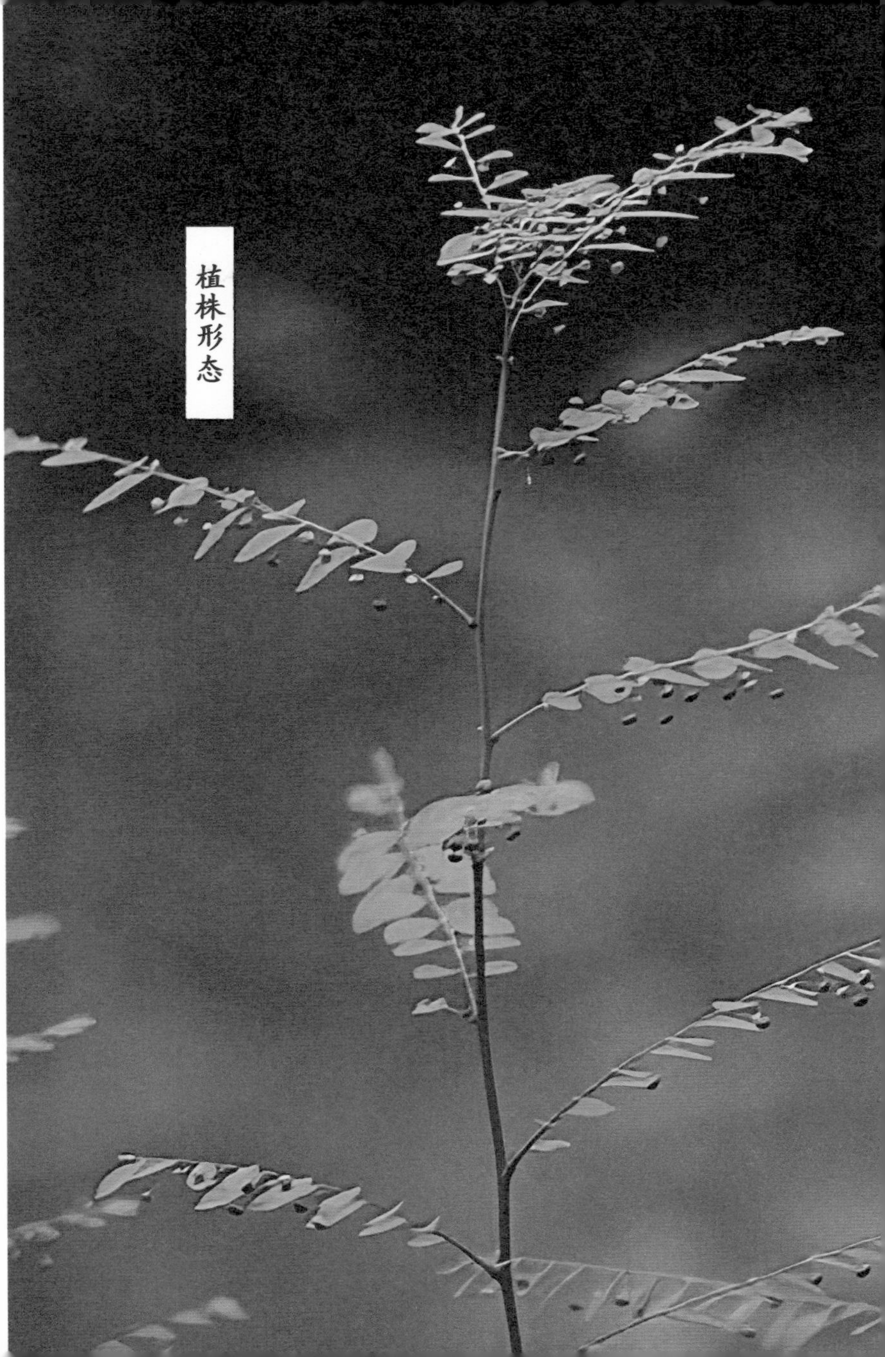

植株形态

Phyllanthus urinaria

Bruce F. Hansen May 2
University of South Florida

Plants of FLORIDA, U.S.A.

Phyllanthus abnormis Baillon

HARDEE CO.: South of Bowling Green, along
Road north of FL Rt. 62, along roadside.
27° 35' 42.7" N, 81° 53' 59.4" W

9 November 2015

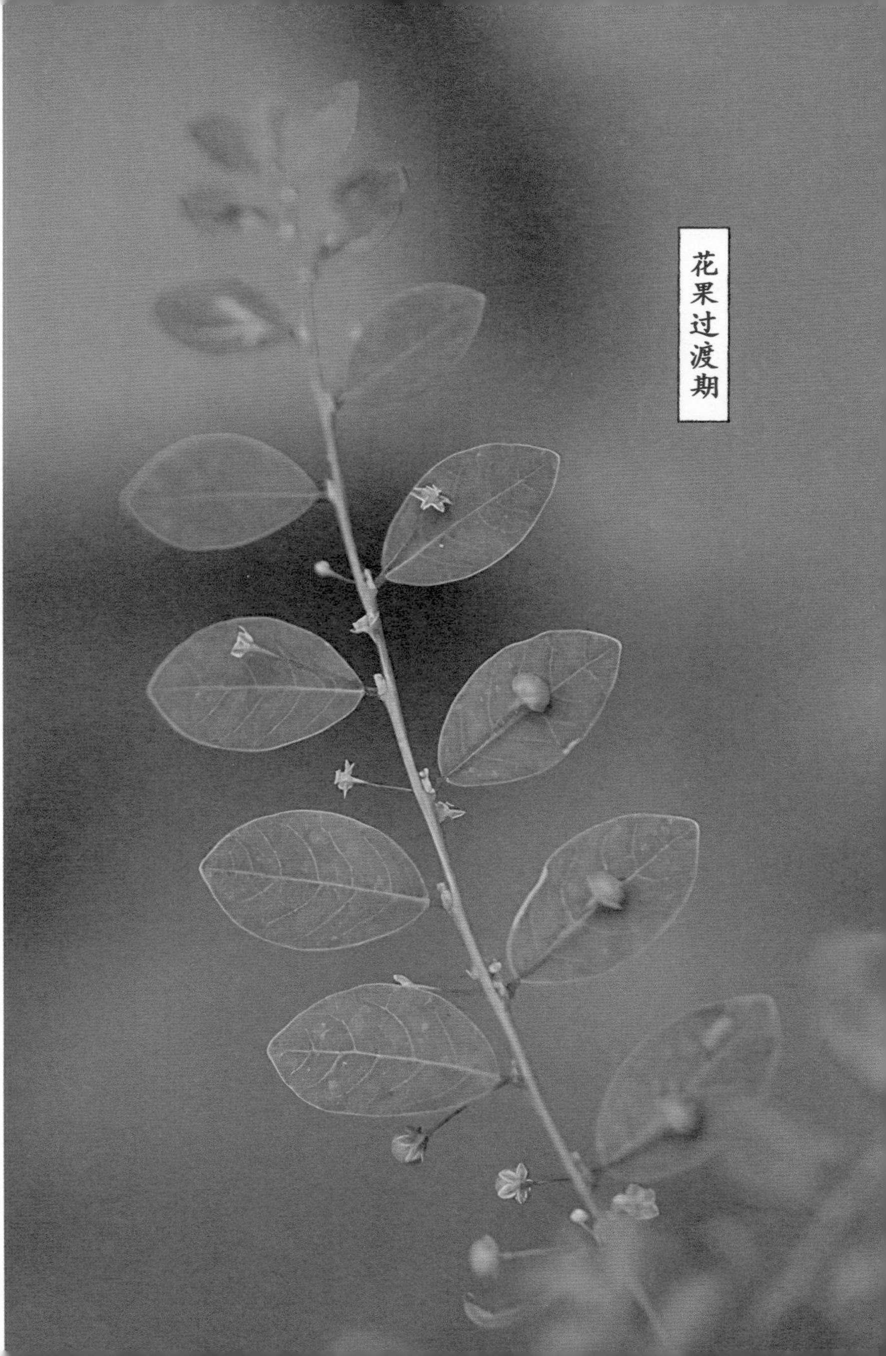

花果过渡期

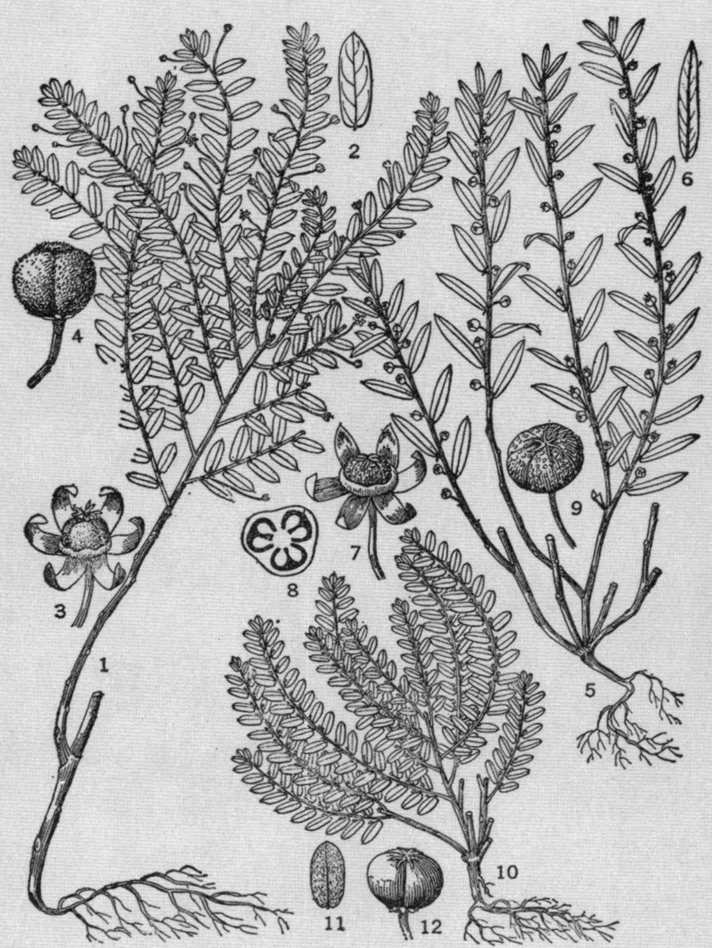

1—4.浙江叶下珠 Phyllanthus chekiangensis Croiz. et Metc.：1.花枝；2.叶片；3.雌花；4.蒴果。5—9.黄珠子草 P. virgatus Forst. f.：5.花枝；6.叶片；7.雌花；8.子房横切面,示胚珠着生；9.蒴果。10—12.蜜甘草 P. ussuriensis Rupr. et Maxim.：10.花枝；11 叶片；12.蒴果。(黄少容绘)

医案　叶下珠

治小儿诸疳瘦弱，眼欲盲。为末白汤下，或蒸煮鱼肉食。

《临证指南》是清代华岫云、邵薪甫等编录的一本临证综合类中医文献，七卷，约成书于清乾隆十一年（1746）。

疳眼：珍珠草（叶下珠）煮羊肝食效。（『珍珠草』一名『阴阳草』，以其叶朝开而暮合也。）

《信验方正续编 文堂集验方》，验方著作，四卷，清代何英辑，刊于1775年。

治小儿疳积：一叶萩（叶下珠）根五至六钱，紫青藤（即鼠李科牯岭勾儿茶）、白马骨根（即茜草科六月雪）、野刚子根（即马钱科醉鱼草）、倒压刺根或茎（即豆科云实）各五至六钱，炒黑大豆（半生半熟）十四粒，红枣五粒。水煎，冲红糖，早、晚空腹各服一次。

《浙江天目山药用植物志》，药学著作。浙江省卫生厅主编。

姜

孔子所言每顿必吃
也不可多吃的本草

出自《本草图谱》。

据载，北宋时，王安石（字介甫）与同朝为官的刘攽（字贡父）一向交厚，平日里玩笑不断，但因政见不一，经常会掐架。苏轼在《东坡志林》中曾记录了二人针尖对麦芒的一段趣事。某天，王安石与刘攽一起吃饭。席间，王安石问了一句：“孔子不撤姜食，何也？”刘攽语含机锋，答道：“《本草》，生姜多食损智。道非明民，将以愚之。孔子以道教人者，故不撤姜食，所以愚之也。”想必这段逸闻很快就在朝野传开了，苏轼觉得有必要记上一笔，便紧接着补了两句：“介甫欣然而笑，久之，乃悟其戏己也。贡父虽戏言，然王氏之学实大类此。”表面上看，刘攽是以《本草》中“姜多食损智”的观点为依据，讥讽孔子提倡“不撤姜食”是在愚民。王安石刚开始还没回过神，便“欣然而笑”，不以为意。但过了一段时间，等他琢磨过味儿来，才明白刘攽是在嘲笑他的政治学说。

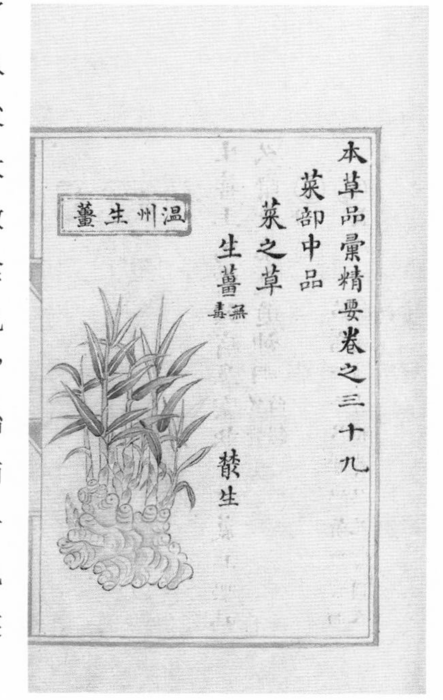

出自《本草品汇精要》，为明孝宗时期太医院院判刘文泰等奉敕编绘，王世昌等彩绘写本。于弘治十八年（1505）定稿，是明代唯一的官修综合性本草，也是我国古代最大的一部彩色本草图谱。

上述三人的政治主张与当今已无甚关联，倒是文中提及的姜食，和我们今天的生活息息相关。

实际上，刘敞有些断章取义，他忽略了孔子“不撤姜食”之后非常重要的一句话——“不多食”。关于这一点，李时珍在《本草纲目》中引用孙思邈的话说：“八九月多食姜，至春多患眼，损寿减筋力。”历代中医药名家多持相同观点，可见多食姜无益，甚至会反受其害。

姜，是我们日常生活中常作为佐料食用的多年生草本植物的根茎。有人误以为，这种植物的根茎之所以被称为姜，是因为最初发现它的神农氏姓姜。神农氏姓姜不假，但姜却并非因神农氏而得名。因为姜原本写为“薑”，《说文》称：“薑，御湿之菜也。”“薑”应当是个形声字，上面的草字头表示这是一种草本植物，而下面的“彊”字则用以表音，原本代表的是疆域或田地的边界；“彊”的本字为“畺”，人们后来进行简化，将其写成了“薑”。因此，《正字通》在说明“薑”字时说“同薑省”，即“薑”字的简写。后来在汉字简化过程中，薑、姜才合并为姜。不过，如果按照王安石在《字说》中的说法：“薑能彊(强)御百邪，故谓之薑”，彊是强的本字，如此，“薑”就不仅是个形声字，其得名也可能源于其具有很强的“御邪”功效。

再者，中医所说的干姜，指的是10月下旬至12月下旬采挖，经过干燥处理的老姜根茎。《本草纲目》称：“干姜，以母姜出自《本草图汇》，此书共十八册，三十一卷，分为石类、山草类、芳草类、湿草类、毒草类、水草类、菜部柔滑类、竹类、香木类、乔木类、灌木类、寓木类。

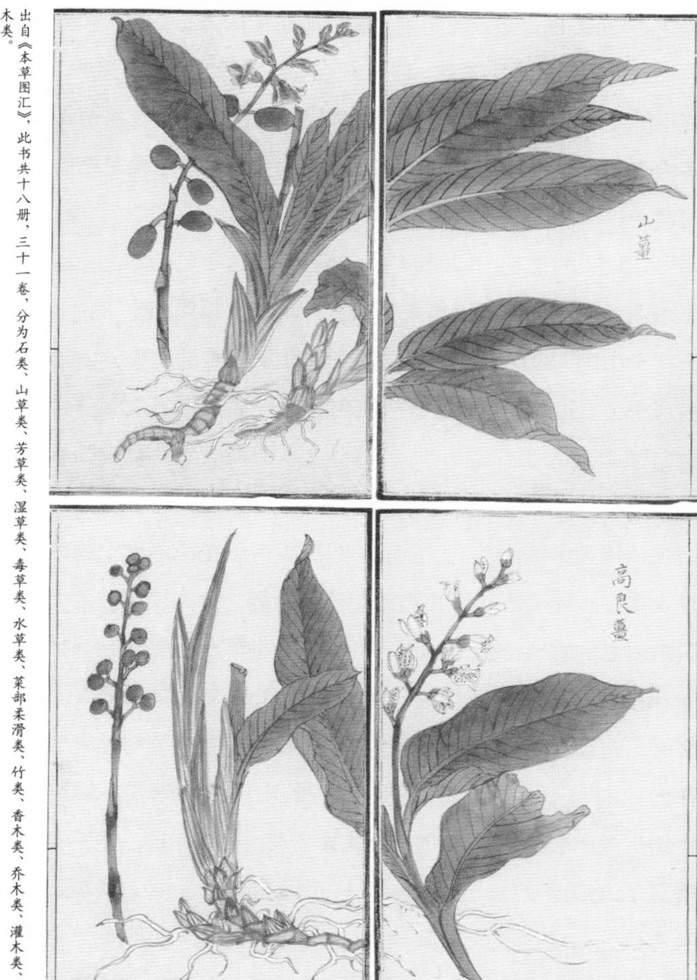

造之。”母姜即老姜。而生姜，很多人通常认为是新鲜、尚处于生长状态的姜。其实不然。段玉裁在《说文解字注》中强调，生姜指的是干姜中未成熟且鲜活的根茎，并指出：“今人谓不干者为生姜。失之矣。”由此可知，严格来说，生姜应该是指鲜活的嫩姜。

在过去的很长一段时间里，学界都认为姜是舶来品，原产于东南亚或印度。但近年来的研究，却越来越倾向于支持“姜原产于中国”的观点。除前文提到的孔子与姜的交集外，差不多成书于2500多年前的本草类古籍——简书《万物》中也记载：“姜叶使人忍寒也……。”这些文献资料表明，至少在春秋战国时期，中国先民已经对姜的性味、功效有了深刻的认识。而在《穆天子传》中，共记录了四次周穆王在西巡途中赐给当地人黄金、桂姜等珍贵礼物的史实。桂姜，即肉桂和生姜，是久负盛名的香料。据《左传·庄公二十四年》记载，西周时期，周穆王曾将用肉桂和生姜作为香料制作的肉脯赏赐于人。在当时，肉食尚且珍贵，何况是加了肉桂和生姜等调味品精工细作而成的肉干，难怪周穆王将其视若宝贝赏赐于人。周穆王大约生活于公元前1000年，如此算下来，姜在中国，差不多也就有了3000年的食用历史。或许正因如此，俄国学者布靳斯奈德认为，中国人先于其他民族了解到了姜，并强调：“毫无疑问，姜原产于中国。”另有英国学者在其著作中指出生姜是由中国南方传到马来群岛，并进一步传播到东非、地中海地区的。而学术界通常认为，姜的拉丁学名中Zingiber来源于梵文Sringavera。不过中国的植物学家吴德邻先生考证发现，“Zingiber这个词可能是波斯商人将中国话‘姜’(居音切)加上一个本民族土话‘bil’而成。‘bil’来自波斯语‘bila’，指装麝香的容器或袋，这里借用来指有姜的香气。直到现在，在伊朗还是称姜为‘Shangabil’，阿拉伯语则为‘Zangabil’。”

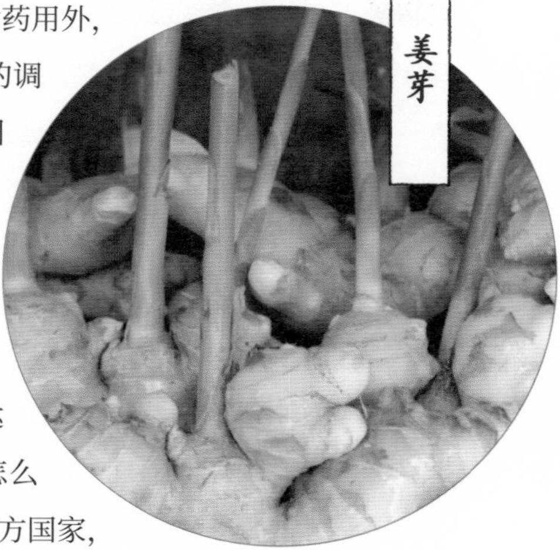

姜芽

而现在，姜在中国，除药用外，也是很多菜肴中不可或缺的调味品，用量极其惊人。中国人对姜如此痴迷，是因为其中含有的姜辣素——姜的辛香味正来源于此。姜辣素是一种非常稳定的化学物质，其沸点高达240℃，因此入菜时无论怎么煮，姜味始终不变。而在西方国家，姜常被用作甜品的配料。在日本和韩国菜系中，嫩姜常常作为单独的开胃小菜出现在食客的餐桌上。此外，值得一提的是，姜是以姜块进行无性繁殖的，跟土豆的情况有些类似。不过在生长的过程中，老姜的体量不降反增，而土豆的种薯种到土

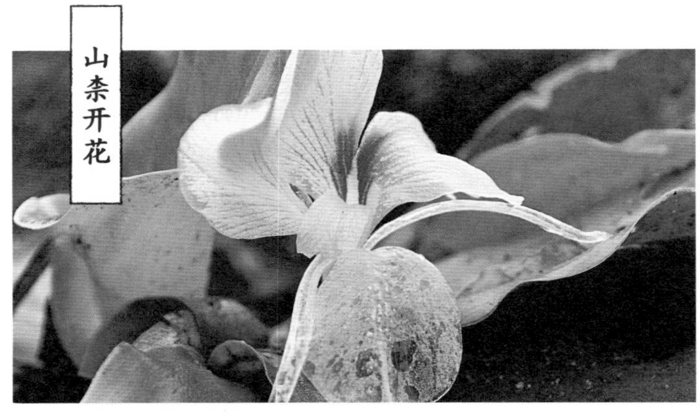

山柰开花

里，过不了多久就会完全腐烂，最终变成新土豆的肥料。

姜科植物在植物界也算得上是个大家族，在全世界范围内约有49属，1500余种，广泛分布于热带、亚热带地区。我国有19属，150余种，主要分布在西南和南方地区。姜科植物中有很多闻名的香料和药材，如砂仁、草果、益智、草豆蔻、生姜、姜黄、莪术等。但鲜为人知的是，在国产姜科植物中，至少有三分之一的种类是适合园林绿化的。目前，南方地区有白姜花和花叶艳山姜等少数品种得以绿化应用。

姜科植物不同于大多数有花植物，在其具备的6枚雄蕊中，只有1枚可以发育成正常的雄蕊，其余5枚在发育过程中或消失或特化或退化。姜科植物花朵耀眼的唇瓣，就是由两枚雄蕊一起特化而成。这样特殊的花朵结构，使有些姜科植物进化出了独特的繁殖方式，如豆蔻属和山姜属植物的花柱卷曲性异交

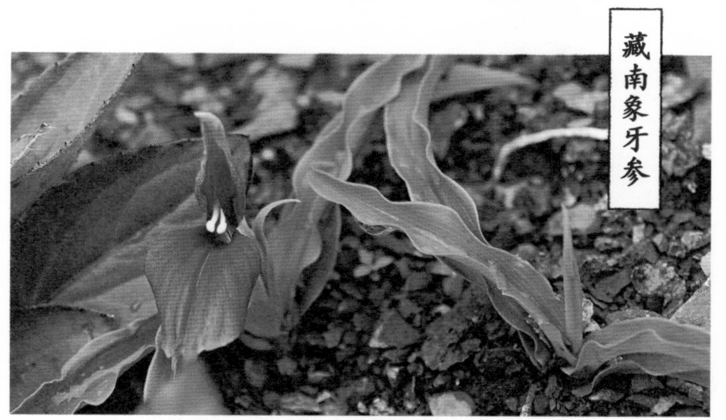

藏南象牙参

机制，以及大苞姜属植物独有的花粉滑动自花授粉机制等。同时，姜科植物的花都比较短寿，它们缩短自己的花期，并非厌倦了招蜂引蝶，而是基于遵循自身的收益规律：花的寿命越长，适合度收益越大，但到了一定程度以后，进一步延长花的寿命，适合度收益增加的程度便会渐趋减缓。此外，花的寿命和维持花的寿命所需的资源关系恰成反比——随着花的寿命的增加，为进一步维持它继续开放付出的代价也越来越大。于是经过认真权衡，它们选择了最理想的花的寿命。

在家庭园艺中，除姜花、海南三七、闭鞘姜等品种外，还有一种姜科植物最适合作为家庭园艺素材——象牙参。云南大理一带出产的象牙参株高常不足20厘米，花色丰富，有白色、黄色、玫瑰红、紫色、天蓝色等，自成体系。而产自西藏的象牙参，株高仅十几厘米，室内盆栽最好。

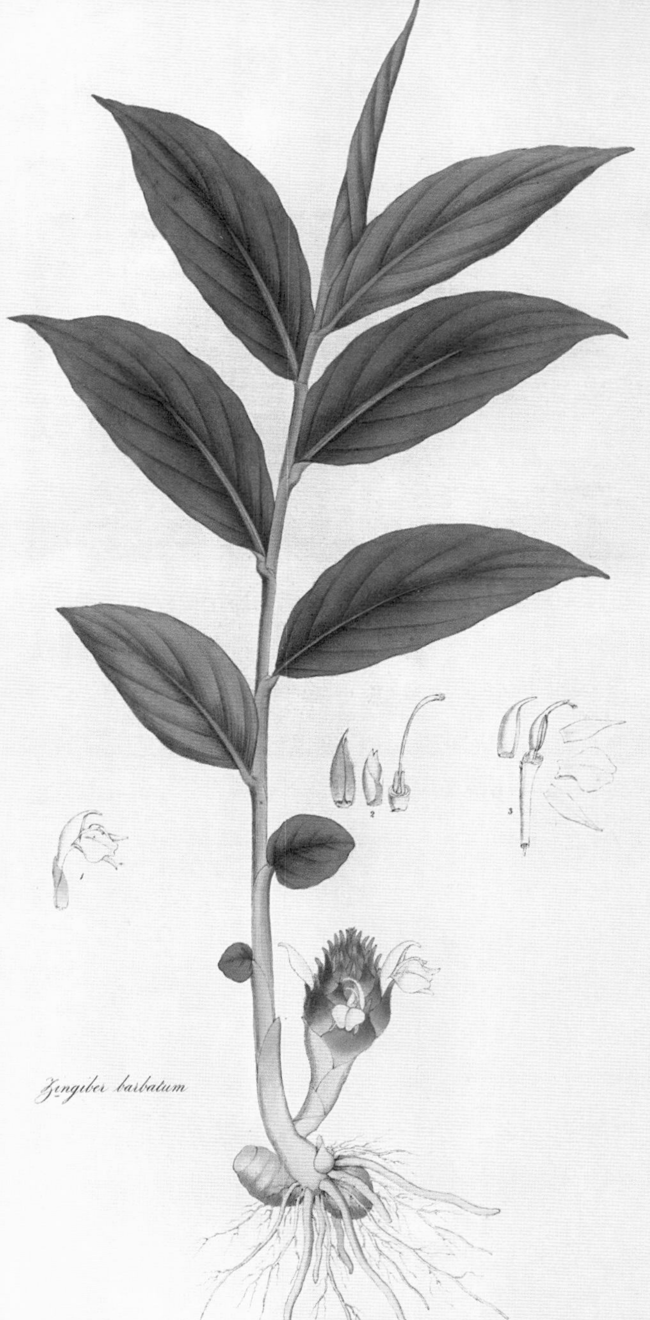

Zingiber barbatum

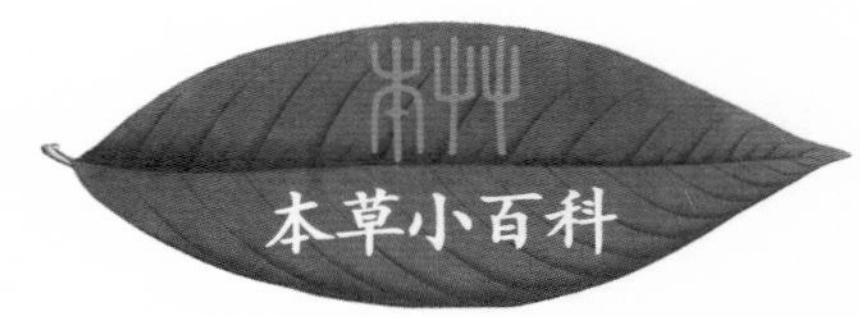

特化

在物种的进化过程中，为了适应某一种特殊的生存环境，某些局部器官有时会变得过于发达，这种现象称为特化，它是物种进化过程中的特殊表现。

花柱卷曲性异交机制

很多人认为两性花植物是通过自花授粉实现繁殖的，但事实并非如此简单。多数的有花植物，为了避免自交或近交引起下一代的适应性下降，进化出一种精巧的机制以达到远交的目的。比如热带植物山姜科的山姜属和豆蔻属植物，便会在开花时主动弯曲花的柱头（上举或下垂），从而避免自交。这种机制，被称为花柱卷曲性异交机制。

花粉滑动自花授粉机制

我国的特有植物黄花大苞姜长期适应高度潮湿且缺乏传粉昆虫生境的过程。在花期内，通常每个花序每天只开一朵花。通常在清晨，黄花大苞姜的花开放后，油质液浆状的花粉会从雄蕊的花粉囊中溢出，再沿着雌蕊的花柱慢慢流向柱头，在当天下午3点到第二天清晨，花粉陆续流到柱头的喇叭口，实现自花传粉。

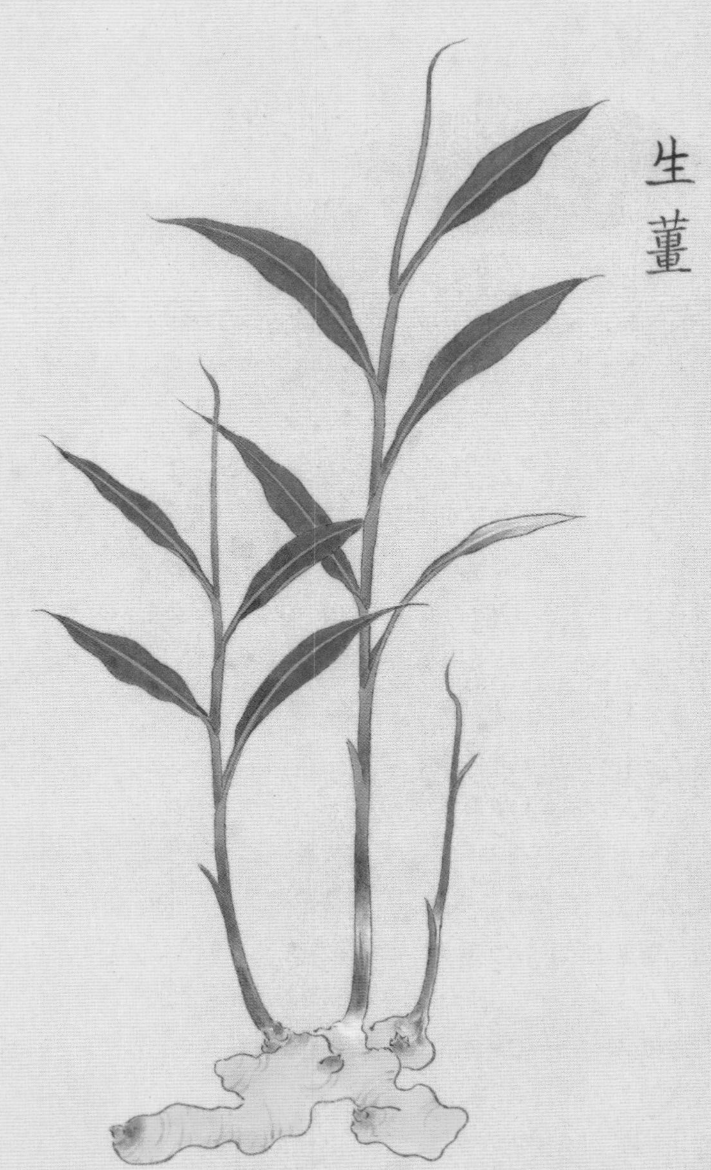
生薑

医案

《三家医案合刻》，三卷。清代吴金寿刊刻于1831年。本书荟萃苏州名医叶桂、薛雪、缪遵义三家医案，所选大多证治熨贴，议论中肯。

姜

十二经皆有咳，胃病安得不咳？况此土病干金脏，而腑亦病，于此而求其吐与泻，一在于胃之上脘，一在于肺之腑，所以无从踪迹也。仰屋图维，必须分兵合剿，乃得拟一法，请诸道长，以此而益精之。或刍荛可采，为虾力于行舟何如？

江西赤石脂六两，煅，炒黑干姜一两。二味为末，黄米饭为丸。

暑热时邪，病经二十日。诸法具备，何必问途于蹇足？既承触暑相招，勉尔挥汗撰方：川连、半夏、生甘草、淡芩、茯苓、生姜。

《一瓢医案》，清代薛雪著。内科杂病医案专著。本书以内科杂病治案，案语简明。对病因、病理、治法分析尤详，有独到的见解。

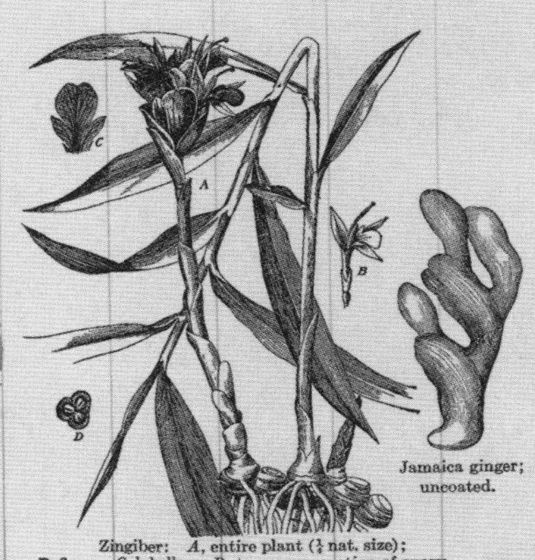

Zingiber: *A*, entire plant (½ nat. size); *B*, flower; *C*, labellum; *D*, transverse section of ovary.

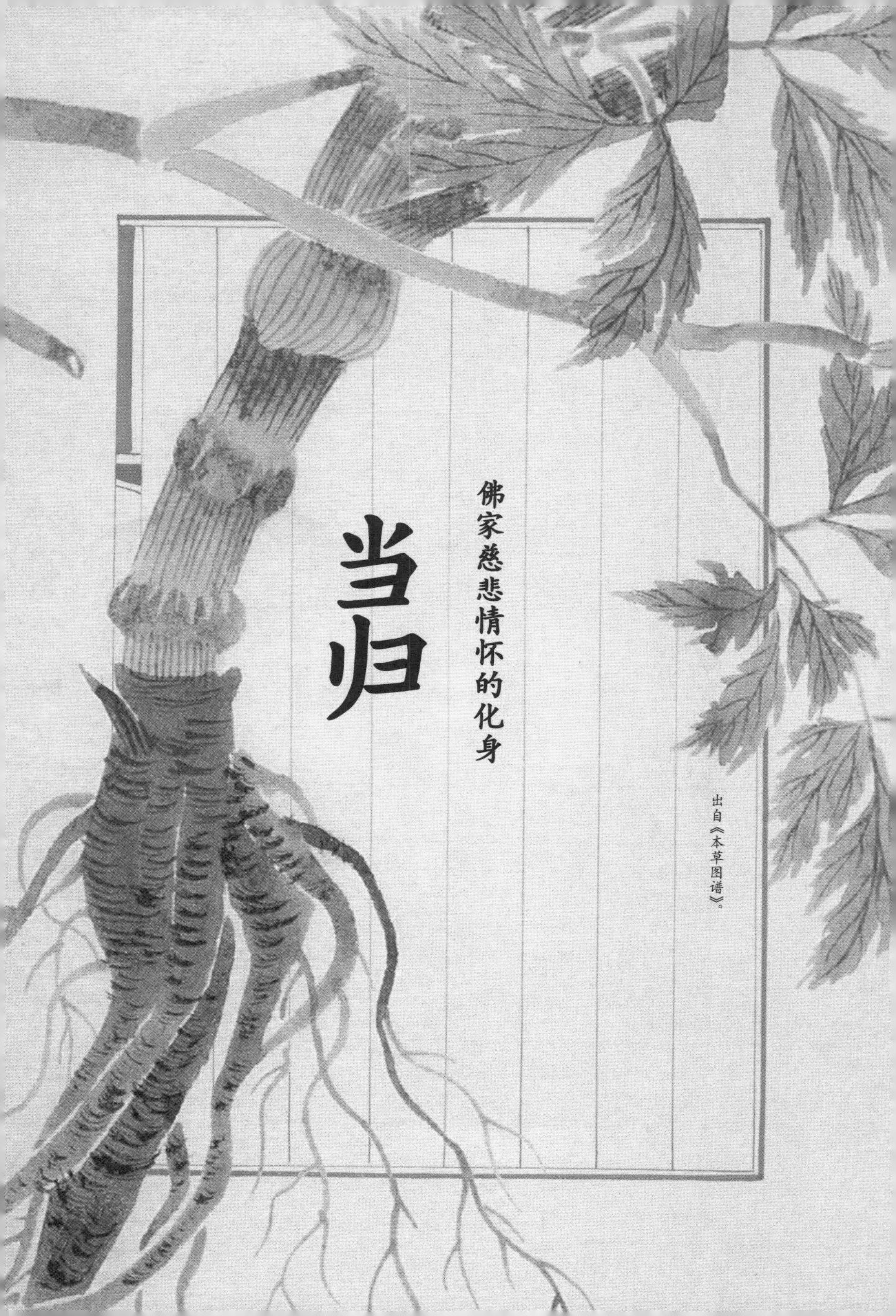

当归

佛家慈悲情怀的化身

出自《本草图谱》。

让某些人认识到你的价值、对你时有所需，平素里多用心，这样活着倒也不是件多难的事情。难的是你的价值被普遍认可，而你仍肯放下身段与众生为伍，使人能轻易地找到你，以解燃眉之急。当归就是这样一味具有佛家慈悲情怀的中草药。

当归随处可寻，价格亲民，且能与众多中药配伍，以至业界素有“十方九归”之说。想必正因如此，关于当归的典故和传说才广泛流传于世，其中最为著名的，典出三国时期的曹操。《三国志 · 吴书 · 太史慈传》中提到，曹操听闻东吴太史慈一表人才、英武盖世，有意劝他归降，便给太史慈送去一封别出心裁的“劝降书”。劝降书被密封在小匣子里，太史慈收到后打开一看，里面并无书信，仅放着几支中药材当归，他很快便

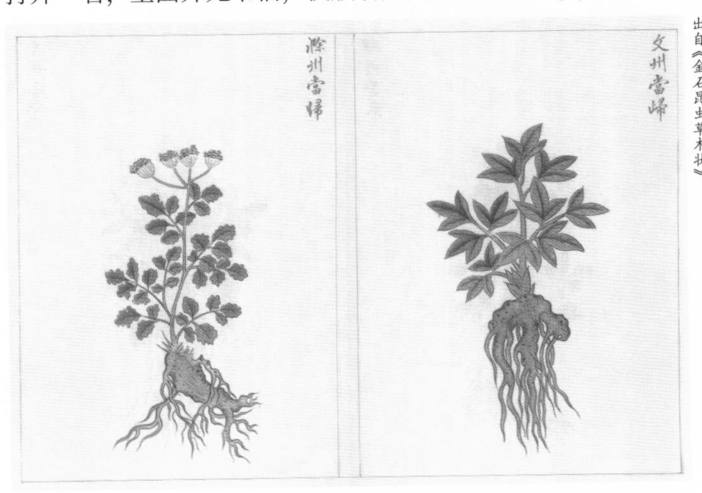

出自《金石昆虫草木状》。

明白了曹操的用意。即便是投降朝廷，仍有失节之虞，总归不是什么光彩的事情。何况劝降书一旦旁落他人之手，可能会给太史慈带来杀身之祸。而借“当归”的谐音劝降，强调的是回归而非投降，既给对方留足了面子，也可兼顾他的人身安全，可谓用心缜密，曹操惜才之名果不虚传。而据载，蜀国姜维诈降时，曾遣人给母亲捎去远志、当归两味中药以明心志，后人附会世代相传，也便有了姜维的名言：“良田百顷，不在一亩；但有远志，不在当归。”

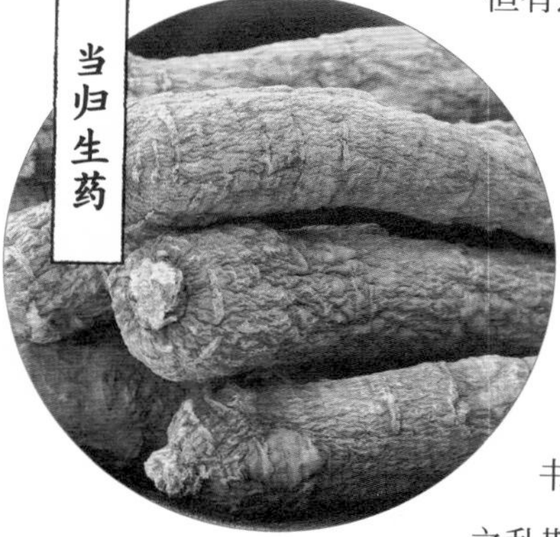

当归生药

曹魏江山易主后，当归的这一隐喻之意似乎已成定俗。如崔豹在《古今注》中这样记述道：“芍药……亦犹相招召赠之以文无，文无亦名当归也。”在《太平广记》等逸闻类书籍中，也有关于唐玄宗在安史之乱期间逃往成都避难时，道士罗公远赠以当归的描述，又写道：“玄宗自蜀还京，方悟蜀当归之寄矣。”但这怎么可能！当归的隐喻之意由来已久，唐玄宗又岂会浑然不觉？演绎罢了。

在王实甫的《西厢记》中，当归还充当了一回红娘。戏中说，张君瑞碍于封建礼教约束，无法和崔莺莺互诉衷肠，因而

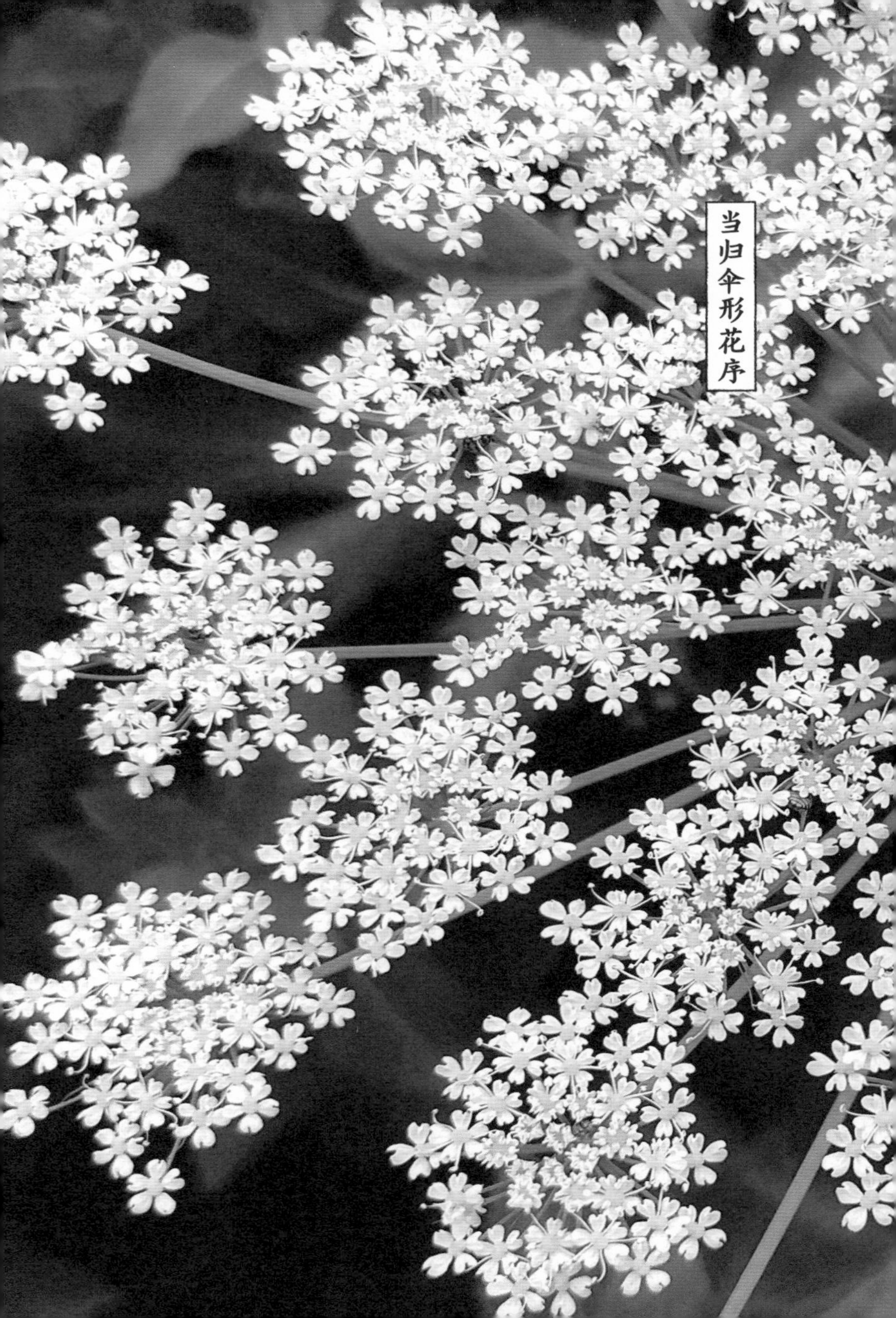
当归伞形花序

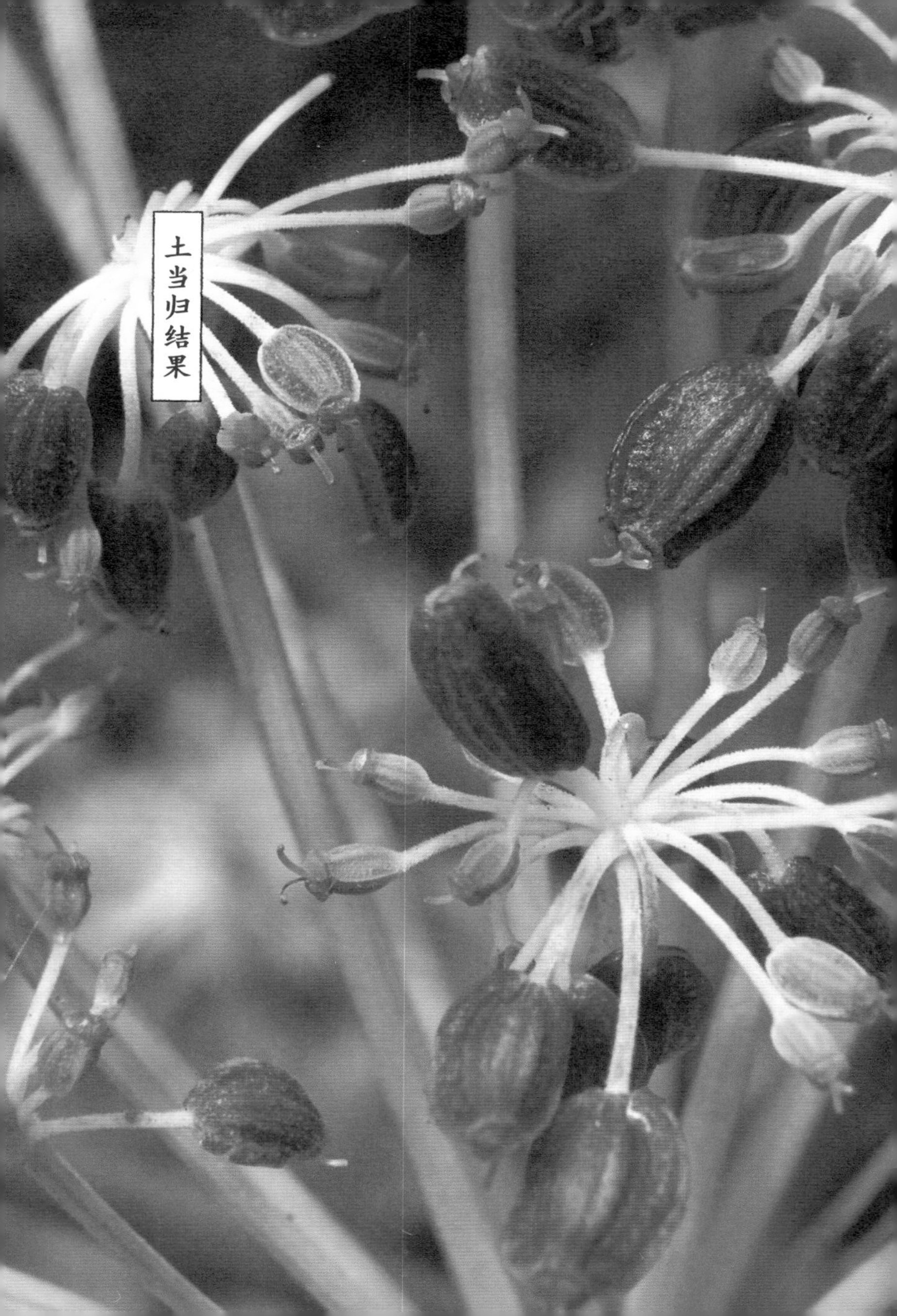
土当归结果

害上了相思病。崔莺莺得知消息，亲笔写了一剂药方派丫鬟送去，方子里就有当归。

与这些典故或传说中当归的文化内涵不同，欧洲医学界更关注当归的药用价值，把当归形容为“中国的妇科人参”。但还是李时珍说得更专业一些，就当归药名的由来，李时珍在《本草纲目》中说：“古人娶妻为嗣续也，当归调血为女人要药，有思夫之意，故有当归之名。”任何事物，都不可能凭空得名，就此而言，李时珍的说法便有了溯本清源的味道。也因如此，有关当归的民间传说，更多地与女子“思夫”的寓意相关。古代已婚男女分居两地的现象远甚于现在，战争、徭役、交通等诸多因素，都不允许分居两地的夫妻经常见面。而在古代人的观念中，娶妻的首要目的是延续香火。所以，作为人妻，当久居在外的丈夫返乡时，怀孕便成为她们的当务之急。但很多妇女常患有月经不调等妇科疾病，因此必须在丈夫回家前调理好自己的身体，以便趁着丈夫短暂居家之际成功受孕。至于古代妇女的“思夫”是

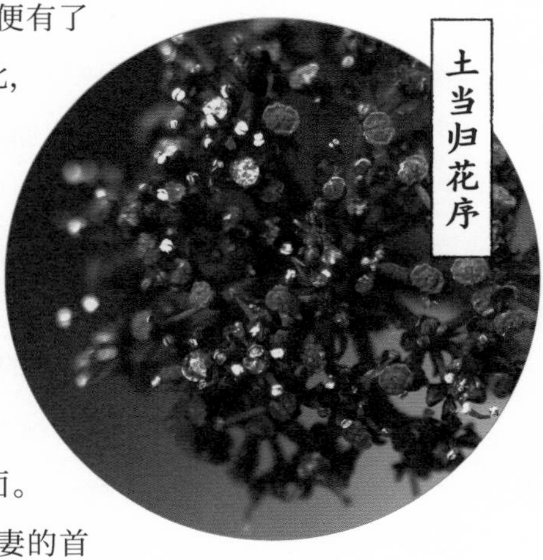

土当归花序

否仅仅是为了传宗接代，而不含两情相悦的意味，现在也考证不清了。

当归声名远扬，自然就有前来攀亲的植物，于是也便有了朝鲜当归、欧当归之说。其实这几者之间的药性和形貌特征都有所不同，朝鲜当归有补血活血、止痛等功效，主风湿痹痛、跌打肿痛等。而远隔重洋的欧当归，功效反而接近于当归，引入中国后也常被用于治疗妇科疾病，以及肢麻、水肿等症。欧当归又名情人香芹或独活草，罗马尼亚人常把它当作调料来煲减肥汤，因为他们认为欧当归成分可以向人传递“吃饱”的感受。而俄罗斯人在“红菜汤”里加入欧当归，则是源于古斯拉夫人将其用作香料的传统。乌克兰人则把独活草作迷魂药，专用于女人诱惑男人。乌克兰人认为用独活草煮水洗浴，会使女子在日后得到男人的尊敬与爱慕，并有“在独活草煮过的水里洗浴”这一说法，比喻幸福、幸运的人。德国的好事者米勒·埃贝林和拉奇走得更远，在二人合著的《伊索尔德的魔汤：春药的文化史》一书中，他们介绍了各种稀奇古怪的“春药”。其中提到一个配方为：“独活草根、月桂树枝、麻雀脑、鸽子血或心、被蚂蚁咬过的蟾蜍左侧骨头以及公鸡、驴和马的睾丸。”不过，当归和欧当归还是很容易区分的：当归芳香馥郁，欧当归香味特异；当归尝之先苦辛后微甜，而欧当归先苦辛后麻辣。

由于诸如此类的原因，仅在伞形科植物中，搭上当归之名的植物就达20余种。另有不少五加科、菊科、蓼科、毛茛科植物也眼红于当归的名声，前来攀这门不知隔了多少代的亲戚。

当归所属的伞形科是个庞大的家族，包含2500多种植物。之所以冠以伞形之名，缘于它们都拥有伞形花序。当归也一样，每年六七月份，当归的枝头上就会撑起无数淡绿色小伞，4～7厘米长的花序梗上长满了细细的茸毛；再过几日，白色长卵形花瓣一一绽开。清风拂过，香味阵阵。到了7—9月，落英缤纷，随后又会开出一把更小的伞来，每一根伞骨的顶端，会结出两三毫米的淡紫色卵形果实。

当归很好养，除了定期浇水、施肥，便是在遐想中静静期待来年入夏，再次看到当归开花。

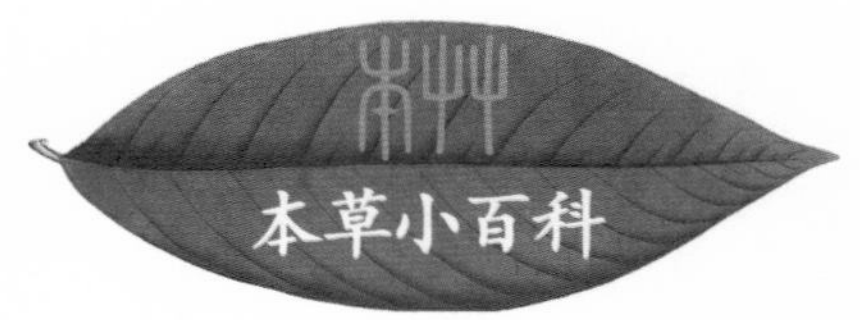

伞形科

无论是草本还是木本，伞形科植物的花序开放时都是伞形的。伞形科植物的茎部通常是空心的，还会散发出特有的芳香，比如西芹、香菜、当归、川芎等。伞形科植物喜光，而且不耐寒，全球共有200余属，2500种，我国有90余属。

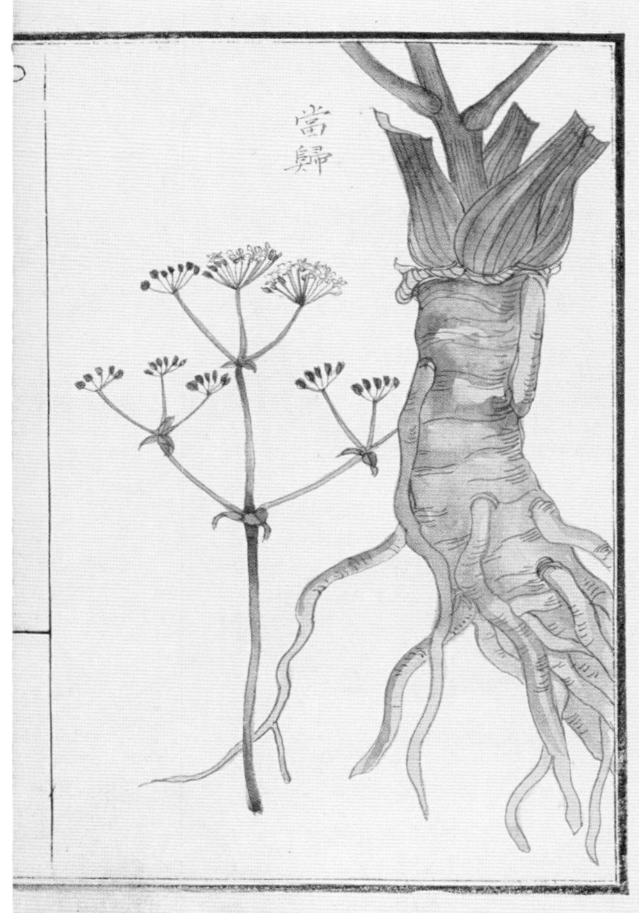
當歸

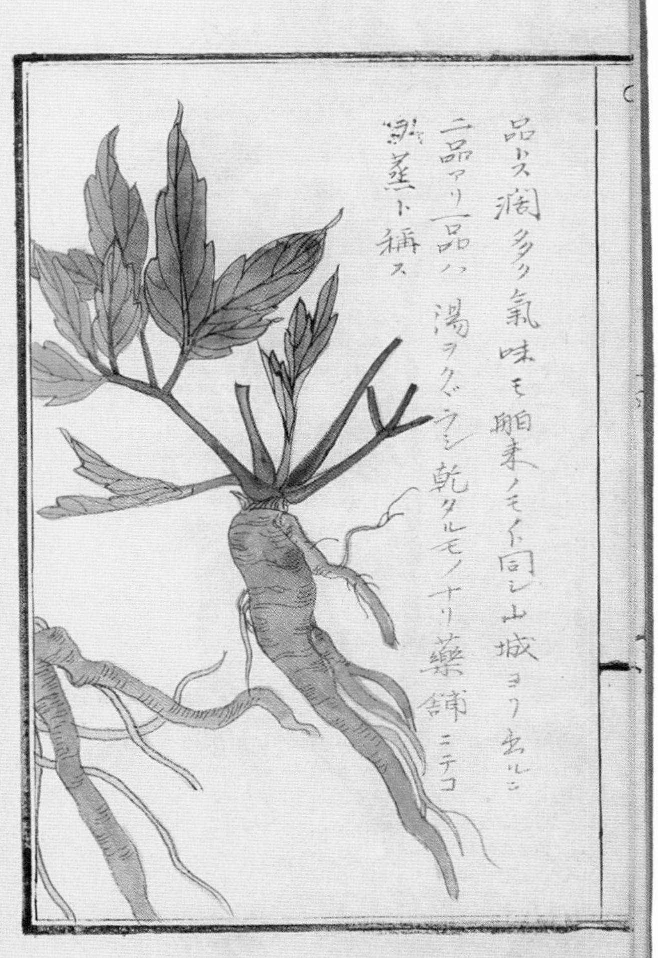
品トス潤多ク氣味モ舶来ノモノト同シ山城ヨリ出ルニ
二品アリ一品ハ湯ヲクグラシ乾タルモノナリ藥舗ニテコ
蒸ト稱ス

出自《本草图汇》。

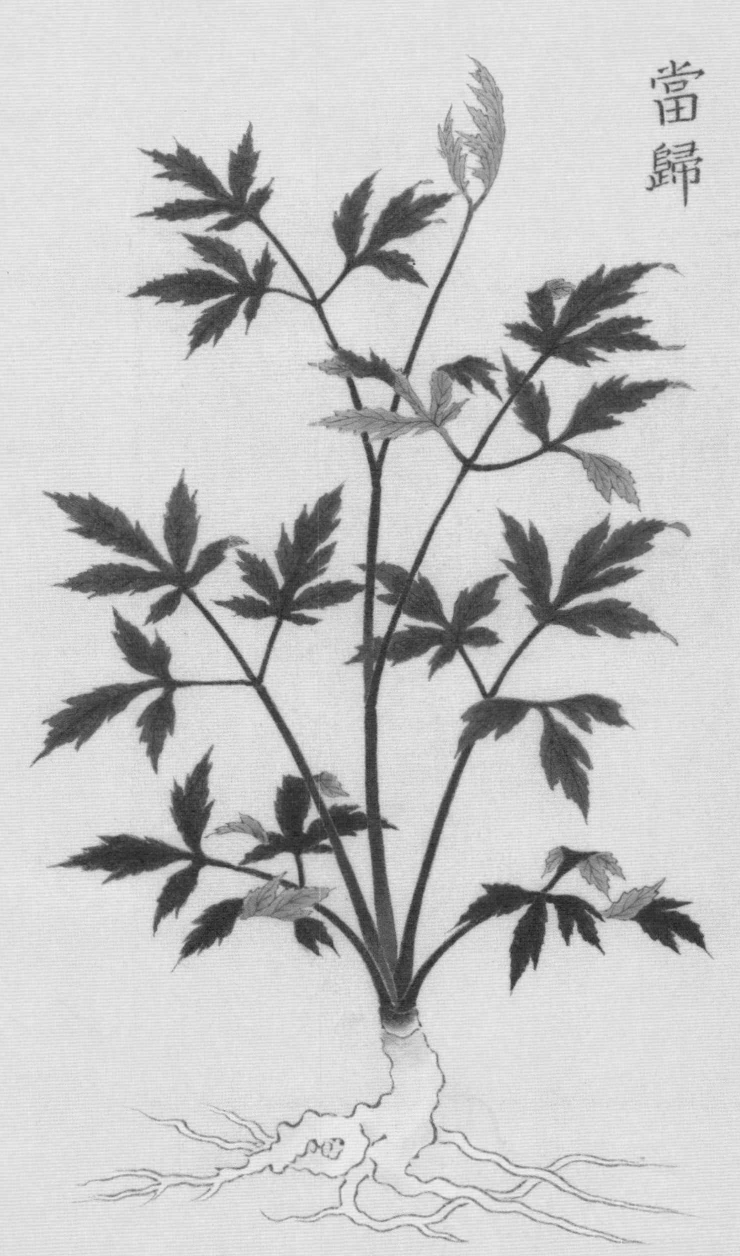
當歸

医案

《冷庐医话》，清代陆以湉著。五卷本。推究每证的虚实原委，指出医家的利弊。

当归

某年四十余，因子女四人痧痘连绵，辛勤百日，交小暑后，忽然不寐。交睡则惊恐非常，如坠如脱，吁呼不宁，时悲时笑。毛诊之，谓由卫气行于阳，不得入于阴，乃心肾不交之症。用北沙参、生地、麦冬、当归、远志、炙草、白芍、茯神、川连二分，肉桂一分，以甘澜水（长流水扬之万遍为甘澜水）先煮秫米一两，去渣，将汤煎药，服之全愈。毛居黎里镇，读书三十年，中岁行道，名著一时。

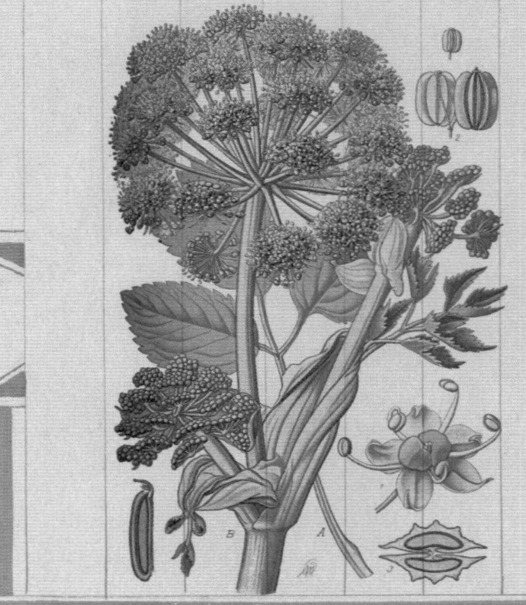

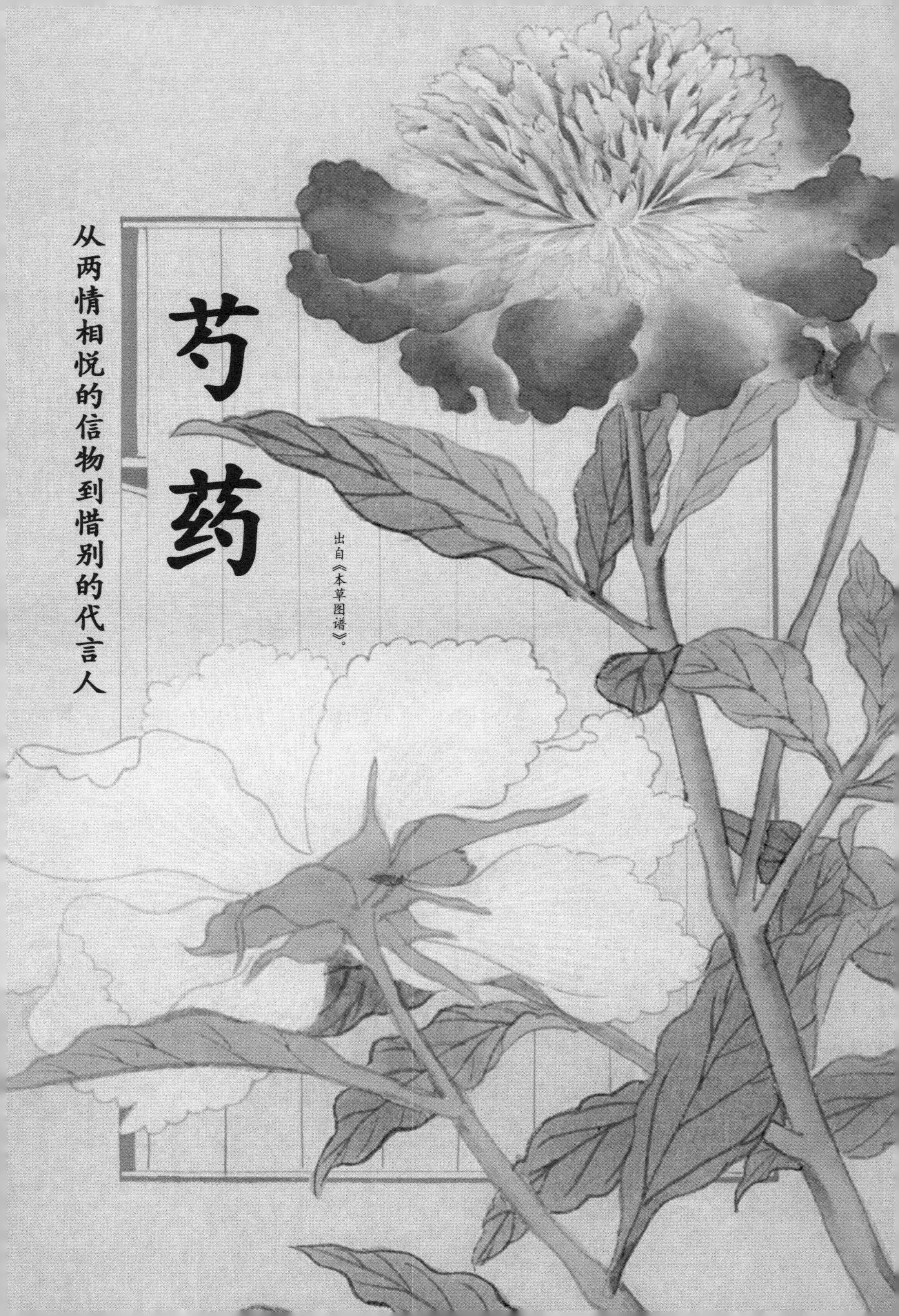

芍药

从两情相悦的信物到惜别的代言人

出自《本草图谱》。

以芍药为题材的创作，贯穿了扬州画派的代表人物之一黄慎的一生。究其原因，多半在于扬州自唐代开始，就多种芍药，北宋时扬州甚至以“芍药之都”著称，与芍药相关的文化积淀较深，这对包括黄慎在内的后世人产生了深远的影响。其中，又以“四相簪花”的典故最为世人津津乐道。

“四相簪花”的故事始见于沈括的《梦溪笔谈 · 补笔谈》。庆历五年（1045），韩琦被贬到扬州任太守。一天，他府上的后花园里一棵一干四枝的芍药，每根枝头上都罕见地开出了人称“金缠腰”的奇葩。相传，这种“上下红，中间黄蕊间之”的奇花一开，便预示着城中将有人出任宰相。遇到这样千载难逢的奇事，官场失意的韩琦，或许是想到了簪花自诩为相的游戏，便邀约同在扬州的王珪和王安石等人前来，一同赏花饮酒，自娱自乐。不巧的是，其中一位受邀的“钤辖”肠胃不适，“暴泄不至”，无法赴约。于是，韩琦将路过扬州的陈升约来凑数。花开四朵，四人各簪一朵，之后他们陆续拜相，“四相簪花”的典故也就传到坊间了。科学家沈括再怎么严谨，也不得不按坊间传闻“照单全收”。

这则逸闻，只是芍药在中国传统文化中所扮演角色的一个侧影。文献记载，芍药早在夏商周时代就已与时人产生多重交集。按照郑樵在《通志略》中的说法：“芍药著于三代之际，风雅所流咏也。”在夏商周时期，芍药就已经被人们栽培，供贵

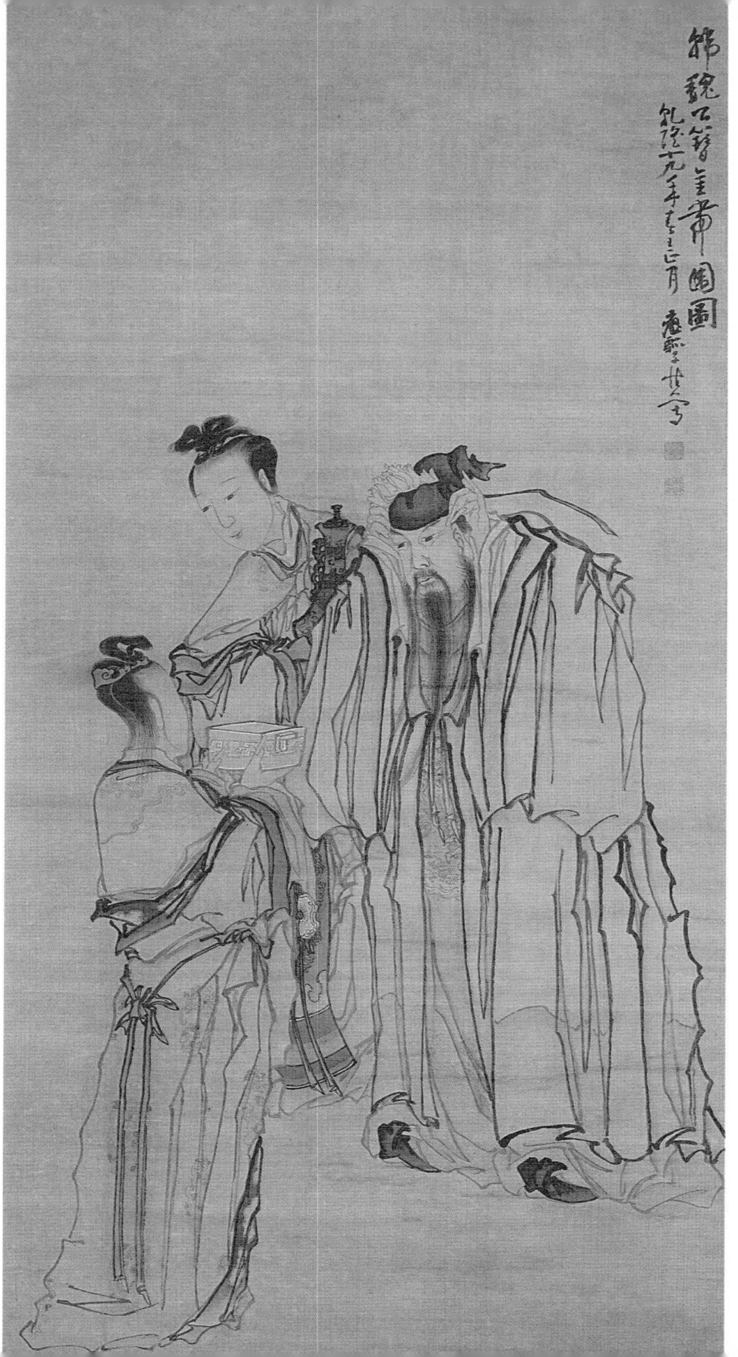

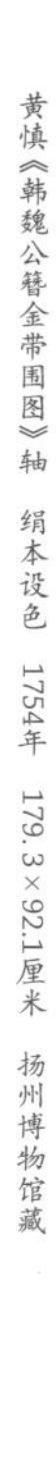

黄慎《韩魏公簪金带围图》轴　绢本设色　1754年　179.3×92.1厘米　扬州博物馆藏

族观赏了。据载，西周获得天下后，认识到人口对社会发展的重要性，采取“奔者不禁”的生育政策，鼓励未婚男女在春天自由恋爱。芍药就此成为两情相悦的男女之间彼此赠予的信物，而在《诗经》中，称芍药为“勺药”，这也正是芍药被用来赠予情人的原因。

“勺”字在甲骨文中写为，本指用来舀取饮食的器具。上古时期的人一年四季都有进行祭祀的礼俗，其中，在正月进行的祭祀称为禴（yuè）祭，禴通“礿（yuè）”。《礼记·王制》:“天子四时之祭，春曰礿，夏曰禘，秋曰尝，冬曰烝。”对此，《康熙字典》上记载:“《疏》：礿，薄也，春物未成，祭品鲜薄。”换言之，由于春季青黄不接，粮食匮乏，上古时期的人即使是在祭祀祖先或神灵这样隆重的仪式上，也只能献上一勺祭品。那时的一勺究竟有多少呢？一勺相当于现在的百分之一升，以通用的计量单位换算，则等于10立方厘米。

此后，“勺”一字两用，舀取固体的器具称为“杓”，而舀取流体的器具则变成“酌”，并被赋予动词性。于是，由“用勺子舀食物给他人”之义，衍生出一个新的汉字，这便是“与”字。“勺”字和“与”字之间的关系，许慎在《说文》中解释得非常清晰:“与，赐予也。一勺为与。”这可能就是男女之间以“勺药”相赠的习俗的由来。或许一直到先秦时期，“勺药”一词除特指芍药这种本草植物外，也暗含着“给你良

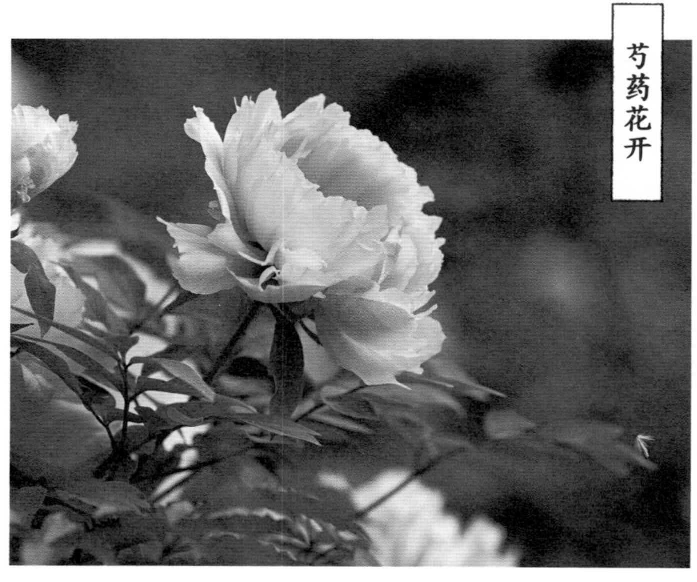

药”的意味，以祈愿对方健康平安。到了许慎生活的东汉时期，人们才给勺字加上了一个草字头，专用于代指“芍药”。

芍药也有很多别称。屈原《楚辞 · 离骚》云：“畦留夷与揭车兮，杂杜蘅与芳芷。”诗中所说的“留夷”指的便是芍药。而在司马迁的《史记 · 司马相如列传》里，留夷则讹变为“流夷”。魏晋南北朝时期，芍药又得名“可离”“将离”。到了唐宋年间，文人墨客在延续传统的基础上，给芍药赋予更多的审美意蕴，创造出更加丰润的诗学意象。《全唐诗》中，言及芍药的作品达70多首，而在《全宋诗》中，检索出有关芍药的宋诗达490多首。在唐宋诗词中，芍药作为“相爱男女之间的信物”这一文化内涵被进一步拓宽，成为亲朋好友间借以表达惜别之情的象征，如张泌的《芍药》、吴潜的《贺新郎·送吴季永侍郎》等。

而从屈原《离骚》中把杜衡芳芷套种在芍药之间这些细节上分析，至少在战国时代，人们便已开始人工栽培芍药。在魏晋南北朝时期，芍药开始进入宫廷花苑和普通人家的庭院。《艺文类聚》收有晋女诗人辛萧题为《芍药花颂》的一首诗作，其中便有“晔晔芍药，植此前庭”这样的诗句。可见那时的人们确实已经在庭前种植芍药，以便平素里随时观赏。

历史上出产芍药的重心随朝代更替而多次变迁，但隋唐之后便几乎落户于扬州。从刘攽《芍药谱·序》“数百里间人人厌观矣”的描述中不难看出，到了北宋时期，扬州种芍药、赏芍药之俗已蔚然成风。这也成为周文华在《汝南圃史》中宣称“扬州之芍药冠天下”的依据。明末清初陈淏子也在其著作《花镜》中延续此说，认为：“芍药推广陵（扬州）者为天下最。”不过到明代，芍药的栽培中心转移到了安徽亳州，清朝时又北移到了山东菏泽，后又因乾隆皇帝推波助澜而转至北京丰台一带。金庸先生的小说《鹿鼎记》中曾提到，韦小宝飞黄腾达后回到扬州，遇到一个阿谀奉承的下属，宣称芍药可以喂马，害得扬州知府恨不能把扬州的

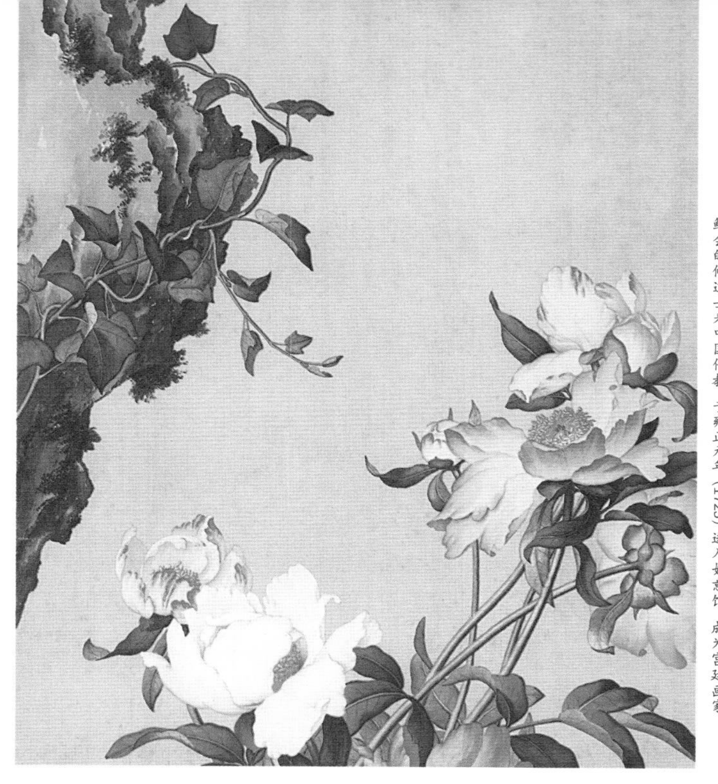

郎世宁《仙萼长春图册之芍药图》。清康熙五十四年（1715），郎世宁作为天主教耶稣会的修道士来中国传教，于雍正元年（1723）进入如意馆，成为宫廷画家。

芍药全挖了，送给韦小宝喂马。这只是戏说而已，因为那时，扬州已经不再大面积地种植芍药了。《析津日记》记载：“芍药之盛，旧数扬州……今扬州遗种绝少，而京师丰台，连畦接畛。”可见当时丰台的种植规模已不容小觑，而扬州地区已很少栽种芍药。

与中国古代大面积栽种芍药来观赏的情况有所不同，在欧洲，芍药最初是被当作药材载入文献的。芍药的英文学名Peony及属名Paeonia便来自于古希腊神话中的名医帕翁

(Paeon)。早在古罗马时期，在老普林尼的《博物志》和医学家狄奥斯科里迪斯的《药理》等著作中，便都有芍药药用的详细记载。14世纪的英国，芍药则变身成调料，出现于兰格伦的长诗《农夫皮尔斯》里。此后，芍药根还一度成为英国富人烤肉时的佐料。不过，这些芍药都是当地的品种。中国的芍药作为观赏花，在延喜年间（相当于我国的晚唐时期）首次跨出国门，传入日本。当时，日本人甚至连品论芍药品级的称谓也一并拿去沿用。近千年之后，中国芍药被植物猎人约瑟夫·班克斯引入英国，受到贵族阶层的狂热追捧，而且得益于工业革命，英国在芍药研究领域取得了远超中国的成就。此后，中国芍药经由英国，大约于1806年传到美国。虽说美国的弗吉尼亚州从18世纪就已开始种植芍药，但中国芍药的引入，也刺激美国人不断地搜寻芍药的新品种。到了1903年，美国芍药协会成立。自此，芍药育种得到了飞速发展，芍药作为一种鲜切花花卉的潜力也随之被挖掘出来。后来，芍药也成为法国印象派绘画大师雷诺阿作品中常见的描述对象。

千百年来，芍药在被药用的同时，始终作为观赏花而为我国先民所喜爱，并被选入“中国六大名花”之列。但我要强调的是，在唐朝以前，牡丹的地位远逊于芍药，人们甚至以“木芍药”称呼牡丹。进入唐朝后，由于杨贵妃与牡丹之间的不解之缘，牡丹后来居上，一跃成为“花王”，而芍药则沦为“草牡丹”。即便如此，芍药仍是从王宫贵胄到寻常百姓最喜爱的观赏植物之一。北宋的奸相蔡京在担任扬州太守期间，年年举办芍药“万花会”，欣赏群芳荟萃的同时，趁机搜罗芍药名品。直到苏东坡出任扬州，他认为“万花会”劳民伤财，下令取缔了这一年一度的盛会。也因如此，苏东坡在民间传说中成了“芍药花神”。

芍药花开在春夏之交，因而又有“殿春”之名。当百花尽残，芍药才开始热烈绽放，这才有王义山流传至今的千古佳句：“晚春早夏扬州路，浓妆初试鹅红妒。”

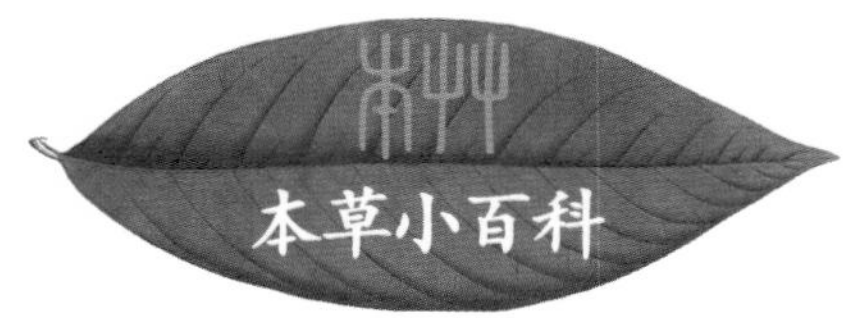

芍药与牡丹的区别

1.牡丹是可以长到2米以上的木本植物，而芍药则是高不过1米的草本植物；

2.芍药的花期晚于牡丹，牡丹一般在4月中下旬开花，而芍药则在5月上中旬到6月开花；

3.牡丹的花朵比较大，而芍药的花比较小。

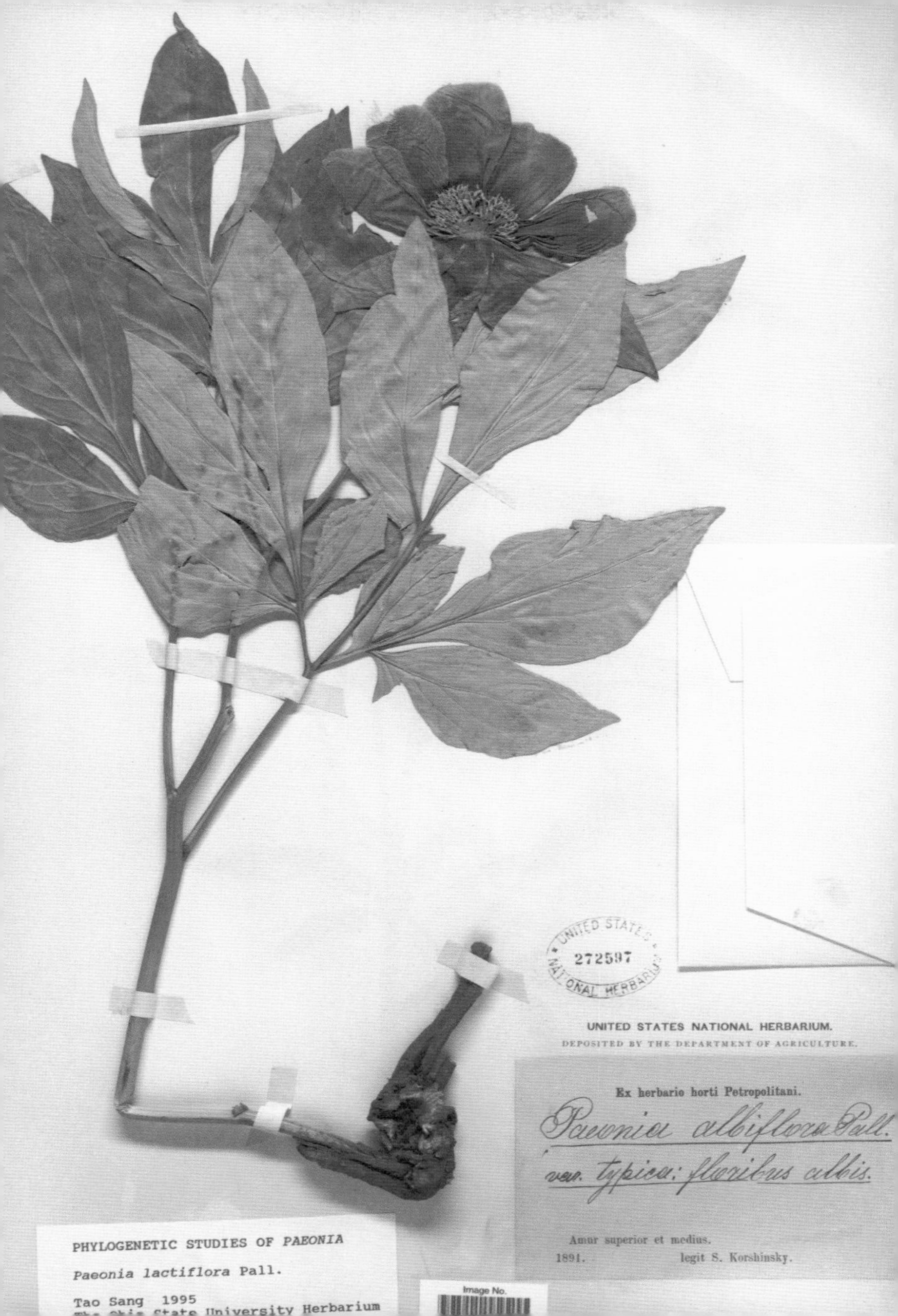
UNITED STATES
272597
NATIONAL HERBARIUM
UNITED STATES NATIONAL HERBARIUM.
DEPOSITED BY THE DEPARTMENT OF AGRICULTURE.
Ex herbario horti Petropolitani.
Paeonia albiflora Pall.
var. typica: floribus albis.
Amur superior et medius.
1891. legit S. Korshinsky.
PHYLOGENETIC STUDIES OF PAEONIA
Paeonia lactiflora Pall.
Tao Sang 1995
Image No.

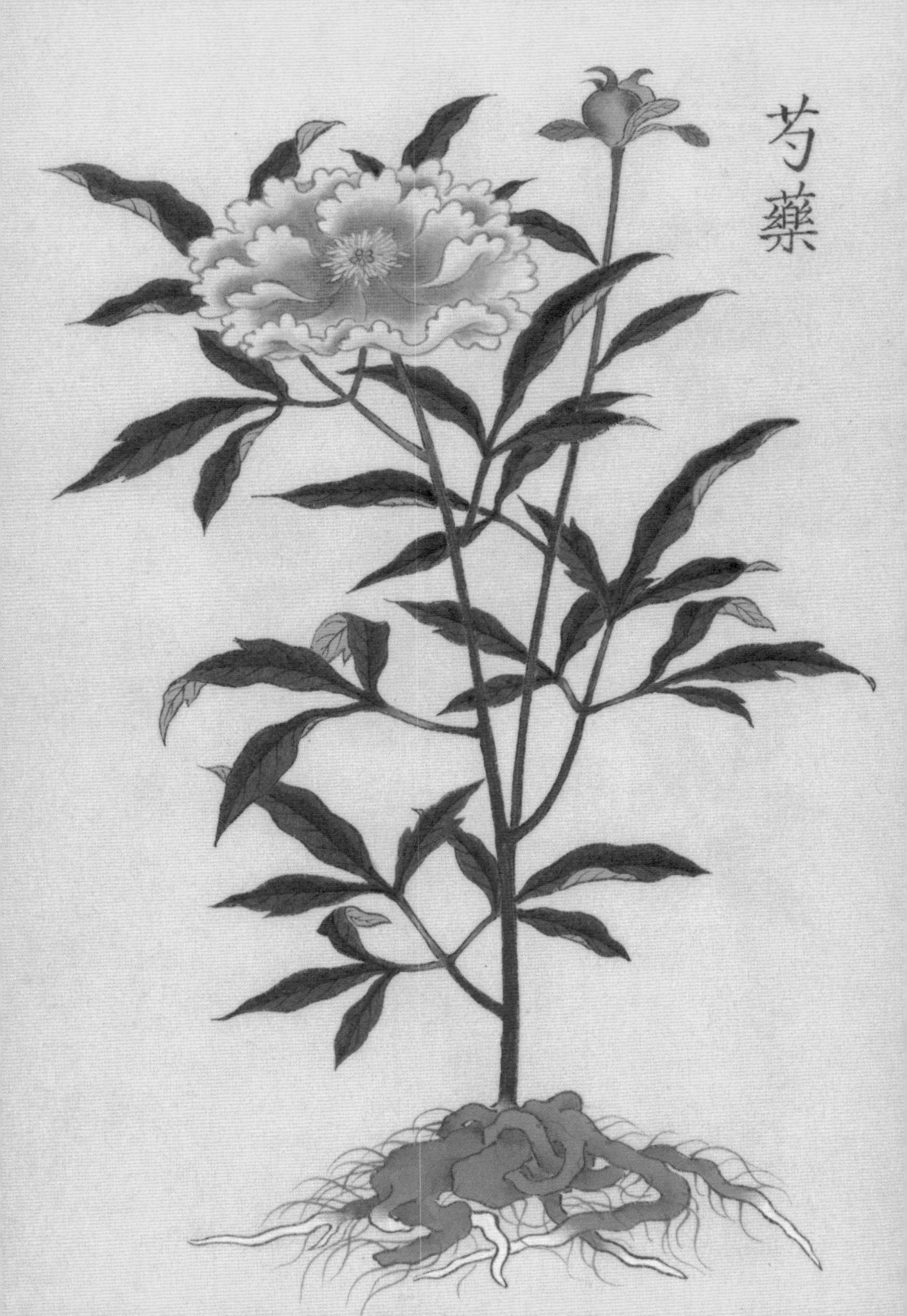
芍藥

医案

《续名医类案》。

芍药

心阴虚则多汗，肺阴虚则多嗽，肝阴虚则火升，肾阴虚则发热，脾阴虚则便溏，非一真阴乎，怯症之渐也。但知头痛医头之为良医，不知履霜坚冰至，君子其为忧危之心也。炒白芍、小生地、麦冬、枣肉、桂枝尖、甘草、青蒿梗、云苓。

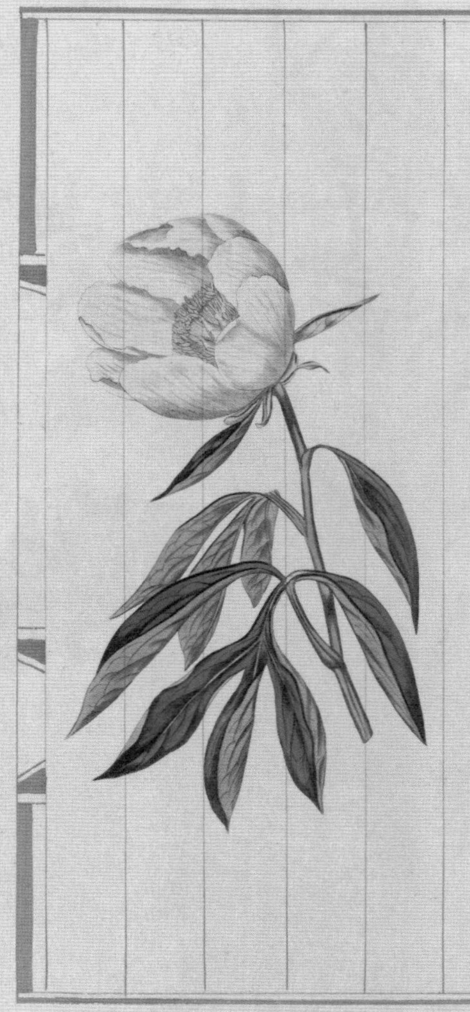

万年青

明清皇家最爱的盆栽

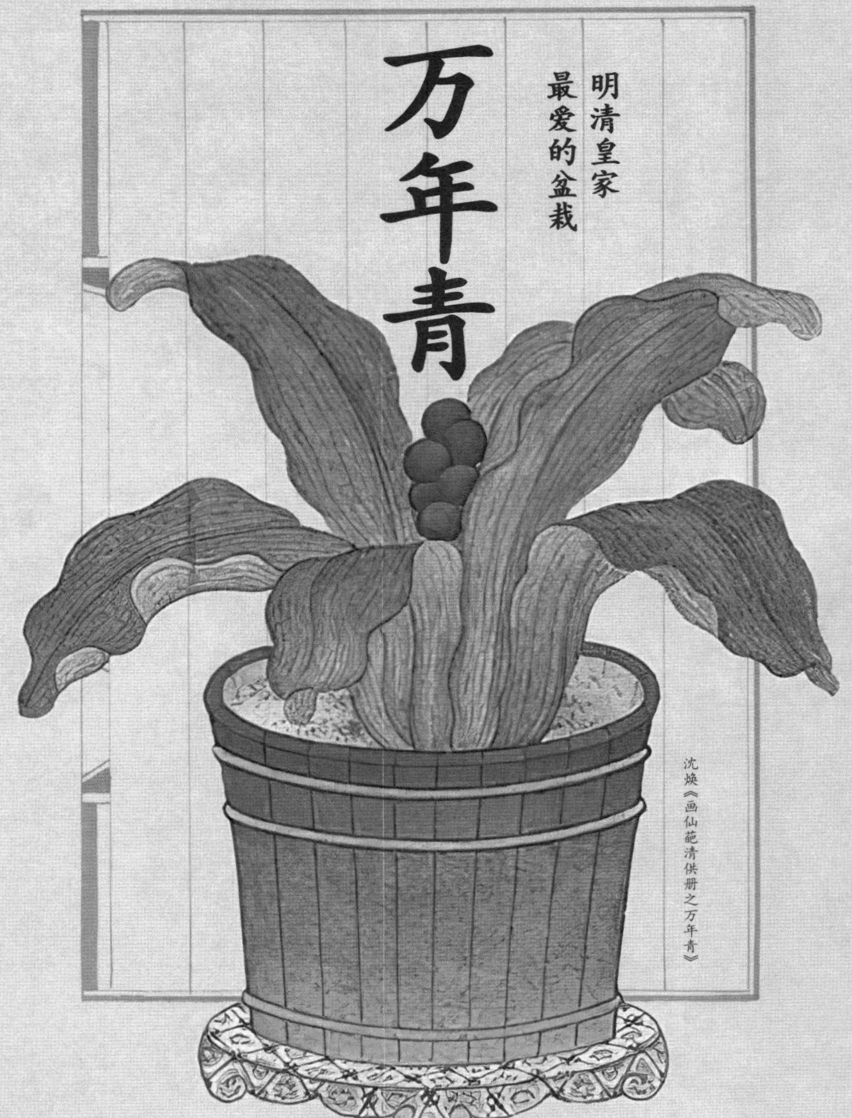

沈焕《画仙花清供册之万年青》

把所有的美好寓意都赋予万年青，似乎也不为过。万年青四季常青，经年不萎；万物萧瑟时节，它会抽出穗状花序，由白而黄，慢慢地结出紧致排列的浆果，一粒粒由绿变红，经冬不落。万年青翠绿的革质叶片沉稳内敛，舒展挺括，边缘勾勒出波浪形的流畅线条，庄重而不失活泼。其花期较晚，不与百花争春，果实成熟之后，红绿相间的视觉效果，构成华夏美学标配，热烈而不张扬……但万年青的文化意蕴还不止于此。

在距今约7000年前的河姆渡文化遗址，曾出土了一件五叶纹陶块。关于陶块上所刻的阔叶植物的种属，学界一直以来众说纷纭，但我更倾向于它应为盆栽万年青的观点。这不仅是因为河姆渡人在水稻、蔬菜等农作物种植上已经取得了辉煌成就，使盆栽植物成为可能，而且，遗址中还出土过万年青所属的百合科植物的孢子粉，说明那个时代的盆栽技术、盆栽素材都已具备。同时，万年青也是宁波、绍兴一带民俗中最具传统文化内涵的象征符号。正因如此，曾长期工作于浙江省博物馆的学者俞为洁女士认为，河姆渡人曾将这片陶块镶嵌在具有公社祠堂性质的建筑屋脊上，借万年青勃勃生机的形象和四季常青的特点，来祈求族群兴旺发达。继而认为萧山、诸暨、宁波等地随处可见的民居屋脊上装点万年青的习俗，正是这一原始信仰的延续。

万年青又名蒀（yūn），“蒀”与“运”谐音，原写为“昷

（wēn）”，乃“温”的本字，多次出现于殷商时期的甲骨卜辞中。但到了东汉，许慎误将其解读为“昷，仁也。从皿，以食囚也”。按照许慎的逻辑，给囚犯送食物吃，意味着执法者的仁慈。于是，人们为了加以区别，给它加上一个草字头以专指万年青。从此，“蒀”字便又多了一项“仁慈、仁爱”的人文内涵。在方言中，“蒀”又和“润”谐音，因而人们也“将万年青呼为‘千年润’（蒀），杭人自宋至清，一以贯之”。

明末清初的园艺学家陈淏子在其著作《花镜》中描写万年青说：“造屋易居，行聘治圹，小儿初生，一切喜事，无不用之，以为祥瑞口号。至于结姻币聘，虽不取生者，亦必剪造绫绢，肖其形以代之。又与吉祥草、葱、松四品，并列盆中，亦俗套也。”可见万年青的祥瑞寓意已深入人心，以至于在无法获得盆栽活体时，哪怕用剪纸替代，也要用万年青的形象寄托对美好事物的向往。

但陈淏子只是一介民间“花痴”，不大关心万年青与皇家的渊源也情有可原。事实上，早在唐朝，万年青就被文人墨客用于歌颂帝王、象征国运昌盛绵延的章句中。自玄宗开元，人和景明，唐朝进入鼎盛时期。诗人苏颋在其《奉和圣制春台望应制》中这样赞美玄宗继往开来的功德：“三月沧池摇积水，万年青树缀新花。”

唐人用万年青来歌颂帝王的丰功伟绩，北宋文学家又岂甘

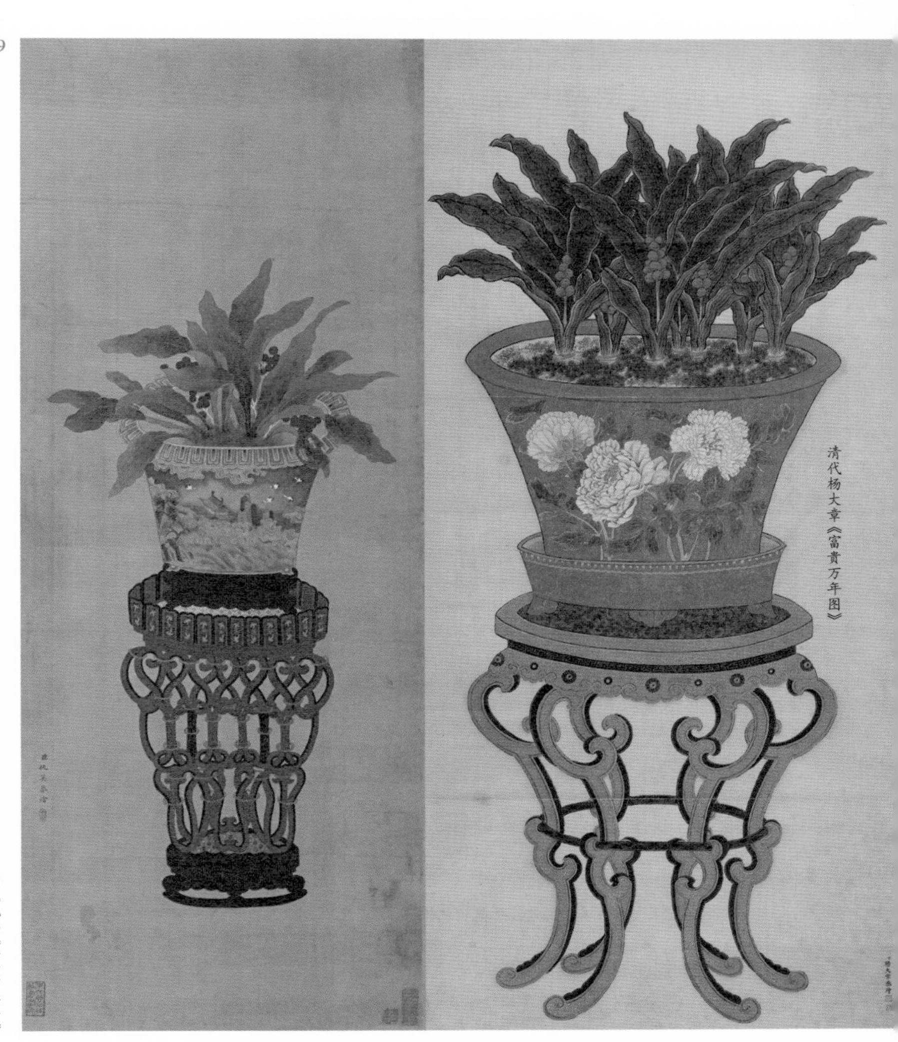

明代仇英《博古万年青》

清代杨大章《富贵万年图》

落后，如此，黄庭坚把万年青和帝王直接联系在一起也便不意外。不妨重温一下黄庭坚名篇《木兰花令·东君未试雷霆手》：

东君未试雷霆手。洒雪开春春锁透。帝台应点万年枝，穷巷偏欺三径柳。

峰排群玉森相就。中有摩围为领袖。凝香窗下与谁看，一曲琵琶千万寿。

词中所言的“万年枝”便是万年青的另一别称，而“帝台”则是中国神话传说中的一方天帝。乍暖还寒时，积雪尚未尽消，帝台的万年枝已先于春柳挂出了红果，与穷巷里的柳枝争奇斗艳……元末杨基的《奉天殿早朝》一诗，则描写了皇帝早朝时，朝堂之上并列万年青与连枝橘的场景：“万年青拥连枝橘，千叶红开并蒂桃。”显然，元朝时万年青已正式登堂入室。

到了清朝，由于万年青又暗合“万年清”，因而尤被皇室垂爱。自雍正朝起，新年伊始，皇帝会于子时（夜里12点左右）亲临养心殿东暖阁，行施“明窗开笔”典礼。皇帝用一支铭刻着“万年青”或“万年枝”的御笔，在盛满屠苏酒的金瓯永固杯中蘸湿，并郑重其事地在袅袅香炉上熏一熏手中毛笔，然后挥笔写下“万事如意”或“五谷丰登”等祈福语。至乾隆时期，这样的新年仪式也成了一套固定的宫廷典礼，而皇帝用于“明窗开笔”

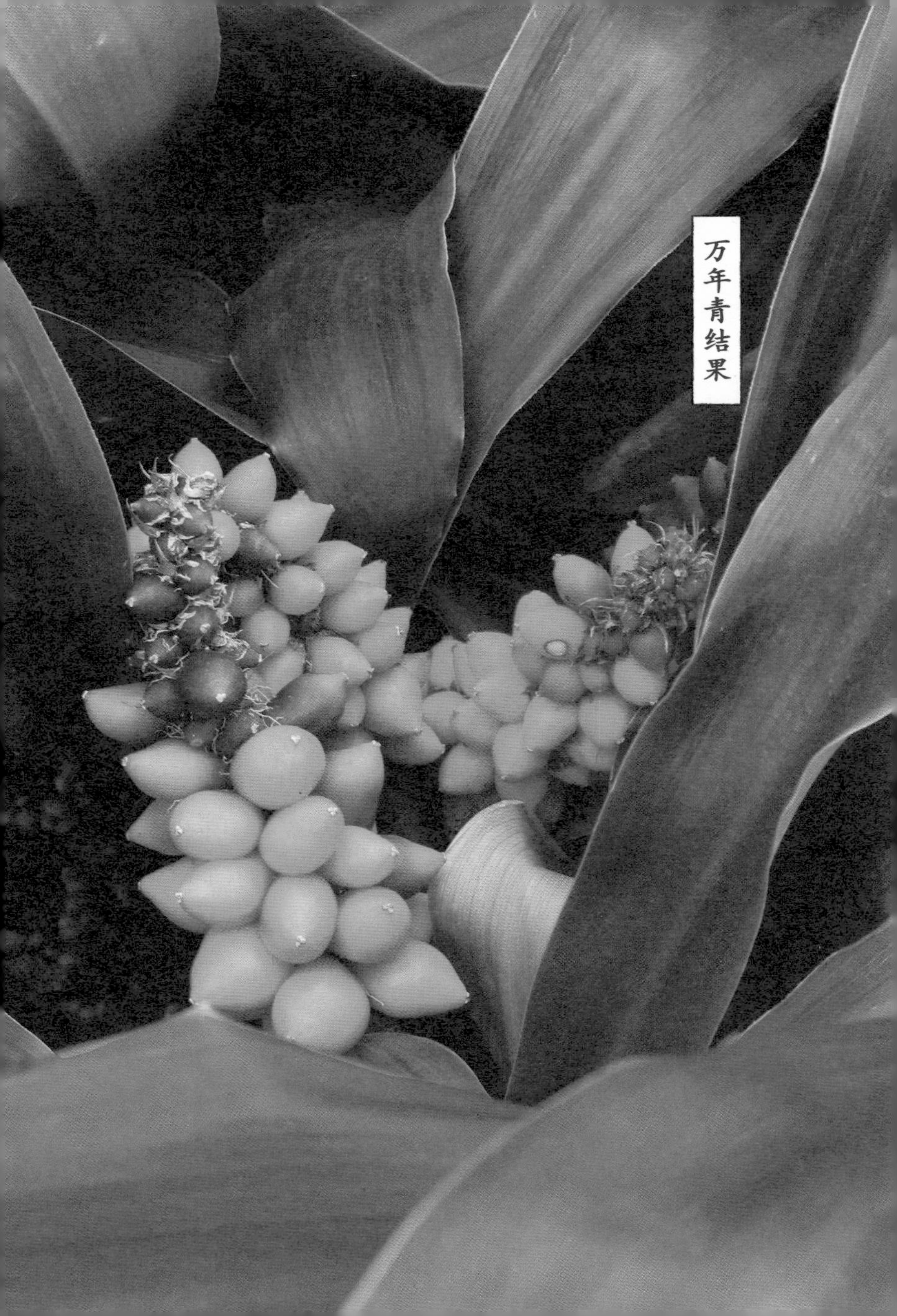
万年青结果

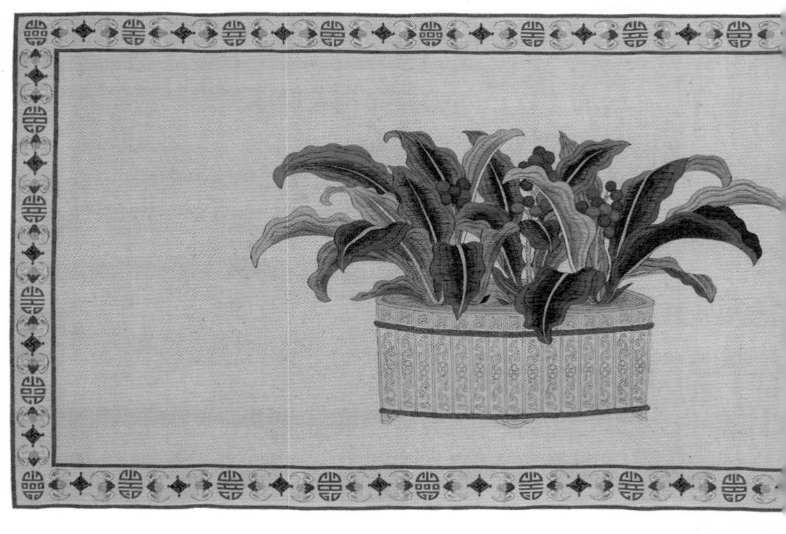

的毛笔，便统称为“万年青笔”。沈阳故宫博物馆旧藏多有末代皇帝溥仪从紫禁城私自带出的清宫艺术珍品，其中也有两件万年青题材的作品：一件为《清紫檀边缂丝万年青挂屏》，题有乾隆“御制万年青诗”；另一件为宫廷画家沈焕所绘的《画仙葩清供册之万年青》。在画作《颙琰读书图》中也可以发现，嘉庆皇帝的书房里也摆放着一盆万年青。万年青深受清朝历代皇帝喜爱，由此可见一斑。

对一株植物而言，最大的荣宠莫过于此。上有所好，下必甚焉，尊崇万年青蔚然成风，其中又以江浙一带最盛。

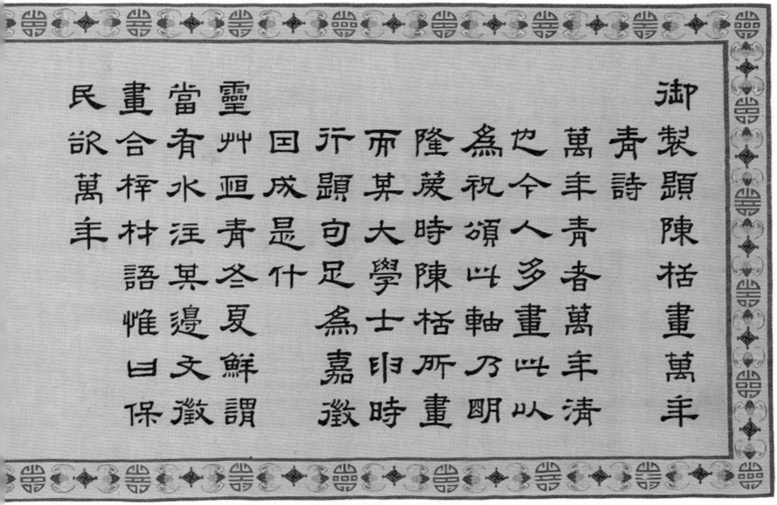

清乾隆缂丝 御制题陈栝画万年青诗并图卷手卷

吴中习俗，多以万年青作为岁朝清供。逢年过节，文人雅士常将万年青摆放在书房案几上。而黎民百姓则因地制宜，在房前篱下随意种上几丛万年青。此外，万年青一枝多果，也象征着子嗣繁荣，嫁娶喜事也少不了它。于是万年青便成了男方提亲、女方陪嫁之礼。上海崇明岛地区“抢蒀(运)”的婚俗大概由来于此。万年青几十年不凋谢，生机盎然，又寓意健康长寿，于是又被当作寿礼。

不过，最重要的是，万年青也是一味中药，全株都有清热解毒、散瘀止痛之效。根茎，临床上用于呕血、咯血等症；叶，有强心利尿的作用，可治心脏病、气急浮肿等。各地民间药方中，万年青也是屡见不鲜。近年来，随着家居环境的变化，万年青的空气净化能力也被消费者所关注。研究结果表明，万年青可以吸收三氯乙烯等有害物质，在厅堂居室里摆一盆，既赏心悦目，又能净化室内空气，可谓一举两得。

万年青属原产于中国，且仅此一种，因而又名中华万年青。早年日本开始引种，并相继开发出金边万年青、银边万年青等新品用于观赏。但在国内，万年青似乎正走向没落。2008年北京奥运会的开幕式上，曾响起“我家种着万年青”这样的悠扬歌声，也不知听到过这首《北京欢迎你》的十数亿人当中，有谁会注意到万年青陪伴华夏民族走过的数千年历史。

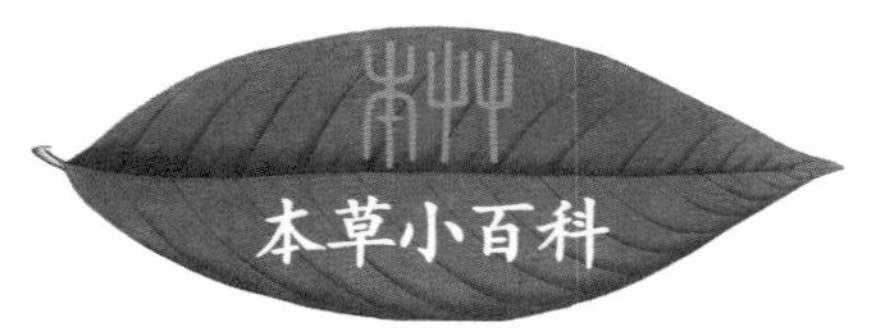

浆果

木本或草本植物果实的一个种类，这类果实皆为单果，由植物的子房或其他花器联合发育而成，其肉质浆汁丰富，且颜色各异，如西红柿、葡萄、猕猴桃、越橘、石榴、蓝莓等。

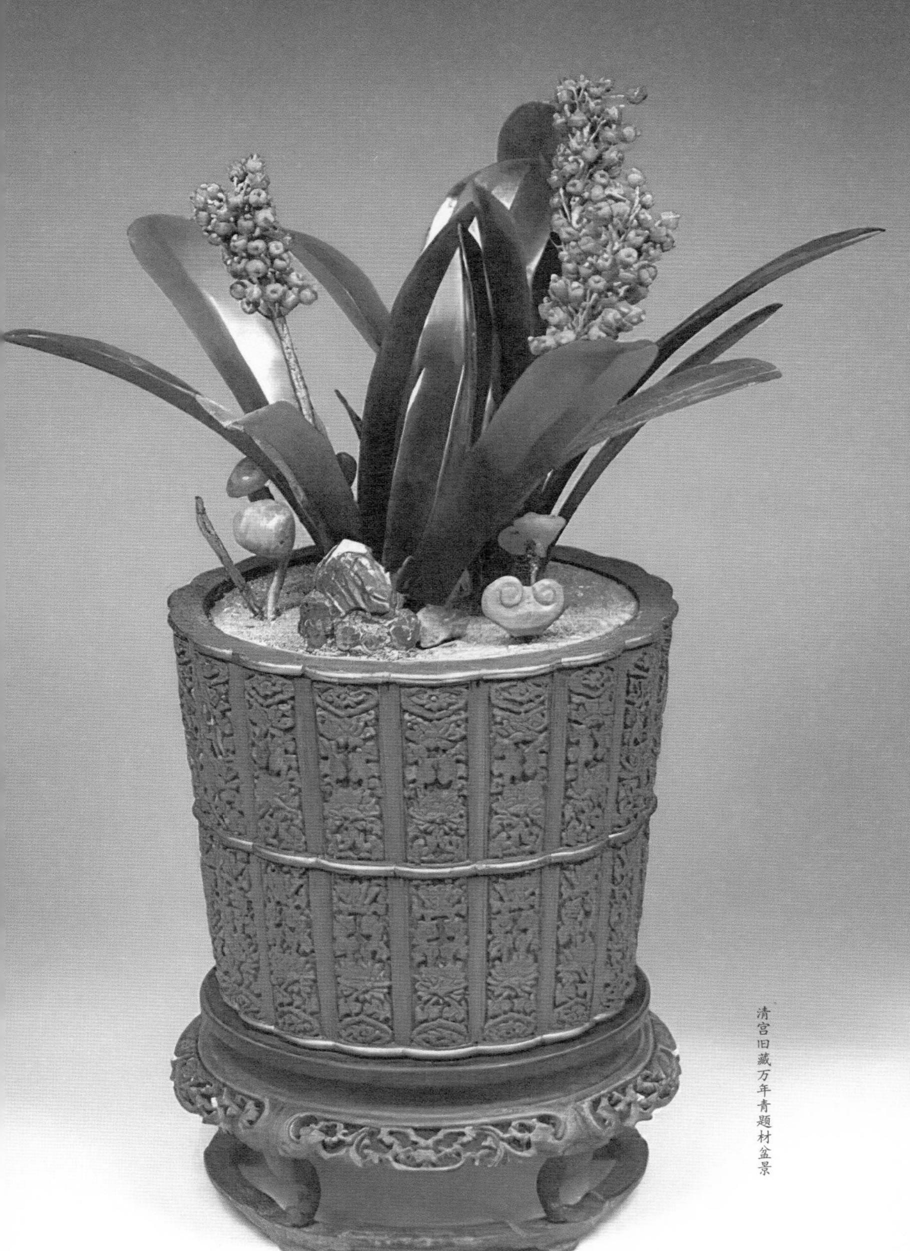

清宫旧藏万年青题材盆景

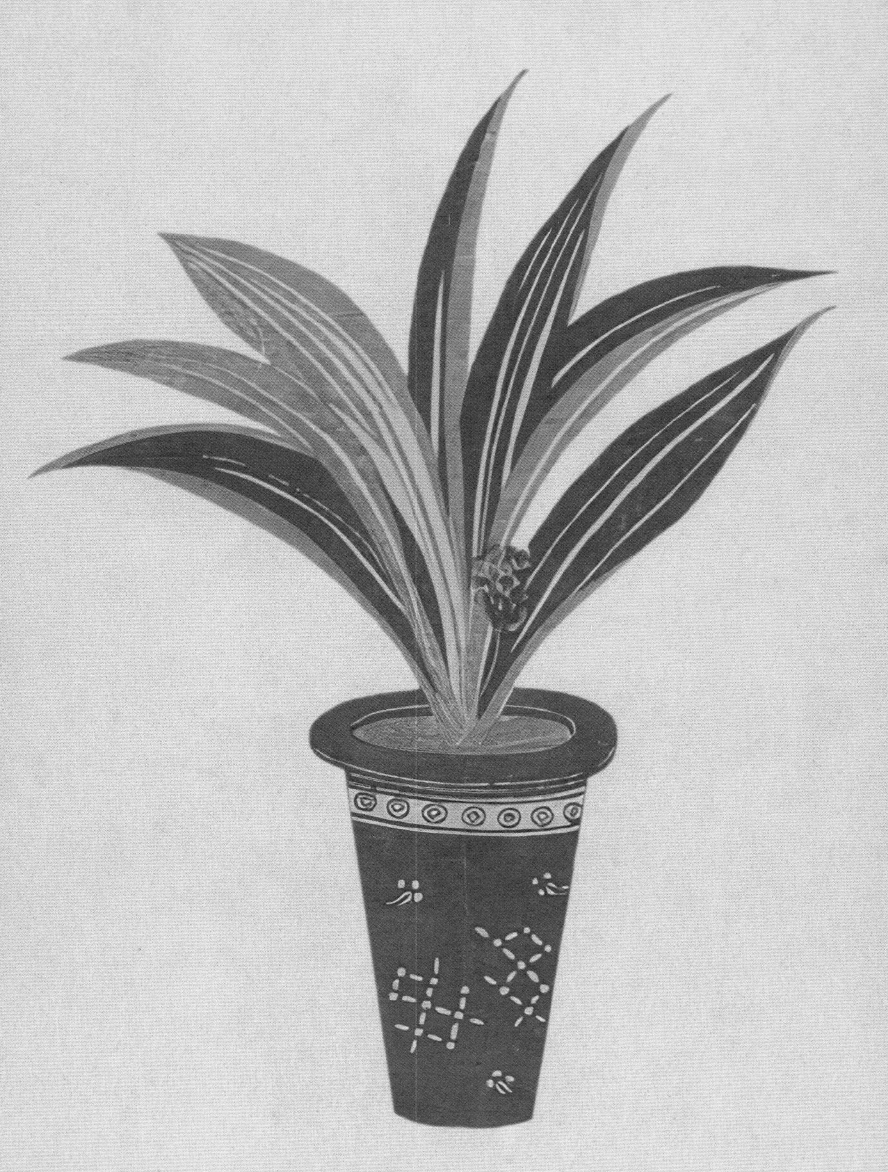

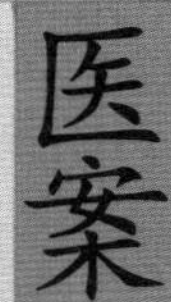

万年青

《本草纲目拾遗》，清代医学家赵学敏编著，成书于乾隆三十年（1765）。其书以拾《本草纲目》之遗为目的，共十卷，载药九百二十一种，是清代最重要的本草著作。

一名千年蒀。阔叶丛生，每枝独瓣无歧，梗叶颇青浓，夏则生蕊如玉黍状，开小花，丛缀蕊上，入冬则结子红色，性善山土，人家多植之。浙婚礼多用之伴礼函，取其四季常青有长春之义。《百草镜》：四月八日浴佛日。杭俗，人家植万年青者，多剪其叶，弃掷街衢，云令人踏之则易长，且发新叶茂密。入药采叶阴干，煎洗坐板痔疮极效。胜于他日采者。《土宿本草》：雁来红，万年青，皆可制汞。

紫花地丁

适合用来表白的本草

出自《庶物类纂图翼》。

我是在一座无名公园里看到紫花地丁的，我记得当时地面上还是一片萧瑟，紫花地丁却已然钻出地面上的腐叶，在风中含笑嫣然，惹人怜爱，我看得十分欢喜，又陆续购买了白花地丁和黄花地丁。

紫花地丁是一种很常见的多年生草本植物，也是较早开放的一种报春花。每年初春，在田野、荒地、路边的砖缝或是院子的墙角，都能看到紫花地丁冒出尖尖的叶芽。紫花地丁在地面上没有茎，叶片都是直接从根部长出的；3月中旬至5月，紫花地丁便会争相绽放。每一朵紫花地丁的花都有5片紫色的花瓣，其中的一片还拖着一根小尾巴。这个小尾巴叫作花距，里面藏着紫花地丁的蜜腺，蜜蜂等小昆虫就是冲着藏在这里的花蜜从远处赶来的。紫花地丁开花时，到南方越冬的候鸟差不多就该飞回来了，所以在韩国，紫花地丁也叫被作“燕子花”。此外，紫花地丁颀长的叶子有些像长剑，“宝剑草”的别称便由此而来。

紫花地丁可食用，也可入药。用开水焯一下紫花地丁的幼苗或嫩茎，将其捞出再用清水浸泡几分钟，便可以炒食、做汤、和面蒸食或者用来煮菜粥。此外，紫花地丁具有清热解毒、凉血消肿的功效，民间常用来治疗疔疮痈肿、湿热、泻痢、黄疸、目赤肿痛、毒蛇咬伤等疾患。紫花地丁的药效和相关用法，在《本草纲目》《滇南本草》《本草易读》等中医典籍中都有详细记载。

关于紫花地丁的名称由来，也有一些民间故事。相传在很久以前，有两个小乞丐常在一起沿村乞讨。日久天长，这两个相依为命的苦孩子感情日渐深厚，于是结拜为异姓兄弟。有一天，弟弟的手指突发疔疮，变得红肿发亮，疼痛难忍。哥哥急忙带着他前往附近的镇子上去寻医，可是他们没有钱，大夫不给他们看病。无奈之下，兄弟俩只得离开镇子。后来，他们在郊外的一片山坡上休息，哥哥无意间发现一丛紫色的小花在风中摇曳，随手便掐了几朵花放在嘴里嚼了嚼。苦涩之感立刻袭来，于是他把嘴里的东西吐在手心里。恰在这时，弟弟越发觉得手指火烧火燎，疼痛难忍。情急之下，哥哥不假思索，顺手将刚刚吐出来的花泥抹在了弟弟的手指上。过了一会儿，弟弟说感觉手指凉凉的，比刚才舒服了许多，后来，弟弟的手指竟然不痛了。哥哥喜出望外，又采了一些紫花地丁带回他们暂时寄身的破庙中，将紫色小花捣烂后敷在了弟弟的手指上，并用紫花地丁的叶子煮水给弟弟喝了。第二天，哥哥发现弟弟的手指竟然已经消肿；又过了两天，弟弟的疔疮竟奇迹般痊愈。后来，兄弟俩根据这种植物笔直、像一根根铁钉的特点，将其命名为紫花地丁。

但实际上，紫花地丁一名最早见于孙思邈的《千金要方》。唐、宋时的各种方书，常将其称为地丁，而在寇宗奭的《本草衍义》中，地丁又是蒲公英的别名。“丁”字在汉语中一般用来

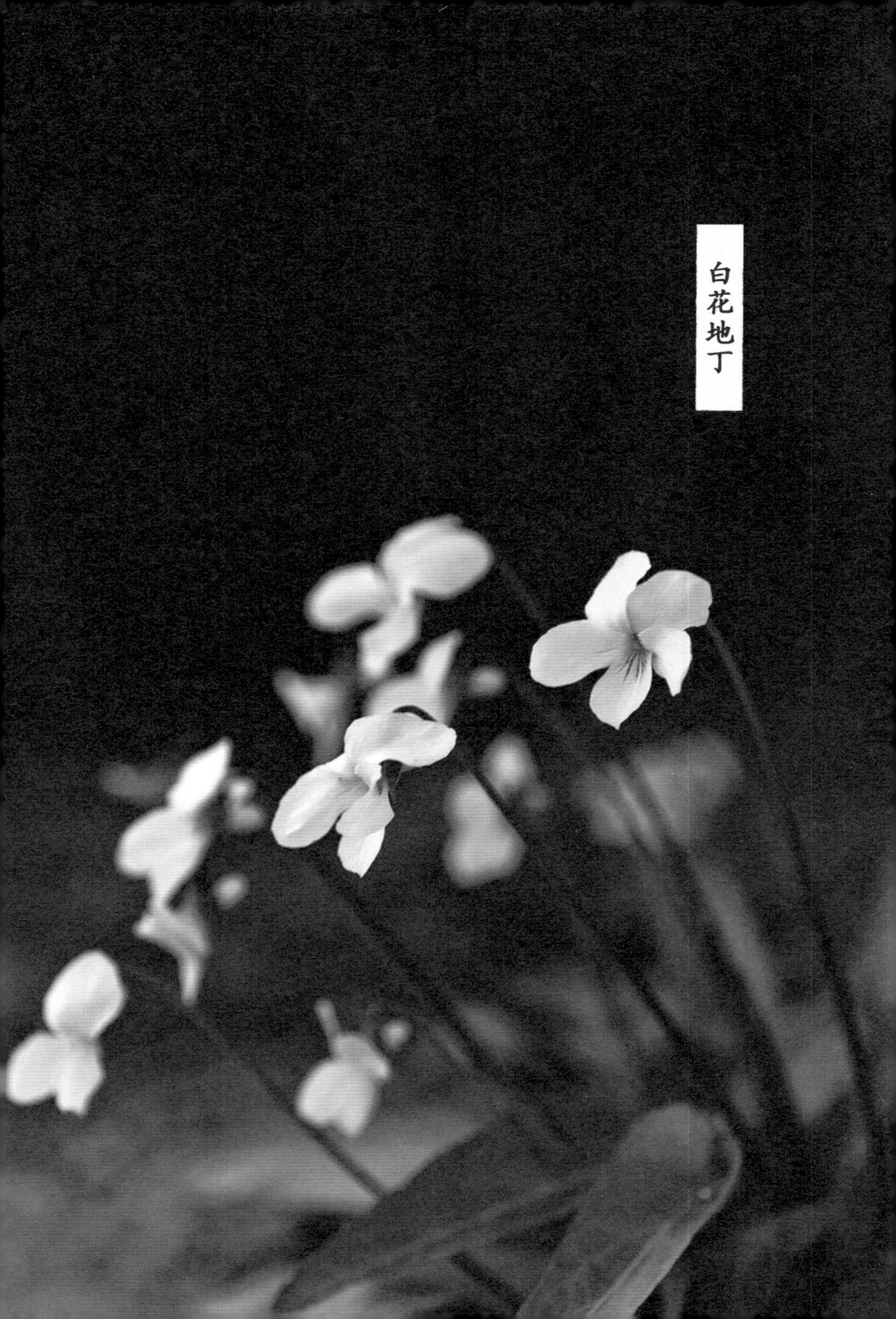

白花地丁

代表成年男子，所以“地丁”一名，也可理解为“大地之子”。

我记得小时候常有男孩子用紫花地丁进行“拔根儿”游戏，有些地区又叫作“勒宝儿”，相当于单人拔河。只是“拔根儿”游戏时使用的道具换成了紫花地丁。参与游戏双方各取一根紫花地丁，将两朵花相互缠绕在一起，然后逐渐发力；谁的花朵先掉下来，谁就是输家。

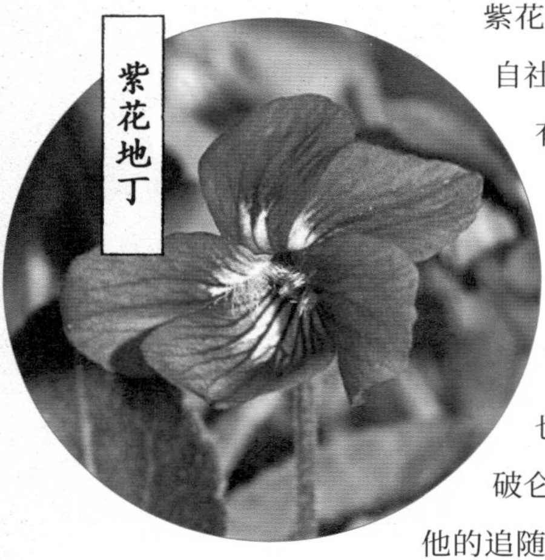

紫花地丁

紫花地丁整株贴地而生，犹如来自社会底层的草根一般卑微，却有着顽强的生命力。紫花地丁的花朵虽然微小质朴，却紫气袭人，自有一份雍容。在过去，紫色曾是统治者专用的颜色，代表权力和尊贵。也许正因如此，出身贫寒的拿破仑才对紫花地丁情有独钟，而他的追随者们也投其所好，干脆用紫花地丁为蓝本设计了党徽。据说，拿破仑在紫花地丁盛开的时节从流放地厄尔巴岛重返巴黎，当地的妇女为了表示欢迎，人人身穿华服排列在道路两旁，并将紫花地丁撒在他的必经之路上。后来，人们为了纪念拿破仑归来，在法国的图卢兹，每年2月都要举办盛大的庆典活动，并由此演变为紫花地丁节。

还有另一个关于紫花地丁的传说。相传，在古希腊时期，牧羊少年阿提斯爱上了美丽的少女伊娥。但是，维纳斯认为他们不应相爱。于是，她命令自己的儿子丘比特向伊娥射出一支燃着爱的火焰的金箭，向阿提斯射出的则是一支能使人忘却爱情的铅箭。后来，伊娥耐不住对阿提斯的思念而前往寻找阿提斯，可是当他们相遇时，阿提斯由于被铅箭射中而视若无睹地与她擦肩而过。伊娥伤心欲绝，人也变得日渐消瘦憔悴，没过多久便离开了人世。维纳斯动了恻隐之心，把伊娥变成了一株小花，这株小花就是紫花地丁。

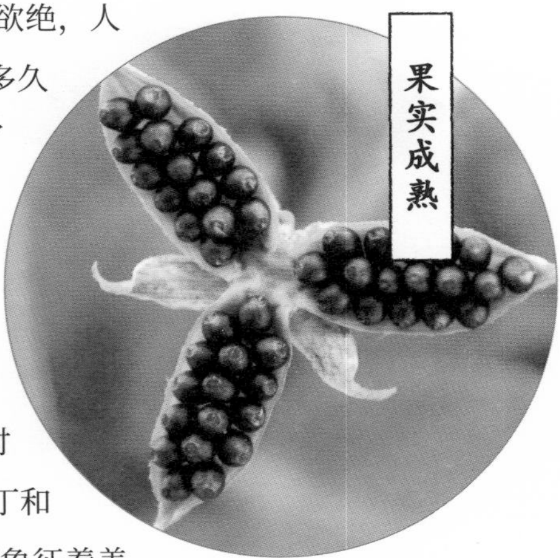

果实成熟

在欧洲，紫花地丁也是雅典娜的象征。从古罗马时期开始，人们便常将紫花地丁和蔷薇一起种在园子里；蔷薇象征着美丽，而紫花地丁则象征着谦逊的品质。而在现代，紫花地丁则代表诚实。所以，紫花地丁也适于赠送给朋友们。

最后，我还要提一下，紫花地丁有别于很多植物的特性：闭花授粉，指花在尚未开放之前就完成了授粉。但我们又为什么在紫花地丁结出果实之前，还能看到那么多的绚烂开放的小紫花呢？原来，紫花地丁有两种花型：春季开的花和夏季开的花。这二者之间有着本质区别：春季的花大，为紫色，花柄比较长，但并不结种子；夏季以后开的花，花朵较小、花柄短，贴近地面，这种花在未开放之前就已经完成授粉了，是可以结种子的花。因此，进入夏季以后，我们几乎看不到紫花地丁的植株上有明显的开花迹象，却总能看到紫花地丁不停地结出种子来。

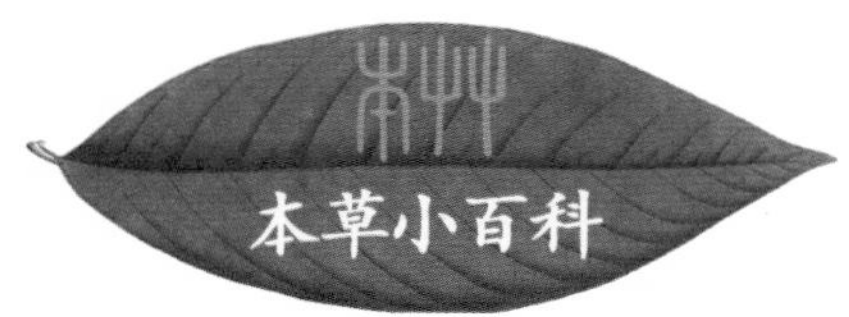

花距

在漫长的进化过程中，植物为了成功吸引传粉昆虫，尽可能长时间挽留它们以有效传粉，常将腺体分泌的蜜储存在特定的结构中。这种结构位于花瓣后面或侧面，延长成管状或兜状，这就是花距。花距的形状，是植物选择传粉昆虫种类的方式，也是植物分类的标志之一。

闭花授粉

闭花授粉是自花授粉方式的极端现象，指某一种植物为了保证后代血统的纯正，在花未开放之时，便完成了授粉。奥地利生物学家格雷戈尔 · 孟德尔正是通过豌豆自花授粉试验，发现了遗传学三大规律中的两个。

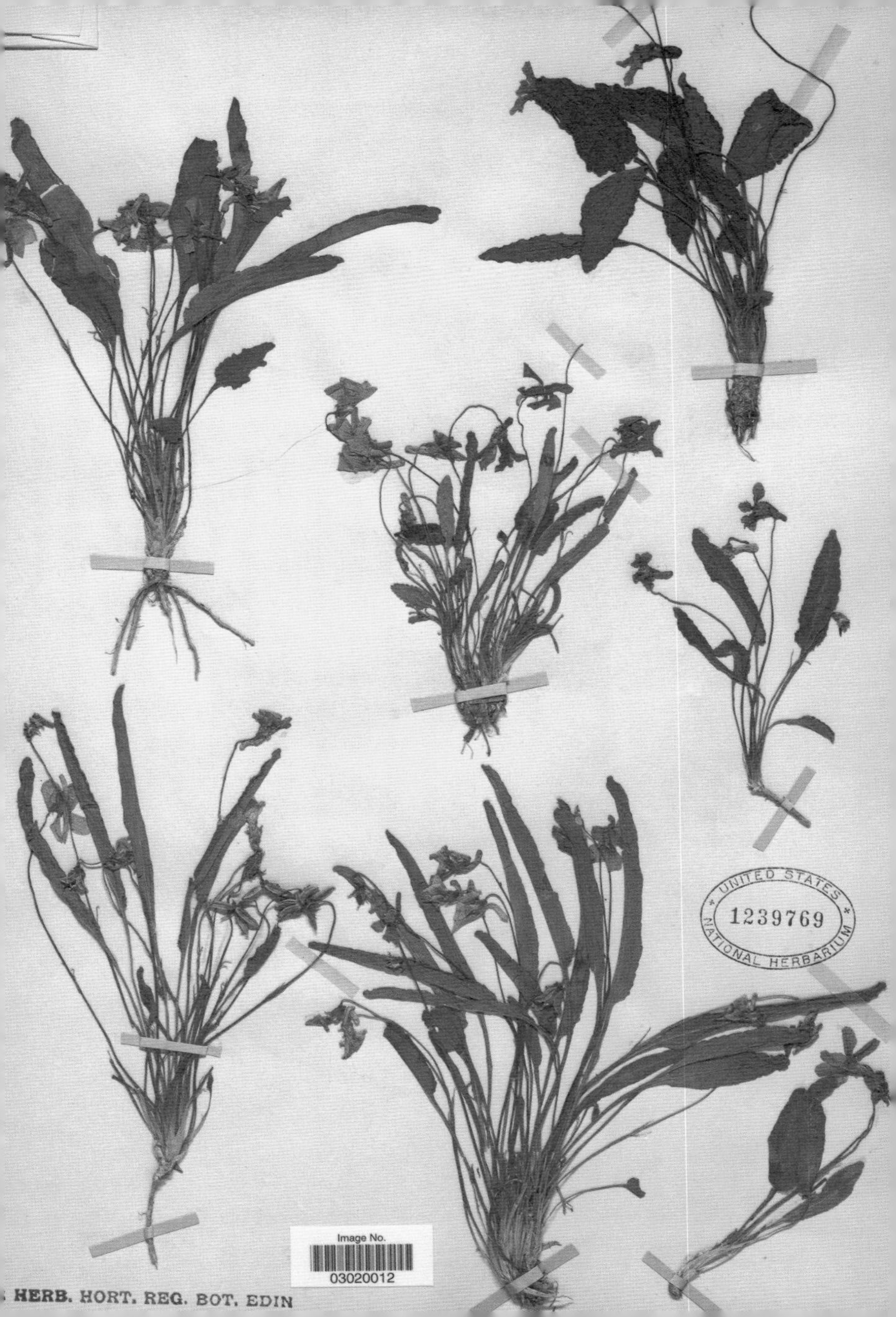
UNITED STATES
1239769
NATIONAL HERBARIUM
Image No.
03020012
HERB. HORT. REG. BOT. EDIN

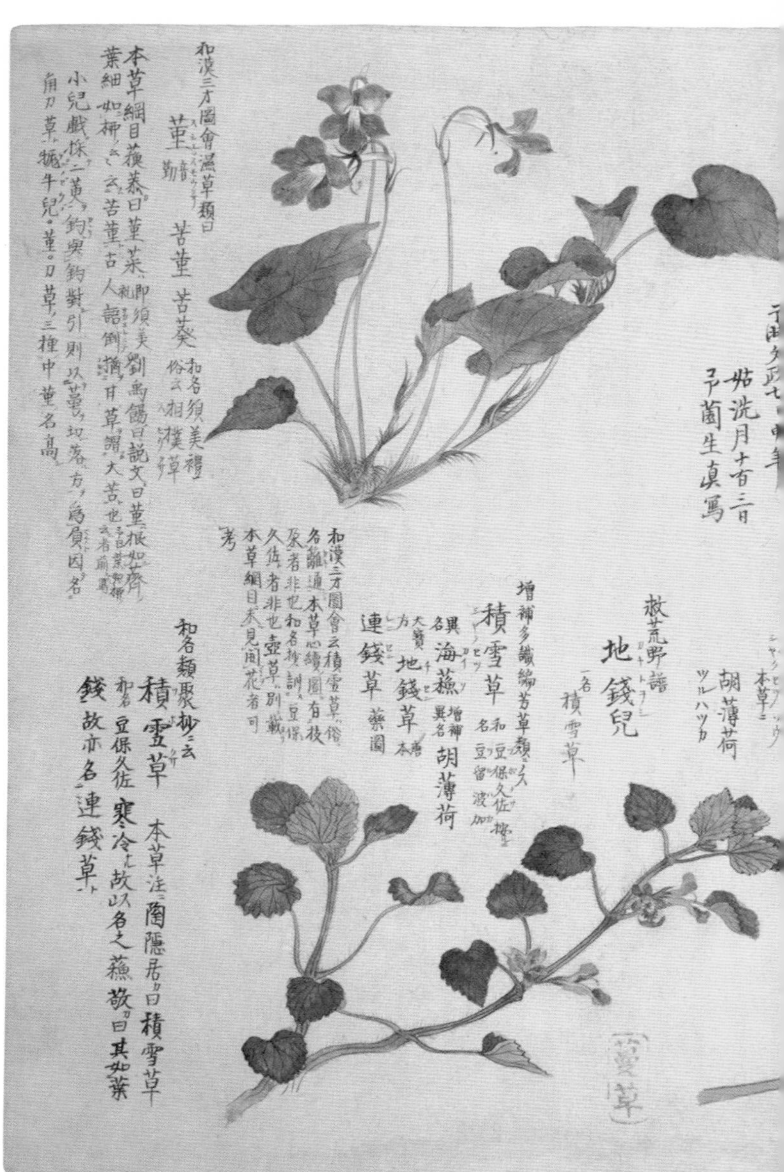

姑洗月十有三日
和漢三才圖會濕草類曰
菫
苦菫
苦葵
和名須美禮
救荒野譜
地錢兒
一名積雪草
胡薄荷
ツルハッカ
増補多識編芳草類ニ云
積雪草
海蘊
地錢草
連錢草
和名類聚抄ニ云
積雪草
和名豆保久佐
寒冷ナル故以名之
本草注ニ陶隱居ガ曰積雪草

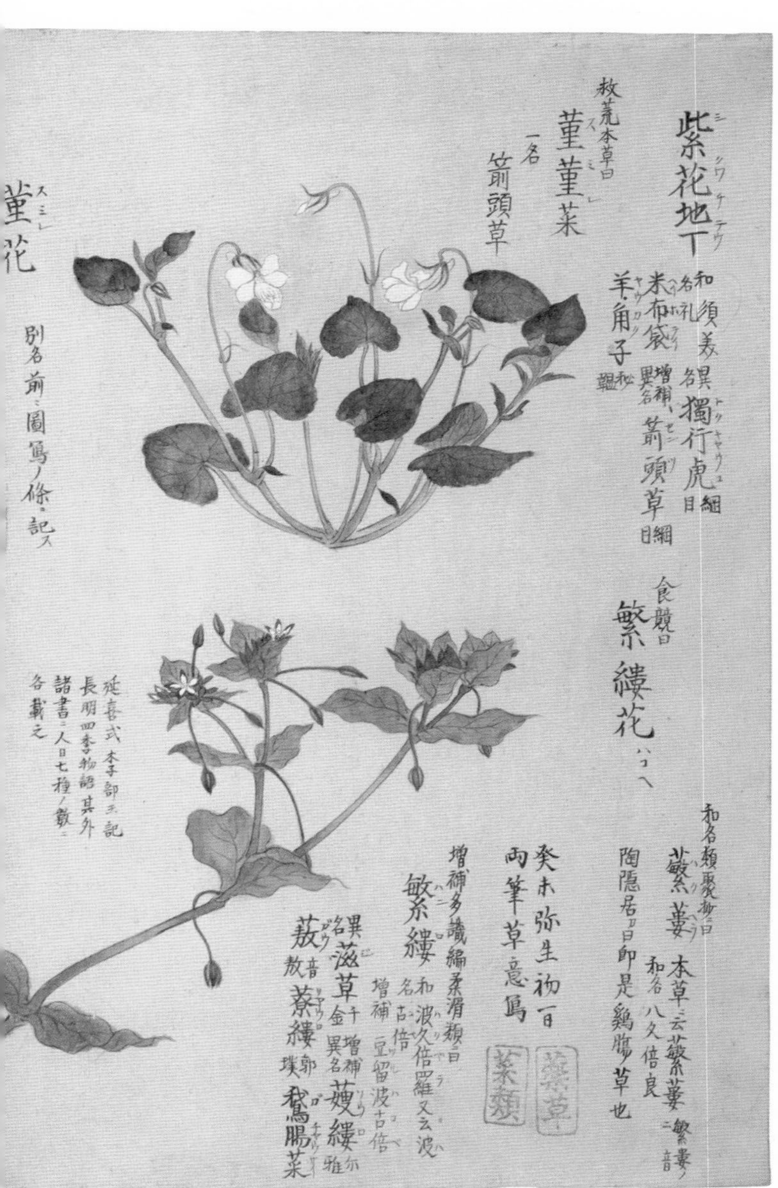

紫花地丁
救荒本草曰
菫菫菜
一名
箭頭草
菫花
別名前ニ圖寫ノ條ニ記ス
食鏡曰
繁縷花
ハコヘ
和名類聚抄曰
蘩蔞 本草ニ云蘩蔞
和名 八久倍良
陶隠居曰即是鷄腸草也
癸未弥生初一日
両筆草意寫
増補多識編柔滑類曰
繁縷
延喜式 本草部ニ記
長明四季物語 其外
諸書ニ人日七種ノ數ニ
各載之

出自《梅园百花画谱》。

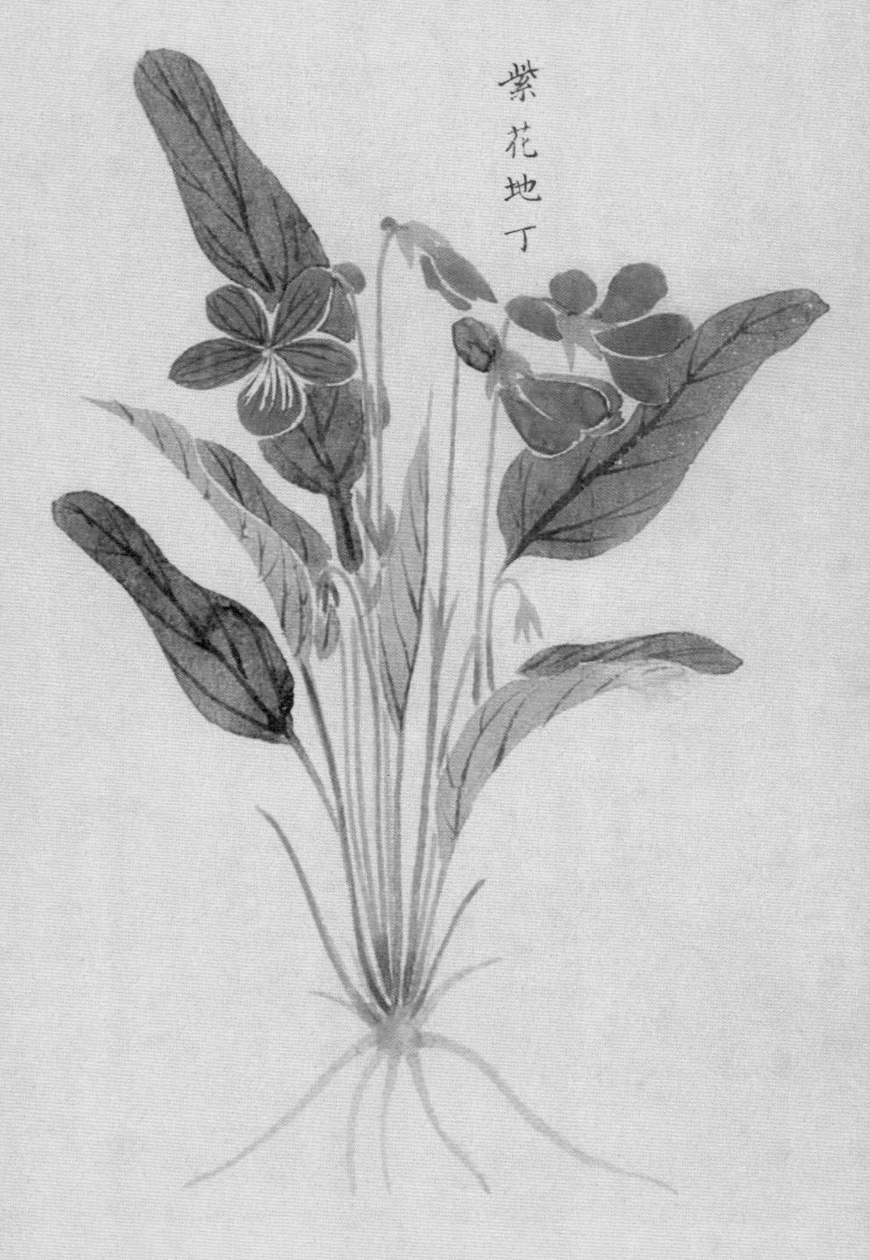
紫花地丁

医案

《丛桂草堂医案》，是袁焯编著的一本医案医话类中医文献，四卷，成书于1914年。袁焯辑录治疗验案六十余例，其中以内科杂病医案为主，对病因、病理等作了详细的分析记录。

紫花地丁

牛瑞堂先生令媳，筱川兄夫人，今年二月患喉痧症，服药不效，筱川邀予诊。痧出鲜红，咽喉右边破烂，色红而兼有白腐，并不大肿，舌前半红赤，无苔，龂红唇红，作恶，汤水不能下咽，脉数身热，此阴液素亏，感受温热为病，先宜养阴清热解毒，拟方用细生地、麦冬、金银花、紫花地丁、连翘各三钱，贝母、知母各二钱，甘草五分，橄榄三枚，作煎剂，外吹锡类散。明日上午九时复诊，述昨药服后，夜间能安睡两小时，热减恶定，能进茶汤，仍用原方。

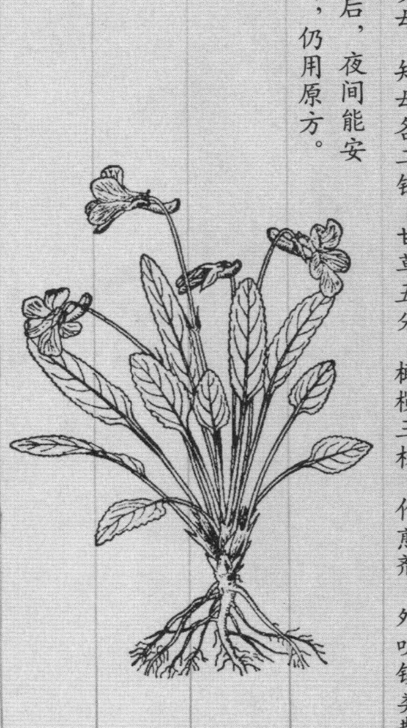

麦冬

在城市中默默奉献的绿植

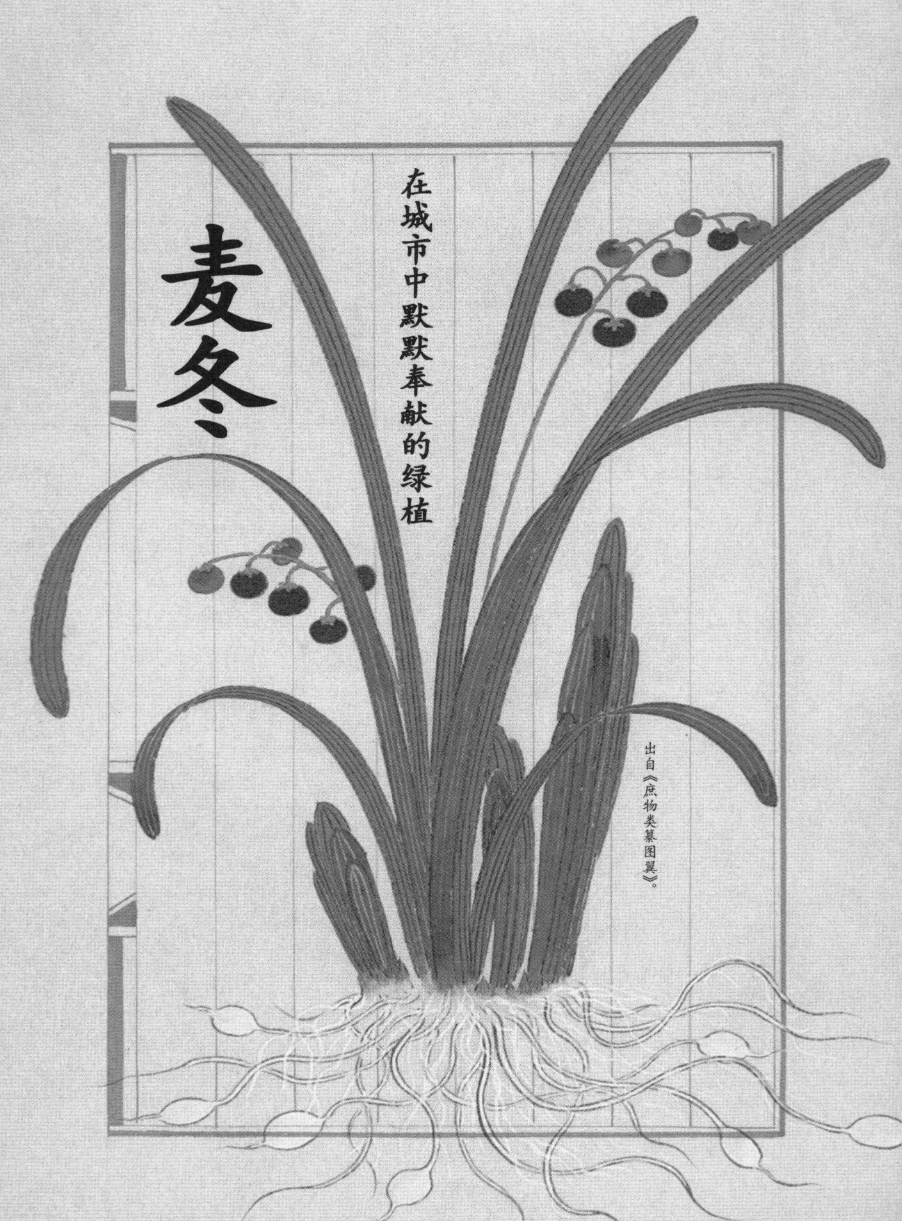

出自《庶物类纂图翼》。

麦冬是一种常用的中草药，如今作为城市绿植，在街道两旁的绿化带里随处可见。高不过十几厘米，一丛丛挤在一起，在花坛里历春经冬，浑然置身于都市的喧嚣之外。麦冬随遇而安的样子，俨然是个得道隐者。

麦冬本来不叫麦冬，而叫麦门冬，后世简称为麦冬。在深受中医药文化影响的韩国，至今仍称之为麦门冬，但麦门冬并不是这种本草植物最初的名称，在先秦时期，它还有一个让我们摸不着头脑的名字：虋（mén）冬。

天门冬和麦门冬的部分药效相同，按照《神农本草经》的说法，两者都具有久服轻身、延年益寿的功效。“虋冬”至今仍然常被解释为麦门冬和天门冬，其原因也在于此。人们为了加以区别，根据麦门冬的根茎状似穬（kuàng，大麦的一种）麦的特点，在“虋冬”二字前面冠以“麦”字，将其命名为麦门冬。

麦冬还有一个别称——禹韭。相传大禹治水成功后，地里的庄稼丰收了，百姓所收的粮食吃不完。于是，大禹就让百姓把剩余的粮食倒进河中。很快，河里长出了一种草，这便是麦冬，因而这种草又称为“禹余粮”。因为这种草产于禹州，形似韭菜，故又被称为“禹韭”。此说显然不足为信，因为在任何一个时代，粮食都是一个国家重要的战略物资，也是百姓的命根子，怎么可能因为吃不完就倒入河中？更为合理的一种解释，可能是来自于上古时代的一种祭祀习俗：祭韭。《诗·豳风·七月》中有“四之

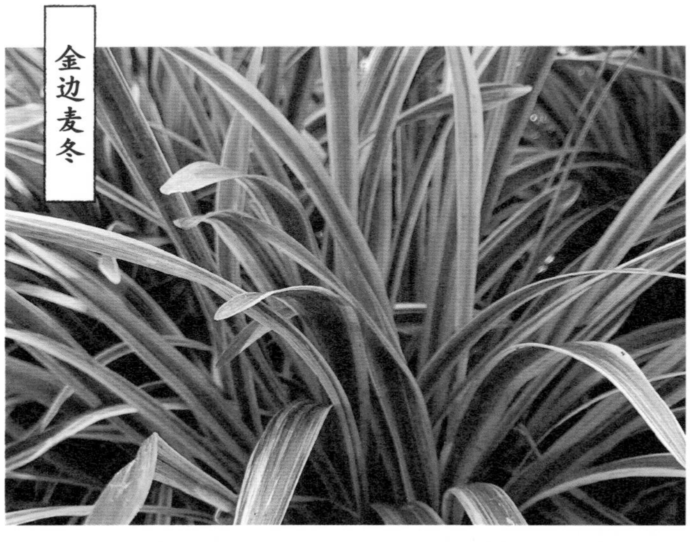
金边麦冬

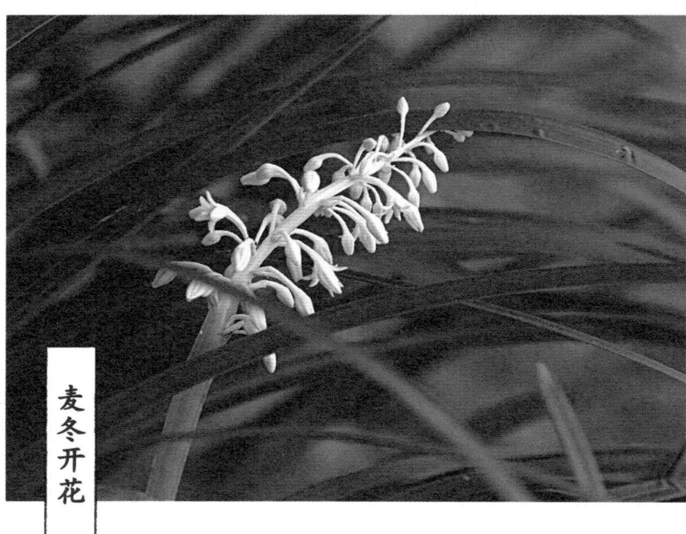
麦冬开花

日其蚤，献羔祭韭”之句，孔颖达疏为：“四之日其早，朝献黑羔于神，祭用韭菜而开之。”也就是说，在那个时代，给先祖之灵进献黑羊羔的同时，还要奉上韭菜。因为，在上古时代韭菜和生姜、肉桂一样，都是稀罕的肉食佐料。传统礼器中的“豆”，原本是用来盛放黍稷的，后来常用于盛放各种腌菜、肉酱等调味品，其中就包括用醯（xī）酱腌渍的韭菜，即作为肉食调味品的“韭菹（zū）”。而麦冬，正如李时珍所言“其叶如韭”，何况周人向来以夏禹后裔自诩，于是人们为了突出这种植物的珍贵性，加之大禹治水的功德深入人心，这才冠以“禹韭”的名字以示纪念。

麦冬的叶子，确实和韭菜有些相似，乍看之下，难分彼此。不过，麦冬的变异种也有很多。“本草坊”初建之时，我们收集各类适合家庭园艺的本草植物种苗，就曾买到一盆变异的阔叶麦冬。阔叶麦冬的叶片舒展挺括，叶面光洁莹润，乍看以为是兰花，只是叶尖不似兰草那般锋芒毕露。后来在四川成都的一位兰友家中，我们又碰到了一盆银边麦冬。有银边麦冬，自然也会有人培育出金边麦冬。除此而外，还有一种人称“黑龙”的黑叶麦冬，叶片更加颀

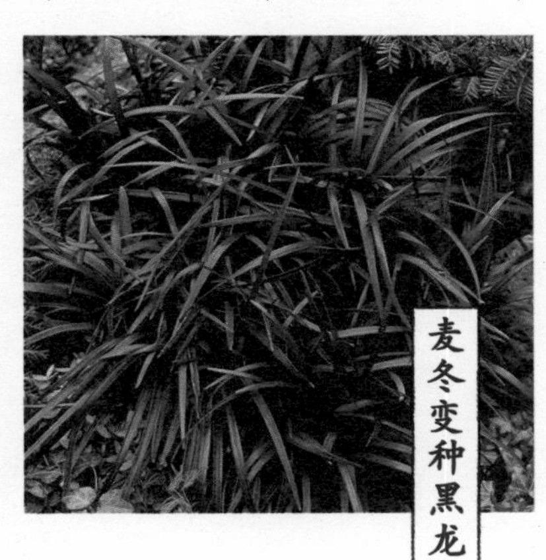

麦冬变种黑龙

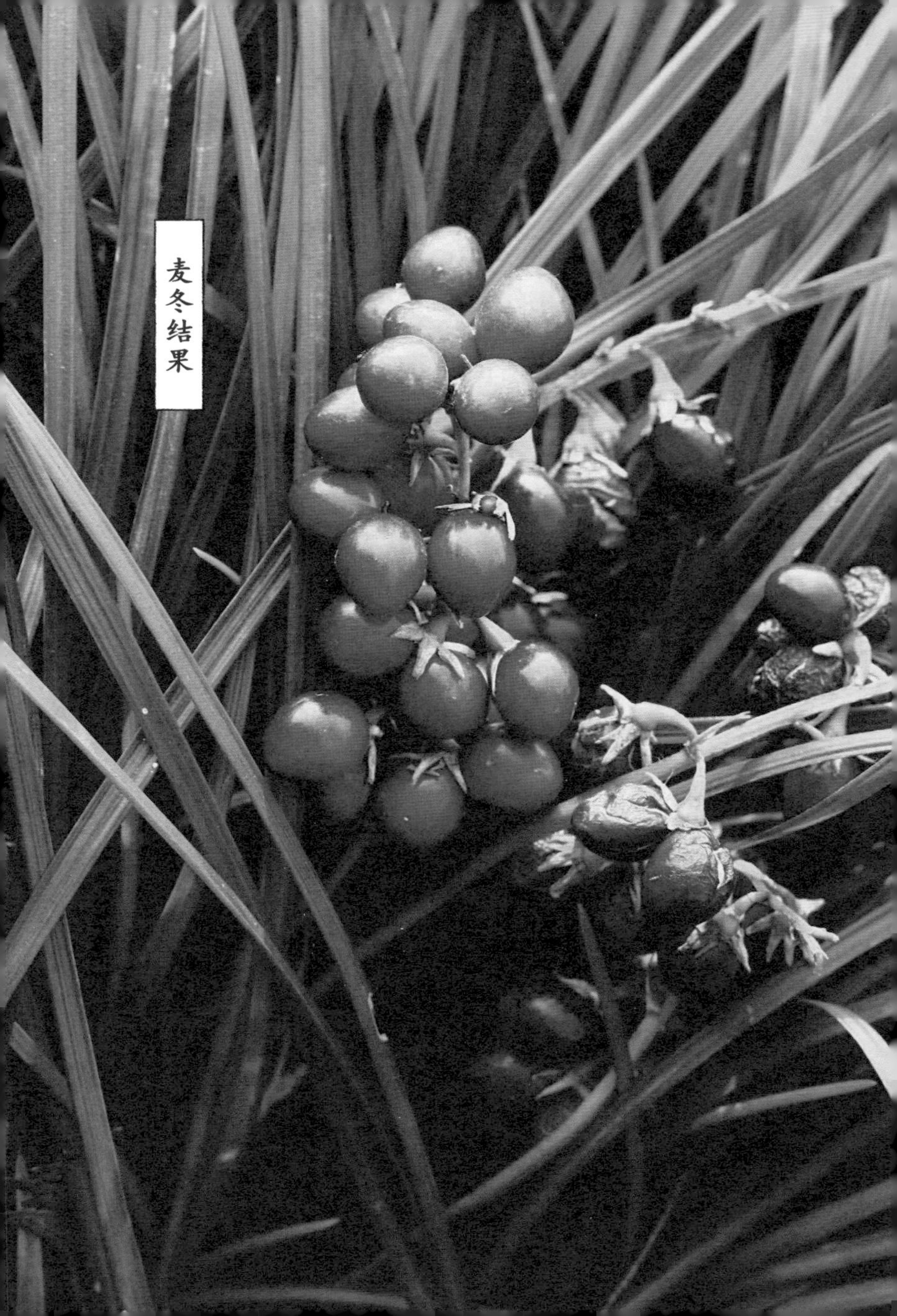
麦冬结果

长，且黑里透着紫红，先是自根基微微倾斜上举，而后以流畅圆润的弧度弯曲而下形成环状，宛若游龙首尾呼应。

近年来，麦冬成为家庭园艺新宠，不仅因为其叶片的优雅形态。麦冬的花葶很长，短则6厘米，长则可达20多厘米，使人不由得联想到兰花出架；总状花序上，常常开出几十朵白色或蓝紫色的细碎花朵，颜色纯正而典雅。进入八九月份，会逐渐结出直径5～7毫米的球形浆果，先是晶莹碧绿，而后渐渐变成宝蓝色或深紫色。偶有日光照来，璀璨夺目。麦冬的叶、花、果在不同生长时期，各有异趣。同时，因麦冬的价格远远低于兰花和菖蒲，又常作为辅料而运用于现代插花或盆艺创作中。这种情况下，虽说身为配角，却也在不鸣不放中最大限度地展现了自己的简洁和高雅。

从不居功自傲，进退自如；和而不同，麦冬真君子也。

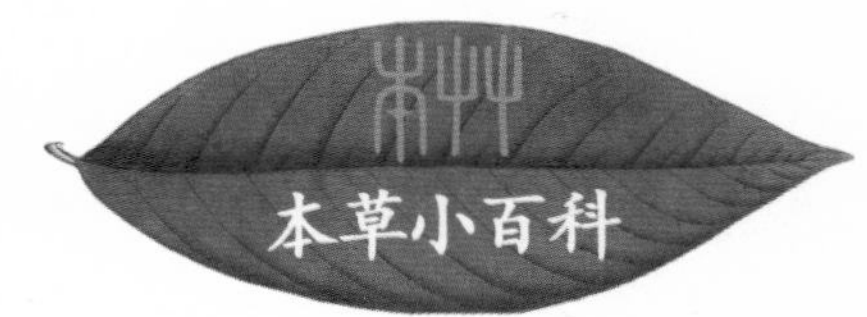

出架

出架是兰花园艺中的专用术语，指兰花的花箭超出叶面高度。在国兰品种中，原本只有春兰的花箭是出架的，现在，人们通过杂交的方式，培育出数种出架的国兰品种。

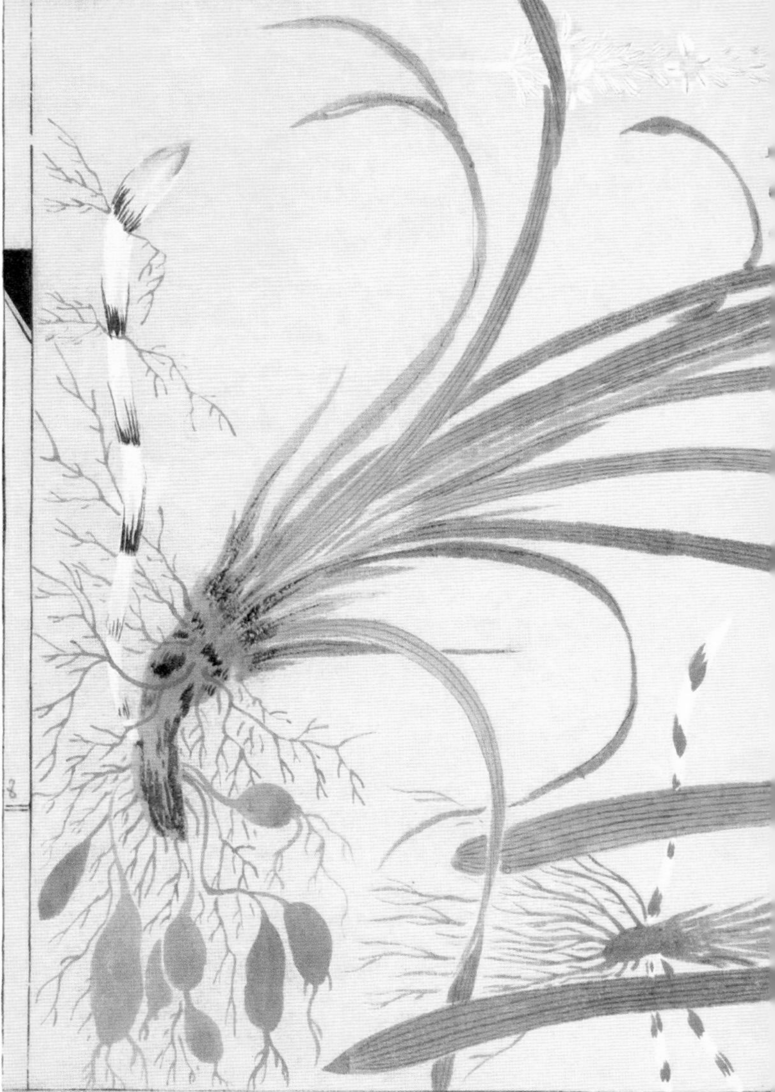

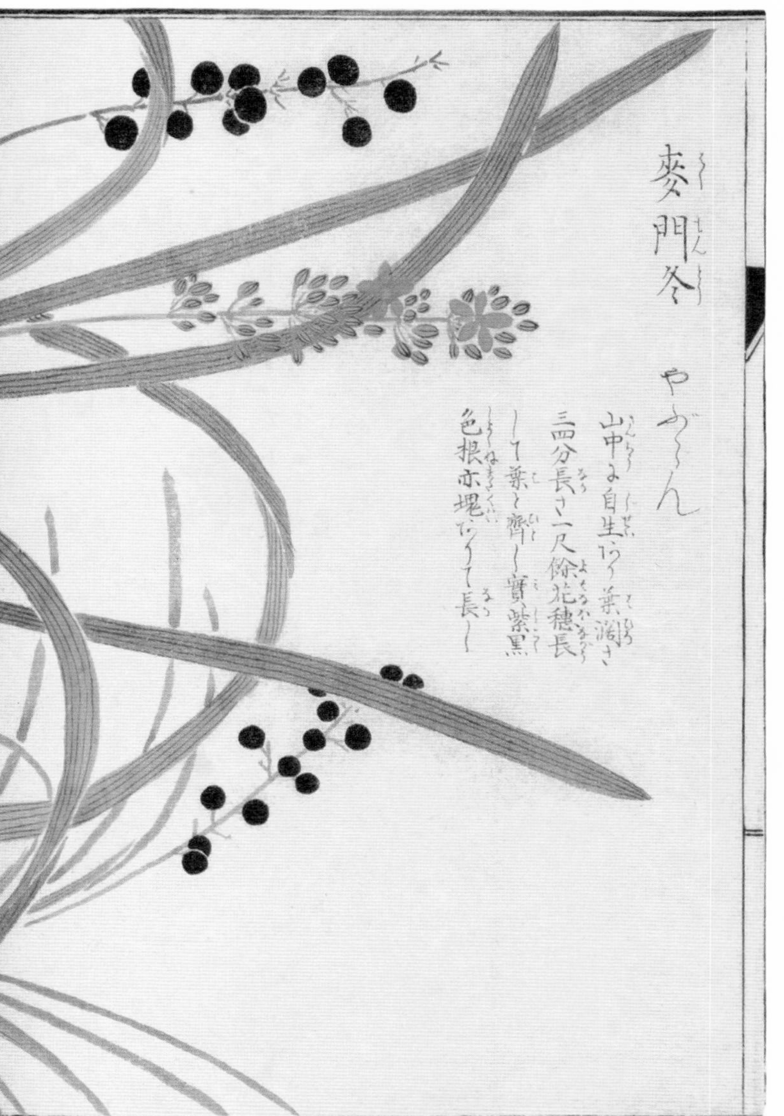

出自《本草图谱》。

凤仙花

果实一碰就炸的『急性子』

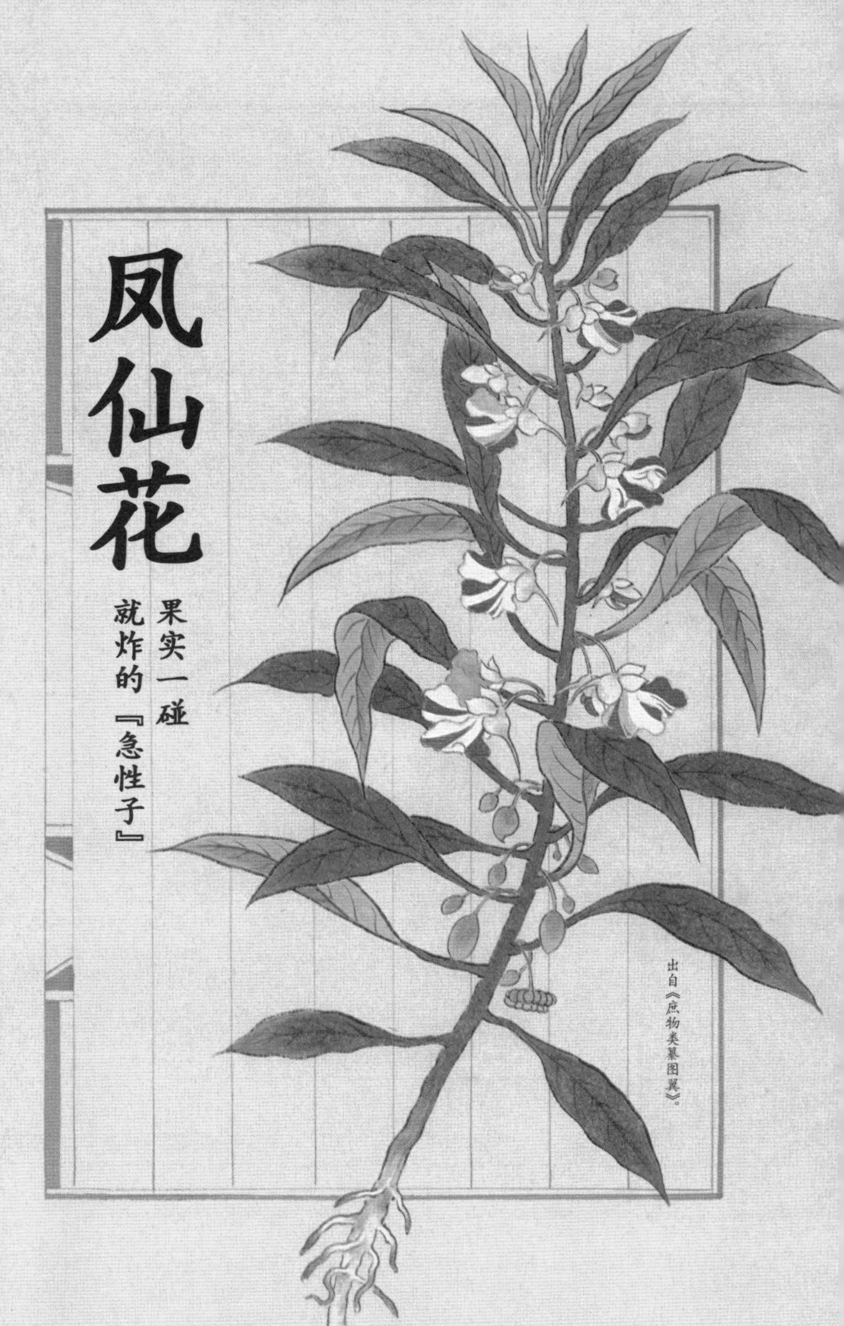

出自《庶物类纂图翼》。

在乡下，大多数人更习惯把凤仙花称为“指甲花”。女孩们常把凤仙花采回家，在花瓣里加上一点明矾，并在石板上将其捣烂，然后用花泥将指甲糊住，过不了多时，再把指甲上的花泥扔掉，就会看到指甲果真艳丽无比了。不过，染指甲不是凤仙花的专利，很多色素含量高的花瓣，都可以用来染指甲。

这种用花瓣染指甲的方法在中国至少有千年以上的历史，还是国外传过来的。晋人嵇含在其所著《南方草木状》中记载：“指甲花，其树高五六尺，枝条柔弱，叶如嫩榆，与耶悉茗、末利花皆雪白，而香不相上下。亦胡人自大秦国移植于南海。”这里所说的“大秦”，即历史上的罗马帝国，南海（郡）则指今天的广州一带。然而，文中所说的指甲花，并不是凤仙花，而是一种原产于北非、西亚、南亚和澳大利亚北部热带地区的木本植物，中文名为散沫花，也称为海娜花。在古代的波斯王国和印度、埃及等地，女性常用海娜花来染指甲、头发等。此后，这种用花染指甲的习俗随中亚地区的波斯人、阿拉伯人等传到中原地区。

但海娜是热带灌木，在中国的大部分地区都无法生长，因此，古代爱美的女性就因地制宜，用中国本土的凤仙花染指甲，并按照先民对指甲花的叫法，称其为“海娜”。新疆、甘肃乃至山西、陕西等地的人至今仍将凤仙花称为“海娜”。此后，民间也将凤仙花称为指甲草，也是为了区别它与作为木本植物的指甲花。南宋笔记大家周密在其《癸辛杂识续集上·金凤染甲》中说:“凤仙花红者用叶捣碎，入明矾少许在内，先洗净指甲，然后以此付甲上，用片帛缠定过夜。初染色淡，连染三五次，其色若胭脂，洗涤不去，可经旬，直至退甲，方渐去之。”根据周密《癸辛杂识续集上》中的相关内容，大多数人认为中国的染甲习俗始于宋代。但更可能的是，至少在中唐时期，中国先民就已经从定居中国的中亚妇女那里学到了这种方法，并加以实践。

凤仙花因其花朵的形状似传说中的凤凰而得名，其花朵由3枚萼片和5片花瓣组成，侧面的两个绿色萼片很小，人们不太能注意到它们；而位于下方的1枚萼片，在漫长的进化过程中特化成了唇瓣。就是这个部位的形状，引发古人与“凤凰”相关的联想，继而把它称为凤仙花。唇瓣呈漏斗形，尖端发绿，后方演变为距，细长而弯曲；吸引昆虫的花蜜就藏在里面。漏斗内侧的颜色偏浅，正中央有一个黄斑，它的作用是引导昆虫准确降落，相当于直升机降落台的楼顶上画的醒目标记。5片花瓣分为3组，最上方的旗瓣就是“凤凰”的头部。另外4片花瓣比较华美，两两合生，分列在左右，可视为“凤凰”展开的翅膀。当时为其命名的那位先人，一定是位浪漫的诗人，在和凤仙花长久对视中，恍然想到了传说中的这种吉祥鸟。

凤仙花属的属名为Impatiens，其拉丁语原意为“没耐心”。在英语中，凤仙花还有一个让人退避三舍的花语——“别

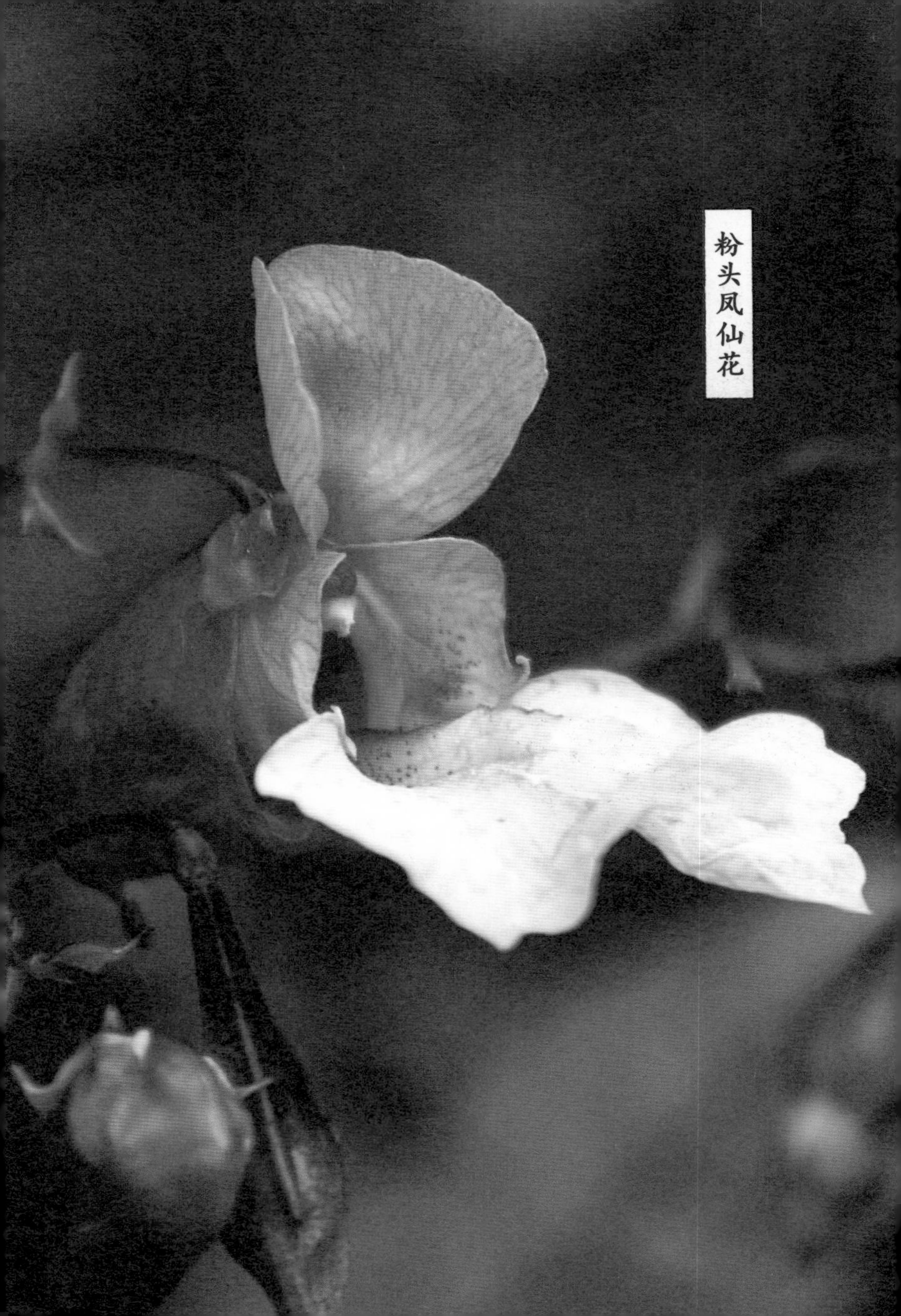
粉头凤仙花

张家界独有品种

龙虾花

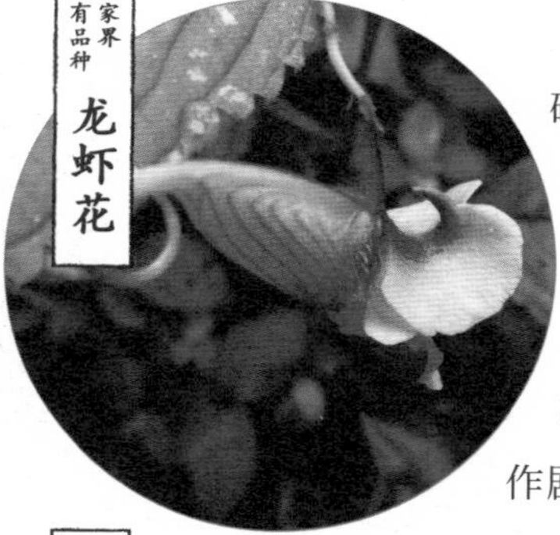

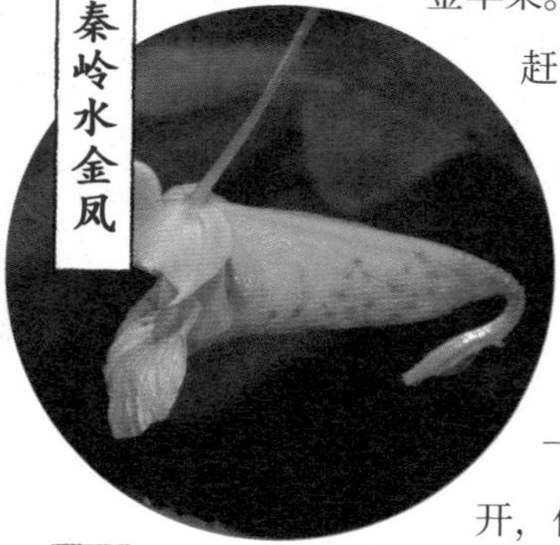

秦岭水金凤

翼萼凤仙花

碰我！”提起凤仙花的这个花语，背后还有一段让人唏嘘的传说。相传在很久以前的一天，众神居住的奥林匹斯山上正在举办一场盛宴，有位淘气的神心血来潮搞起恶作剧，偷偷藏了一个用来招待众神的金苹果。之后，一个女佣被指控偷窃，并被赶下了奥林匹斯山。女佣十分委屈，大声疾呼众神还其清白，但始终未能如愿以偿。最后，女佣落落寡欢，郁郁而终。女佣死后，化身为一株凤仙花。直到今天，只要轻轻一碰，凤仙花的果实就会瞬间炸裂开，仿佛女佣因蒙受了不白之冤而发作。其实，这不过是缘于凤仙花种子的传播方式，中医称凤仙花的果实为“急性子”，也是依据它的这一特性。

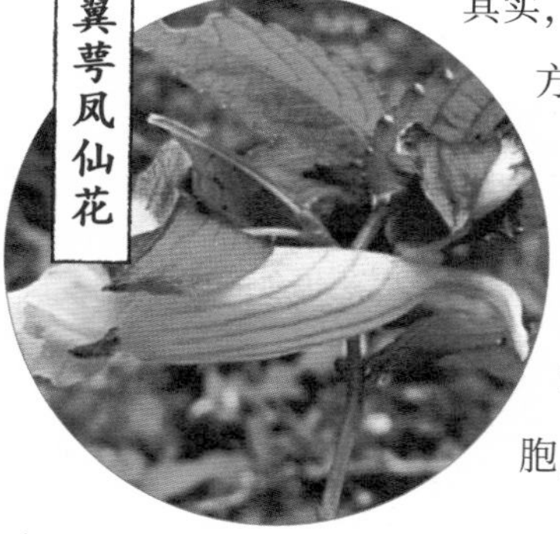

凤仙花的蒴果状似纺锤，果皮分为五瓣，表面布满了细细的茸毛。果皮内壁有很多厚壁组织细胞，没什么生命活性，细胞壁厚且缺

乏弹性。但果皮的外壁则不然，细胞生长快，吸水性好，只是受制于内壁组织的约束而无法生长，因而积蓄了很大的压力。在这种高压状态下，凤仙花成熟后的蒴果，一旦受到外力影响，就会瞬间裂为5瓣，随后迅速卷成一团。此时，凤仙花已然将自己的种子扩散到几米之外的远处，完成物种传播。凤仙花的种子很小，但寿命较长，在室内存放3年的种子，其发芽率仍可达到79%以上。

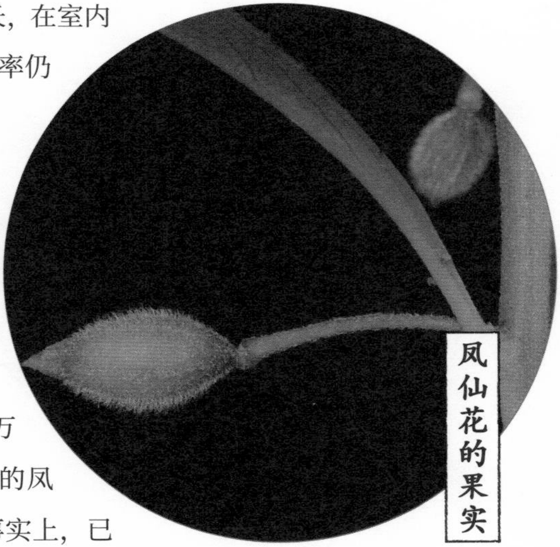

凤仙花的果实

凤仙花种类繁多，且花色各异，在清朝就成了广受文人雅爱的花卉。清代医学家赵学敏因受友人影响，撰成《凤仙谱》，这部洋洋3万字的凤仙花专著，收录的凤仙花品种多达180种。事实上，已知的中国野生凤仙花品种已多达220余种，但长期以来习见的栽培种类却只有极少的几种，其他品种大都藏在深山里，等着有心人去进一步发掘。当然，凤仙花也被用于治疗各类疑难杂症。比如在医治难产、咽中骨鲠、蛇咬伤等杂症中，凤仙花大显身手的历史长达数百年之久。

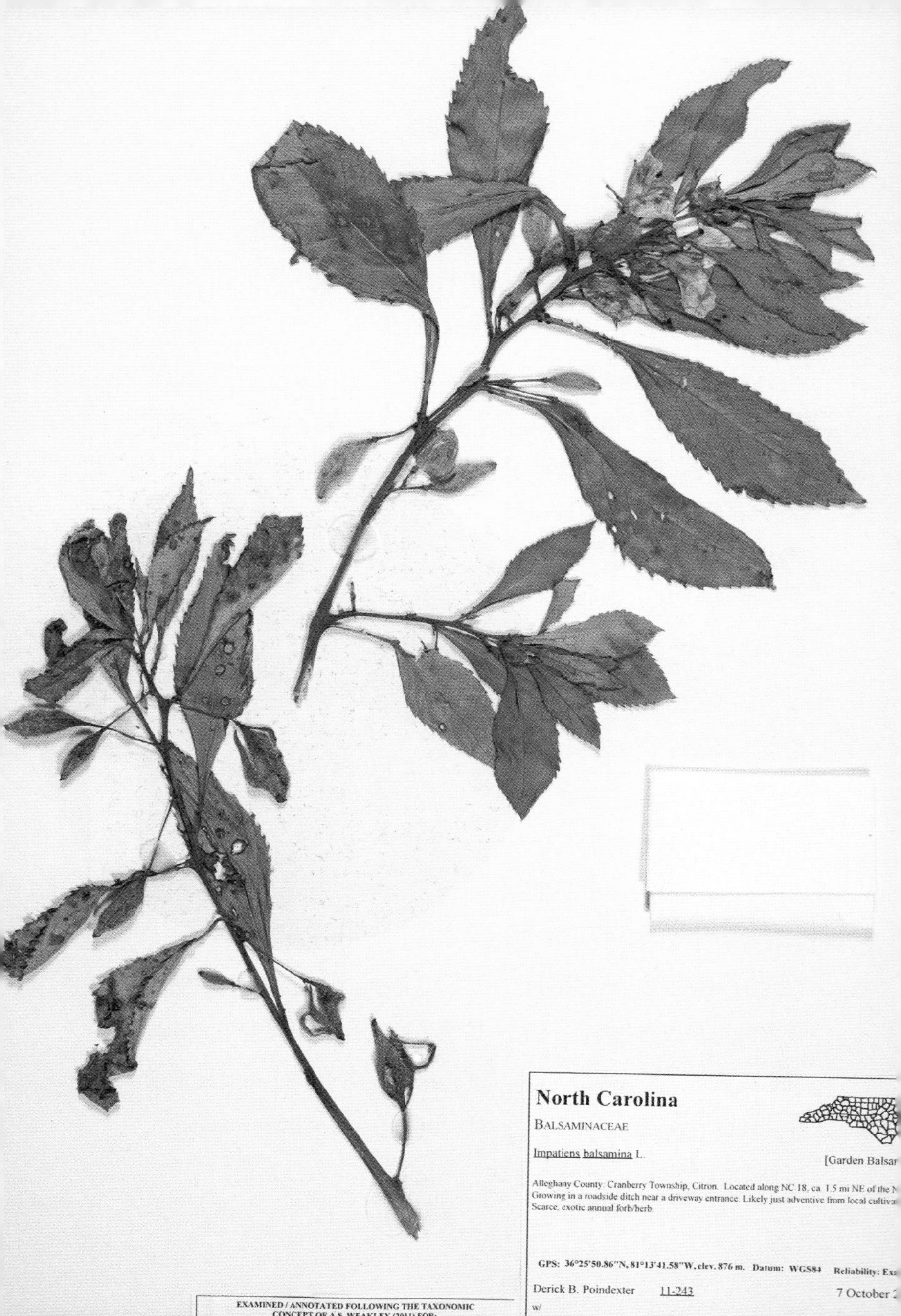
North Carolina
BALSAMINACEAE
Impatiens balsamina L.
[Garden Balsar
Alleghany County: Cranberry Township, Citron. Located along NC 18, ca. 1.5 mi NE of the
Growing in a roadside ditch near a driveway entrance. Likely just adventive from local cultiva
Scarce, exotic annual forb/herb.
GPS: 36°25'50.86"N, 81°13'41.58"W, elev. 876 m. Datum: WGS84 Reliability: Ex
Derick B. Poindexter 11-243
7 October
w/
EXAMINED / ANNOTATED FOLLOWING THE TAXONOMIC
CONCEPT OF A.S. WEAKLEY (2011) FOR:

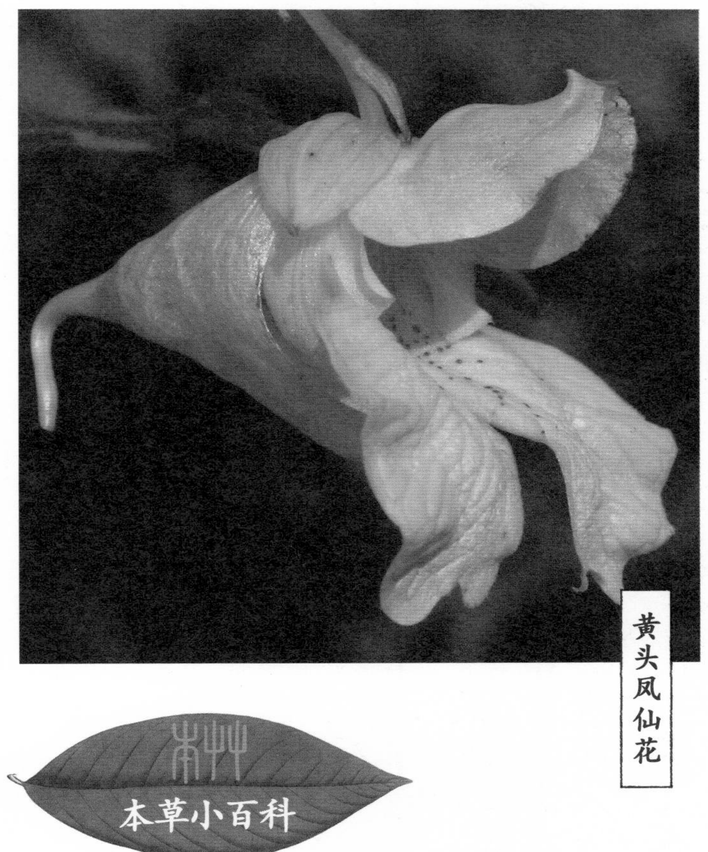

黄头凤仙花

本草小百科

旗瓣

蝶形花冠5瓣中最大的一瓣，称为旗瓣。旗瓣位于最上方，花瓣较大；而位于旗瓣两侧、花瓣较小者，称为翼瓣。

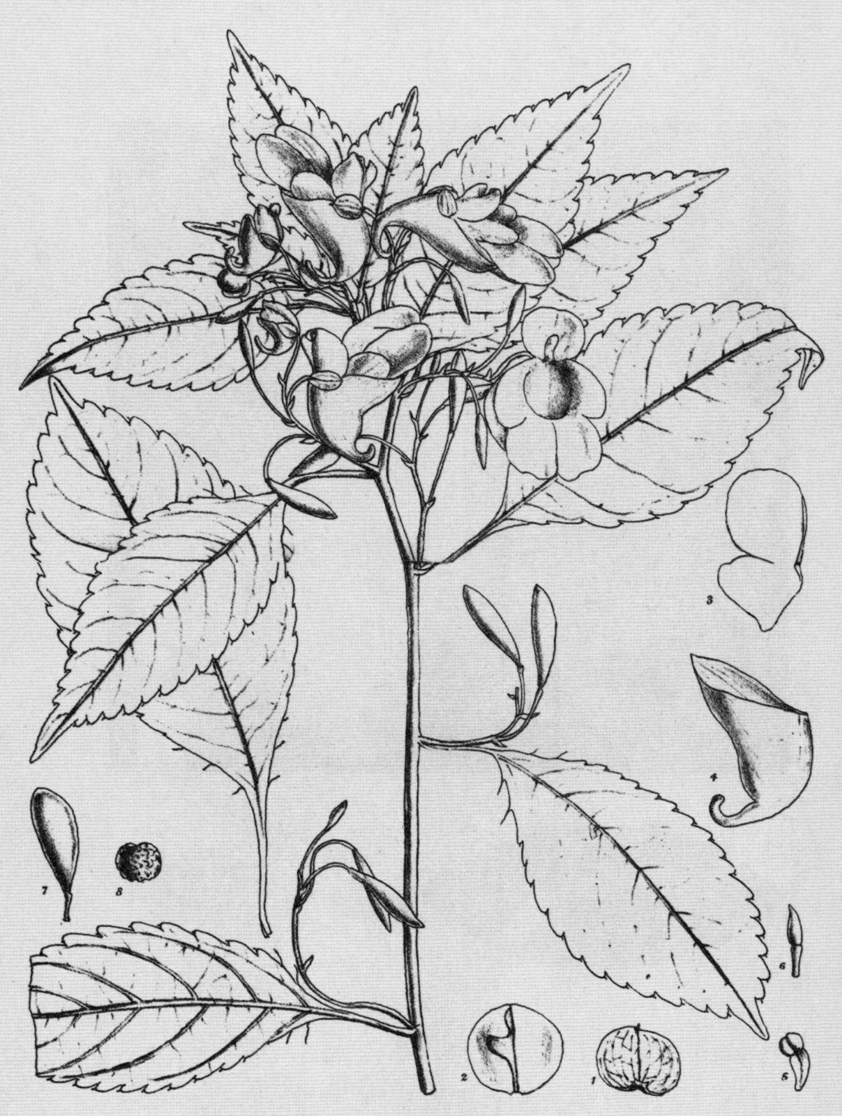
3
4
7
8
6
2
1
5

医案

《经验良方》，清代姚俊辑，同治二年（1863）初刻本。此书为中医临床方书，全书共四卷，收方二千余个。

凤仙花

风湿臂痛：防风、归全各二钱，麻黄五钱，秦艽一钱，木瓜、豨莶草、海风藤、白茄根各三钱。酒二斤，沙罐内煎四、五滚，在臂上熏洗。每日二次，不可忽略。钱青抡云：家慈尝患此症，亲试立效，后治他人皆应。又白凤仙花浸烧酒饮，亦愈。

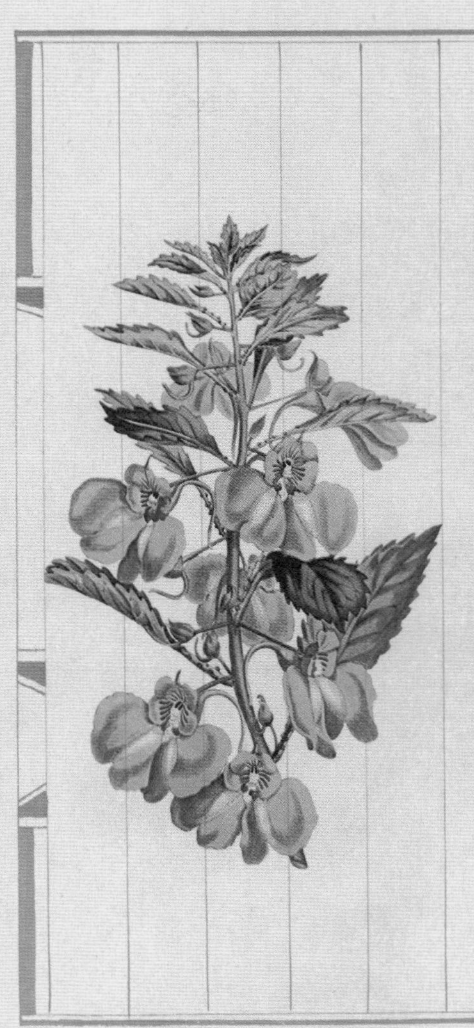

石斛

在生命禁区顽强生长

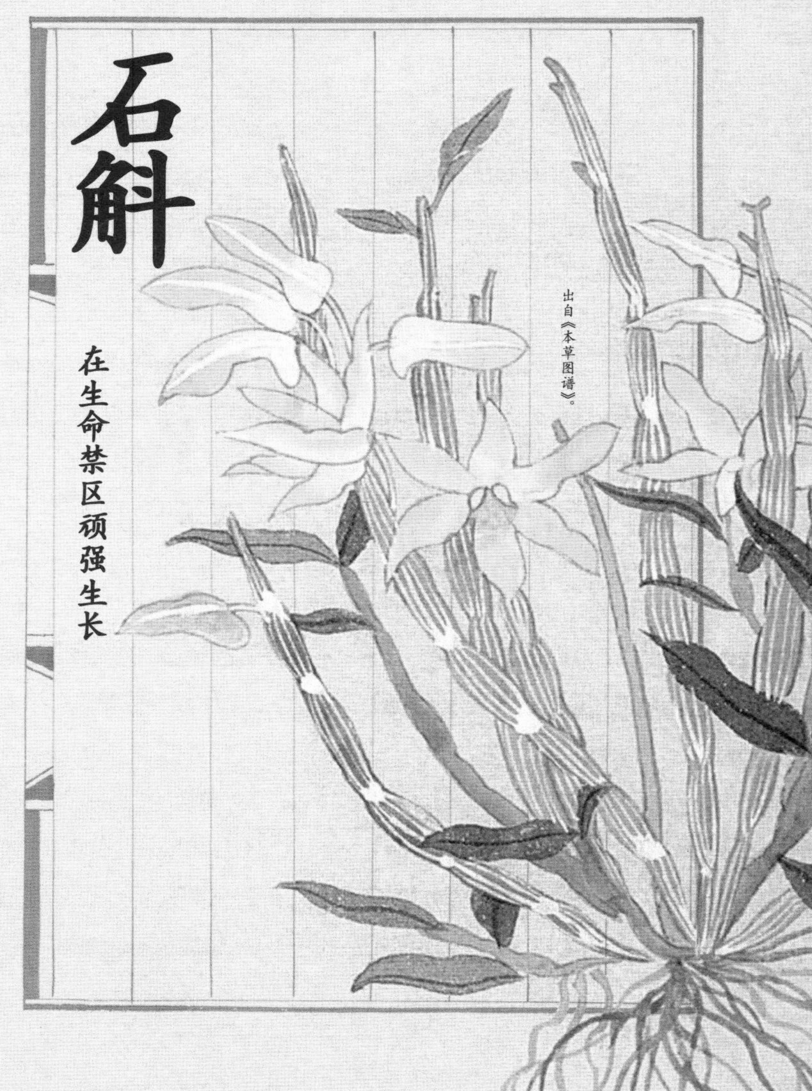

出自《本草图谱》。

为某一种植物建立博物馆，并冠以国家之名，这种事情在国际上都是罕见的，但在我国就有一个为一种植物建立的博物馆。这种被请进博物馆里的植物，是国人奉为“仙草”的石斛。

我开始接触石斛是一次偶然的机会，一个朋友送了我一盆木附着铁皮石斛盆景。所谓木附着，指的是将易于附生在树体上的植物附着在木质载体上的盆艺手法或这类盆艺作品；石斛、国兰、菖蒲等都可用此法制成古朴优雅、别具一格的盆艺作品。载体为石质，则称之为石附着。当时，在我这个外行人看来，植物活体植根于枯木上迎风招展，含苞待放，实在是一种新奇的体验。何况即将绽放的还是声名远扬的铁皮石斛！我欢天喜地地把石斛带回家中，赏玩之余，了解石斛的生长习性、养护方法和相关知识就是首先要做的功课。

石斛喜欢温暖潮湿、半阴半阳的环境，对土、肥没什么严格的要求；野生状态下，石斛多生长于疏松厚实的树皮或树干上，有的甚至可以在悬崖峭壁的岩缝中生长。至于它们是如何被安放到那么险要的去处，实在是件令人费解的事情。《本草乘雅半偈》中曾提到石斛还有一个古怪的别称——禁生。言下之意，石斛生长于不适合植物生存的环境中，也就是我们在形容环境极其恶劣时，常说的“生命禁区”。可见中国人早就认识到石斛生命力之顽强。不过，国人对石斛趋之若鹜，是缘于它们的医疗保健功能。

春石斛

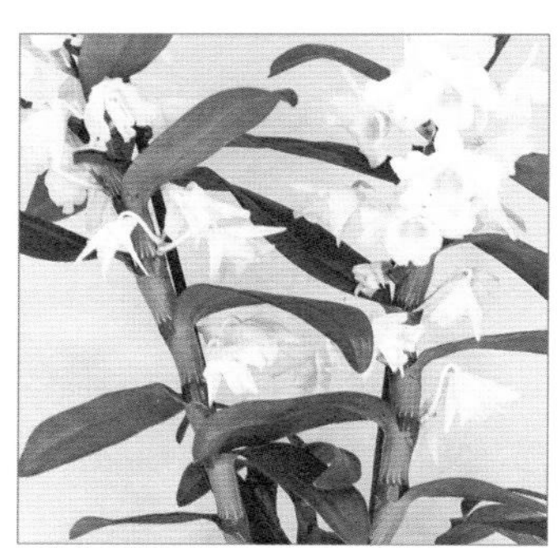

玫瑰石斛

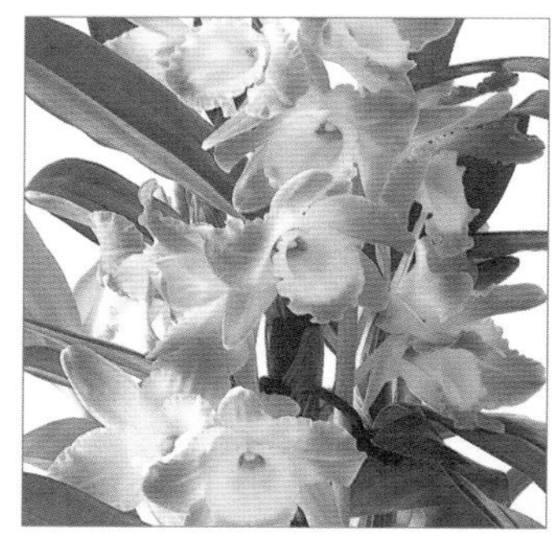

黄花石斛

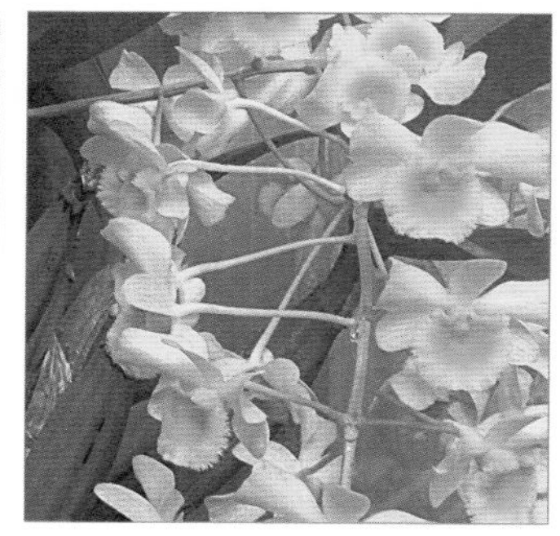

相传，神农所尝过的百草当中，就有石斛。不过，从文献资料上看，石斛药用在中国仅有2000年左右的历史。《神农本草经》中有这样一段记述，石斛“主伤中，除痹，下气，补五脏虚劳羸瘦，强阴。久服厚肠胃，轻身延年”。此后，《吴普本草》和《本草纲目》，乃至当代的《中医药大辞典》等各类中医典籍，对石斛的功效也多有阐述，传世方剂也有很多。除药用以外，还可用石斛煲汤、代茶饮，用来滋补。仅以铁皮石斛为例，有护肝利胆、提高人体免疫力、降压降糖、抗肿瘤等功效。而野生石斛得来不易，雁荡山一带的山民需要从几十米甚至上百米高的山顶荡到悬崖峭壁，才能偶有所获。加上历朝历代对它的神奇功效的追捧，石斛的价格始终居高不下。

石斛是兰科植物，因而又称为石斛兰，在世界范围内共有1000多种，是兰科植物中较庞大的一支队伍，而我国的石斛属植物有70多种。不过，其他国家对石斛的认识，却迥异于我国侧重于石斛医疗保健功能的特点。石斛的拉丁学名（Dendrobium）由希腊语中的树木（dendron）、生活（bios）二词结合而成，意指这是一种附生于树木上的植物。重庆市南山植物园曾于2018年5月举办过一次欧洲18世纪4位画家的兰花绘画展，展出的50幅作品中就有石斛兰。显然，早在300多年前，欧洲人便已把石斛视为

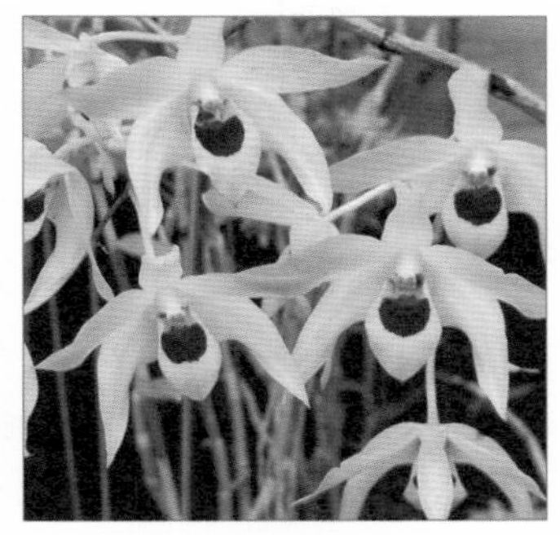

始兴石斛

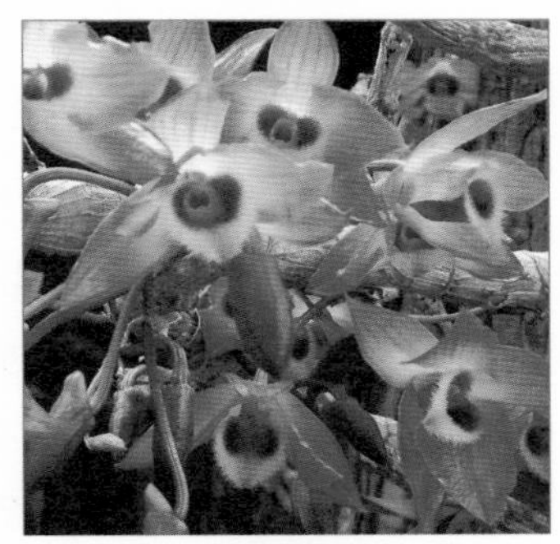

麝香石斛

紫菀石斛

艺术创作的对象，成为美学概念的象征符号。泰国的气候和地理条件，是适宜石斛生长的理想环境，泰国也是人工栽培石斛最多的国家，人们有时也把石斛称作“泰国兰”。如果你有机会搭乘泰国航空公司的航班，可能会遇到泰国空姐给你戴上一朵石斛兰，这是源于石斛“欢迎、祝福”的花语。而在韩国和日本，石斛则是高档的观赏花，只有至亲好友才会以石斛盆艺相赠。

不过，随着对石斛了解的深入，我逐渐被喜忧参半的情绪所笼罩。我国原生石斛品种共计70余种，近年来，经过研究人员的努力，我国石斛原生种在原有基础上又增加了10多个品种，总计也不过80余种。但据《中国珍稀濒危物种名录》，有30余种石斛处于极危或濒危等级，其野生品种面临物种灭绝的几率较高，另有20余种石斛也面临在未来一段时间接近物种灭绝的困境，野生石斛的生存状况不容乐观。

后来，我又陆续收集了若干盆不同品种的石斛。精心养护几个月后，石斛的茎上冒出了形色各异的细碎花苞。没过几天，远远地就能闻到隐隐香气，异彩纷呈的花瓣，更是一场视觉盛宴。但好景不长，等到花朵零落，有些石斛的茎干渐渐枯萎。于是降温、排风，能想到的方法我都尝试了一番。但大多数枯萎的茎干再也未能复苏，有的轻轻一折，便断成两截，所幸我没有放弃并持续关照。一段时间后，在那些看似完全枯死的茎干上，竟然又开始冒出新芽，并长出了根系。后来，我慢

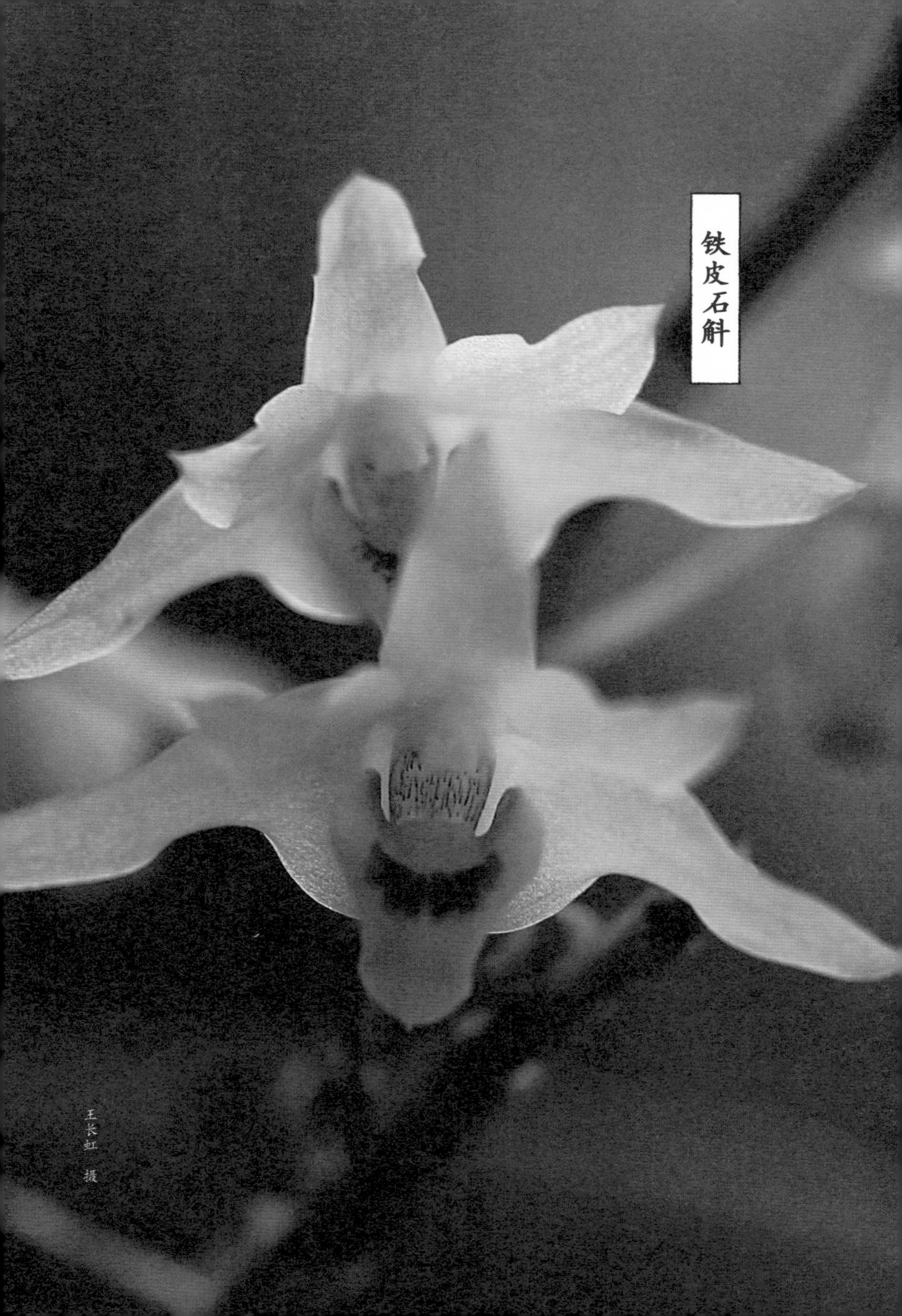

铁皮石斛

王长虹 摄

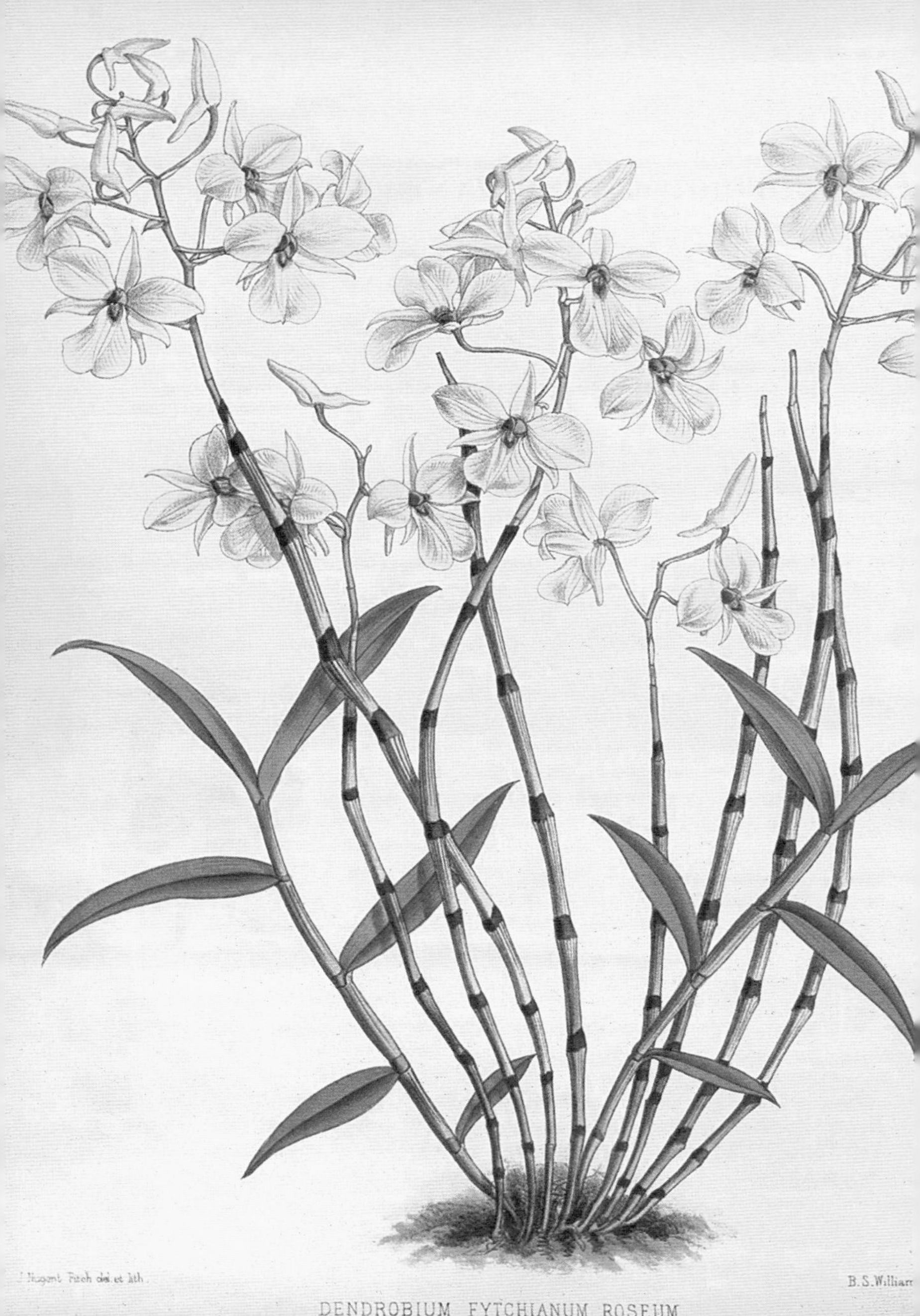

DENDROBIUM FYTCHIANUM ROSEUM.

慢了解到，这些茎干上冒出的新芽叫作高位芽。

此外，在自然环境下，石斛很难成功授粉。为了保证物种的繁衍，石斛进化出了一种无性繁殖的方法。在不利环境下，当石斛自感时日无多，它们延续基因的机制便被激活。于是，趁着完全枯死之前，它们会将茎干上的所有养分集中起来供应给某一节点。就这样，在离地面较高的枝头或茎干上会生出新芽和根系，这就是高位芽，俗称高芽。等高位芽完全具备独立适应环境的能力后，母体才会悄然死去；石斛的躯体则成为高位芽附生的载体，并在腐朽后，仍源源不断地向高位芽提供所需养分。

石斛在恶劣环境中顽强生长，并耗尽自身培育新芽。也许是这样的特性会使人联想到自己的父亲，因而在许多国家，石斛被视为“父亲节之花”，常用于表达人们对父亲的敬爱。

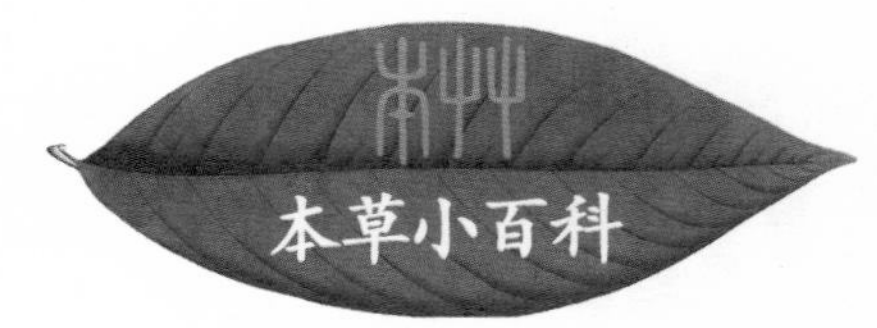

濒危物种

泛指因自身原因或人类活动等因素，使其野生种群面临灭绝危机的物种，据其灭绝的危险程度，分为灭绝（EX）、野外灭绝（EW）、极危（CR）、濒危（EN）、易危（UV）、近低危（NT）、无危（LC）等8个级别。

石斛

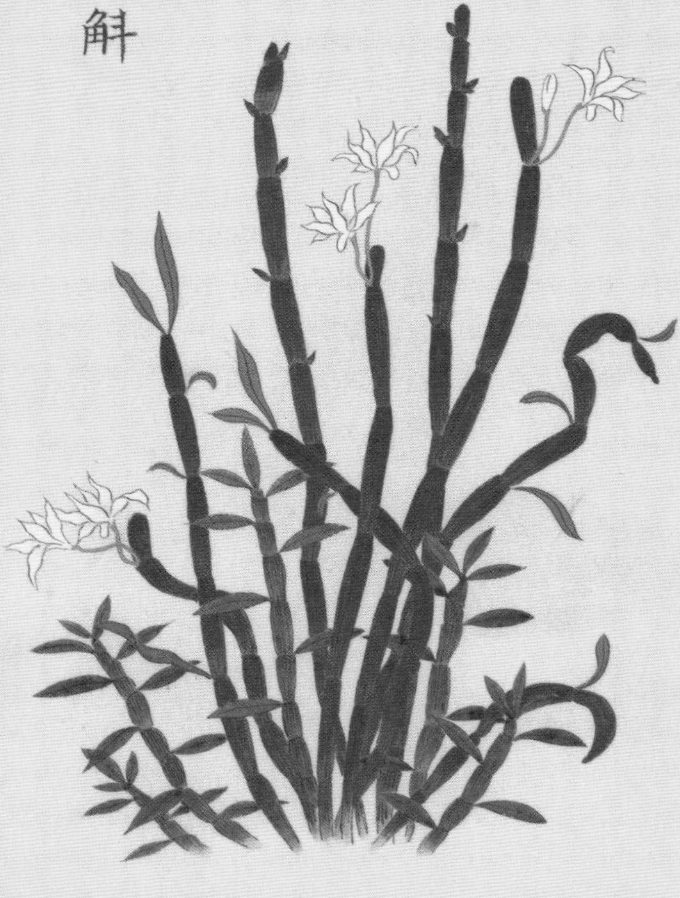

石斛

医案

金峙生君令堂，年近五旬，发热身痛，舌苔白腻，溲热胸闷脉滑。予初以三仁汤，加连翘、山栀，接服两剂，热愈甚，口渴心烦，舌苔转燥，脉亦转数。盖伏邪病热，邪蕴伏甚重，遂易方以黄芩、栝蒌、地骨皮、青蒿各三钱，连翘、知母各四钱，木通一钱，银茈胡二钱，芦根、茅根、鲜生地各一两，梨汁一酒钟和服。一剂热少平，二剂后，病患忽战栗恶寒，震动床帐，盖欲作战汗也。病家误会，谓药之误，议延他医。幸其弟陶骏声君来告，速予往救。

予谓此战汗也，病退之机，不可妄动。及予至其家，则战栗已止，身出大汗，而脉静身凉，神气亦甚安静，但觉疲倦而已，随用薄粥汤与饮，以扶胃气，并以沙参、麦冬、百合、苡仁、石斛、花粉、甘草、茯苓等调养两日而痊。

《丛桂草堂医案》。

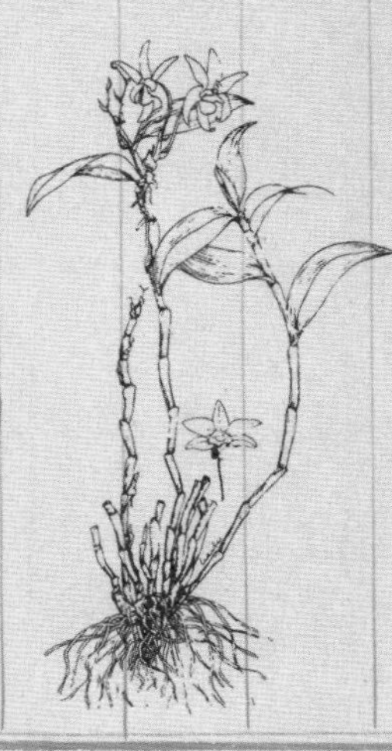

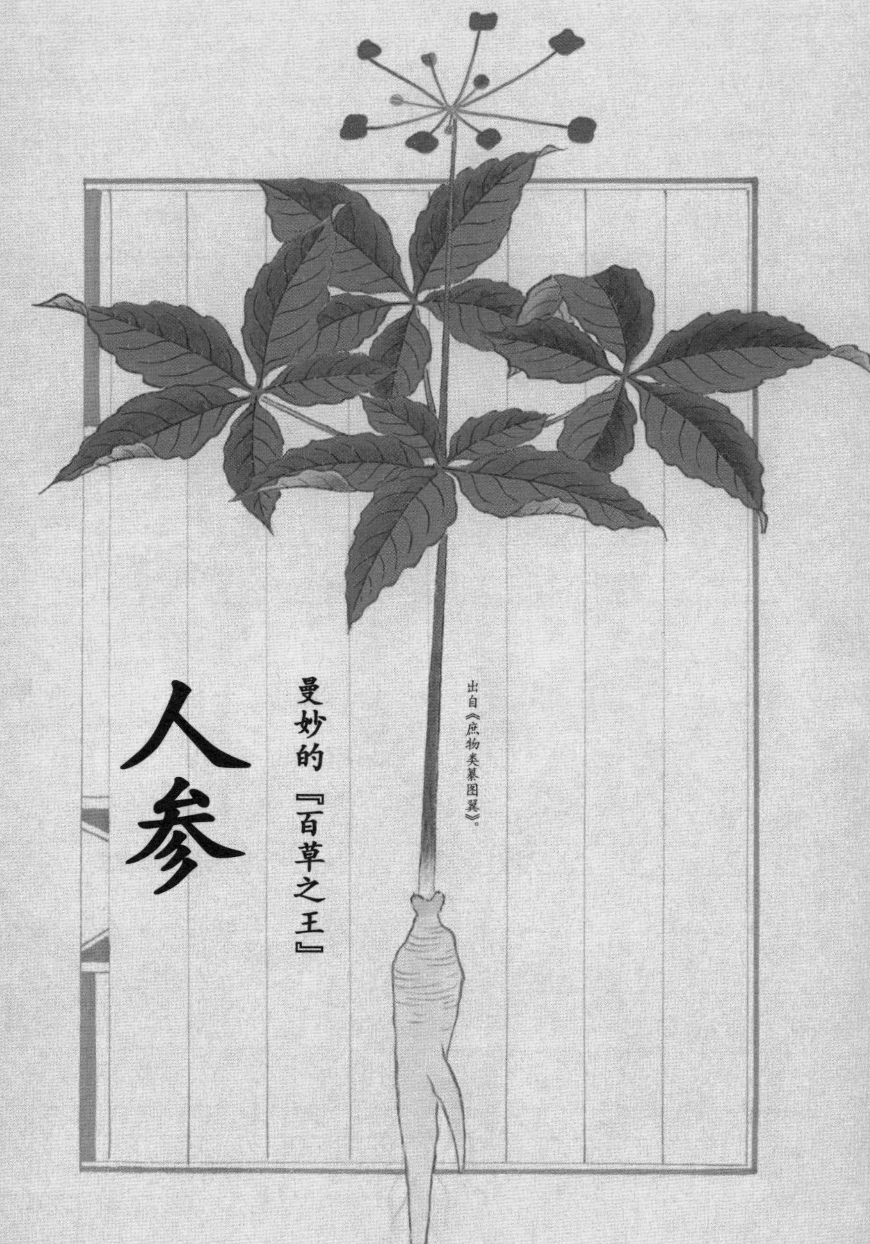

出自《庶物类纂图翼》。

人参

曼妙的『百草之王』

人参在中国可谓家喻户晓，被称为“百草之王”。按著名植物学家吴征镒院士的说法，人参属植物起源于第三纪古热带山区。央视的《走近科学》栏目曾播过专题片《人参传奇》，其中有这样一句解说词：“人参是地球上仅存的新生代第三纪孑遗植物之一。”如此说来，人参在我们这颗星球上繁衍生息的历史，怎么也有2500多万年之久了。

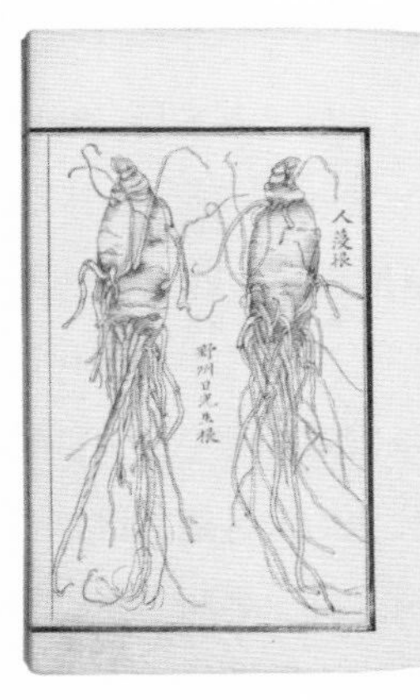

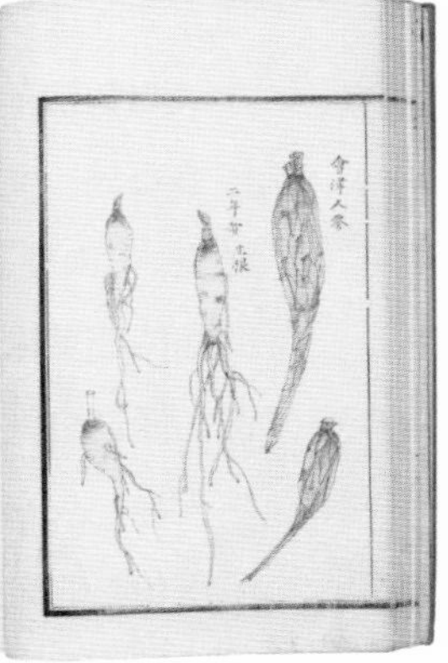

出自《本草图汇》。

在世界范围内，中国先民是最早认识到人参这种植物的民族。宋承吉教授在《论仰韶文化与中国人参》一文中指出，人参在中国的应用有5000年以上的历史。也有其他学者通过姓名学方法为此提供间接证据。对人参的明确记载，是始于春秋时期范蠡的《范子计然》一书，书中有：“人参出上党，状类人形者善。”书中所说的上党，就是现在的山西省长治地区，这正是当时人参的产地；后半句“状类人形者善”，则说明当时的人们已经掌握了甄别人参品质的标准，并以形状类似人形者为贵。此后，《说文》明确指出人参为药用植物：“参，人参，药草，出上党。”而略晚于《说文》成书的医学专著《伤寒论》，则收录了113个药方，其中包含人参的方子达21个。这也表明在东汉时期，中国人对人参的药用价值已经有了系统的认识，并把人参用于治疗各种病症。《神农本草经》称人参“主补五脏，安精神，定魂魄，止惊悸，除邪气，明目，开心益智”，是上品良药。自唐朝以降，山西太原府进贡朝廷的物品中，就包括人参等地方特产。

明朝初年，人参已不多见。开国皇帝朱元璋还算懂得体恤百姓，说：“朕闻人参得之甚艰，岂不劳民，今后不必进。”人参越是稀缺，就越受到世人追捧。到了李时珍所处的明朝末期，人参几乎成为包治百病的神药，身价倍涨，涌现出大量以采参为生的人，导致多地的野生人参濒临灭绝，仅在长白山地区还有踪迹可寻。满族神话《两世罕王传》中提到，有一名叫“东壁”的汉族大夫前往长白山采挖人参，并在滞留期间为女真人治病疗伤，向努尔哈赤出谋献策。据考证，这名叫“东壁”的大夫就是名医李时珍。到了清初，人们对人参的狂热有增无减。因此，康熙三十八年（1699），清政府开始实施特许采挖制度，限量发放的许可证就是诸多文献中所说的“参票”。在当时的社会环境下，参票可等同于真金白银，常被皇室用于赏赐有功之臣。

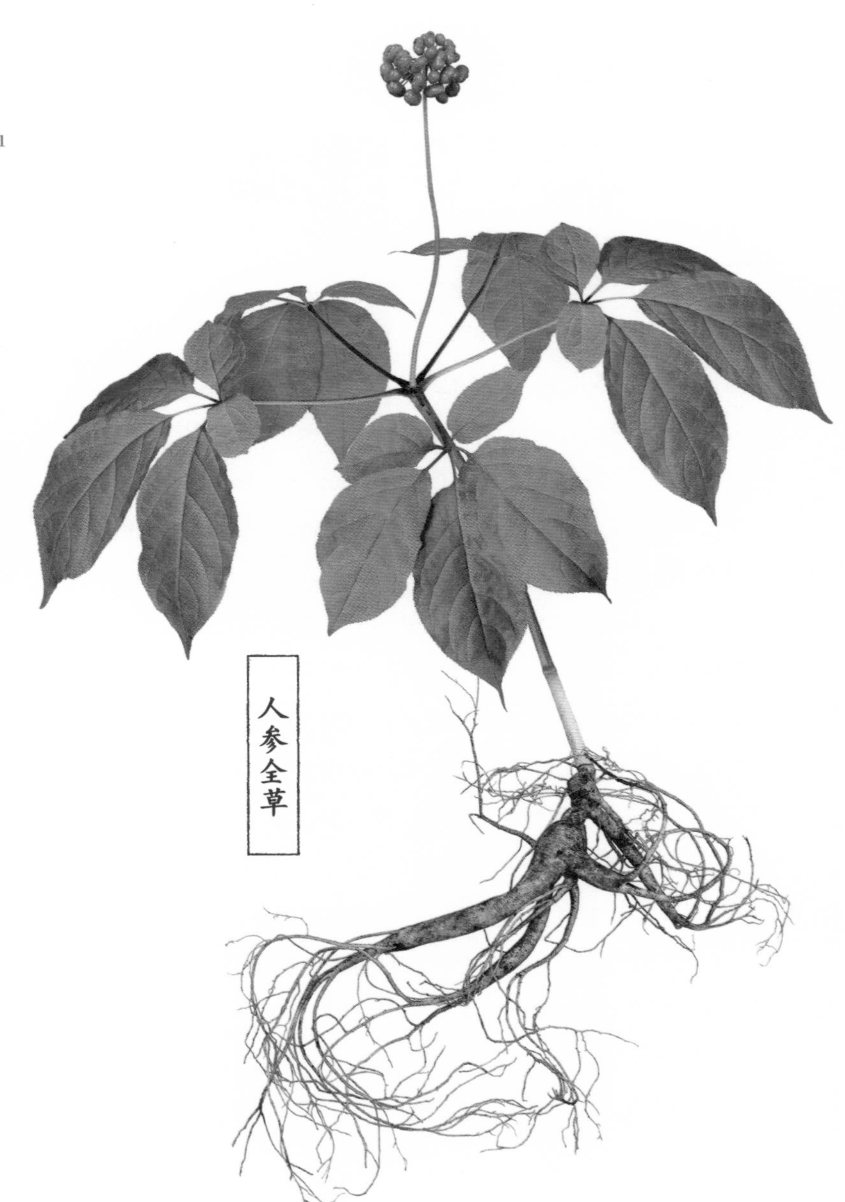
人参全草

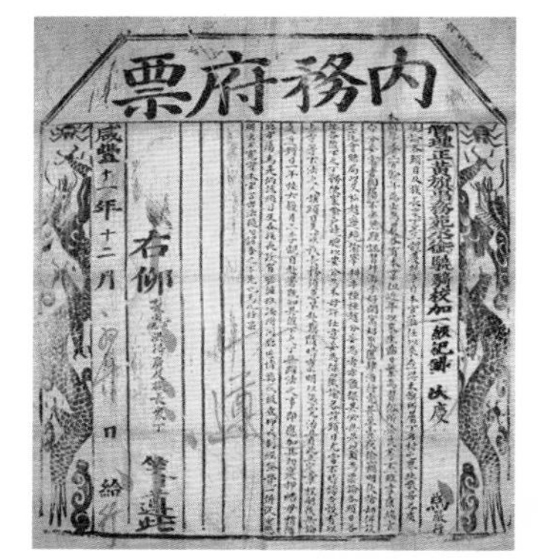
内務府票

右仰

咸豐十一年十二月　日給

随着人参产量逐年递减，清政府只得随之减少“参票”的发行数量。比如盛京（沈阳）等处，原来的参票配额为5000张，到乾隆九年（1744）后便裁减至3500张。而据《剑桥中国晚清史》记载，到了1853年，清政府干脆停止向汉人发放“参票”，由朝廷直接派人控制人参的采挖，所得收益，则用作镇压太平军的军饷。

野生人参供不应求，中国开始引进西洋参。法国耶稣会教士杜德美（P. Jartoux，1668—1720）在华传教期间，曾于1708年受康熙皇帝之命绘制中国地图，在去东北实地考察时，杜德美见到了人参，他照着实物画了一张素描并亲口尝了人参。画图勉强还算职责范围内的事情，但杜德美捎带着干起了“植物猎人”的勾当。杜德美在写给传教会会长的信中，详细介绍了人参的产地、形态、生长状况和采集方法，并且推测在相似的地理位置上也有可能发现人参。在信中，杜德美也描述了自己服用人参后身体的奇妙感受以及人参的奇特功效。

这个身份复杂的传教士，在接受神学教育的同时，显然也接受过严格的科学训练，他根据人参在中国的生长环境进一步推断：人参大致位于北纬39－47度、东经10－20度，另一个可能生长人参的国家是加拿大。通过杜德美的这封信以及随信附寄的那张素描，西方世界开始初步认识人参。后来，在加拿大魁北克传教的另一位法国传教士拉菲托通过向印第安人咨询，证实当地果然也出产和人参同科同属的植物。这种植物传入中国后，被称为西洋参。

中国人对人参的狂热追求，使精明的法国商人发现了商机。从1718年起，法国人开始向中国出口西洋参，当时的中医曾一度误以为西洋参的原产地是法国。后来，英国也加入向中国出口西洋参的行列。《清史稿》中记载，英国通过第一次鸦片战争和清政府签订通商章程后，美国也要求清政府按照中英通

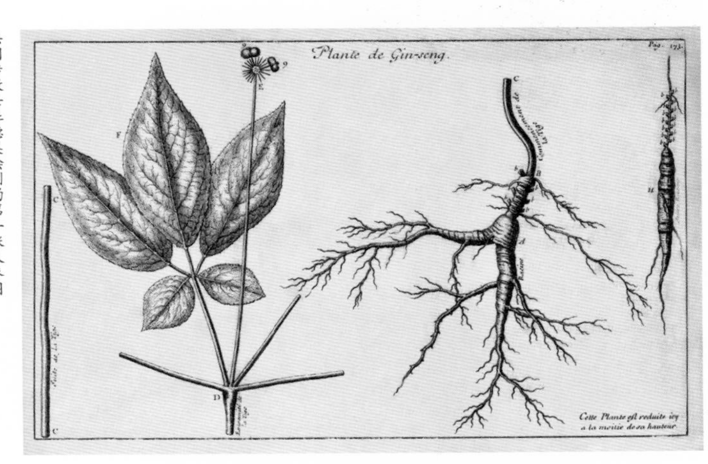

法国传教士杜德美绘制的第一张人参图

商章程，减少进口美国洋参、铅锭的关税。从此，美国的西洋参绕开英法两国，开始直接出口到中国。因美国当时也被译称为“花旗国”，故西洋参又被称为“花旗参”。美国首次直接向中国出口西洋参是在1784年2月，满载西洋参的“中国皇后号”货轮于当年8月抵达广州，换取上百吨茶叶和丝绸、瓷器等物品返航。到18世纪后期，每年大约有几十吨西洋参从美国运往中国。

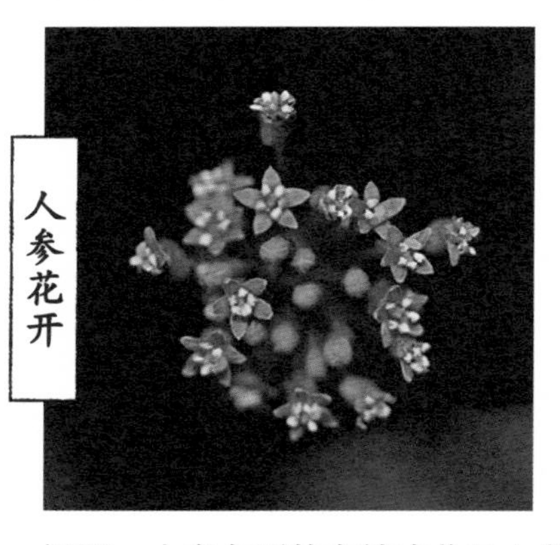
人参花开

数千年来，中国人对人参狂热到几乎迷信的程度，难道真的像很多西方人所认为的那样是无知的吗？显然不是。现代医学证明，人参主要的有效成分是人参皂苷，而人参皂苷对免疫系统、中枢系统、心脑血管系统、抗肿瘤等都有影响和调节作用。除了采挖野生人参和进口西洋参外，中国人在很久以前也开始人工栽培人参。《晋书 · 石勒别传》中提到石勒成为一代君王之前在家园里种植人参的经历。如此推算，我国栽培人参的历史至少可追溯到西晋末年，距今有1600多年的历史。而唐朝的人参栽培范围已经扩展到浙江一带，著名诗人陆龟蒙就在《奉和袭美题达上人药圃诗》中言及在自己隐居的松江甫

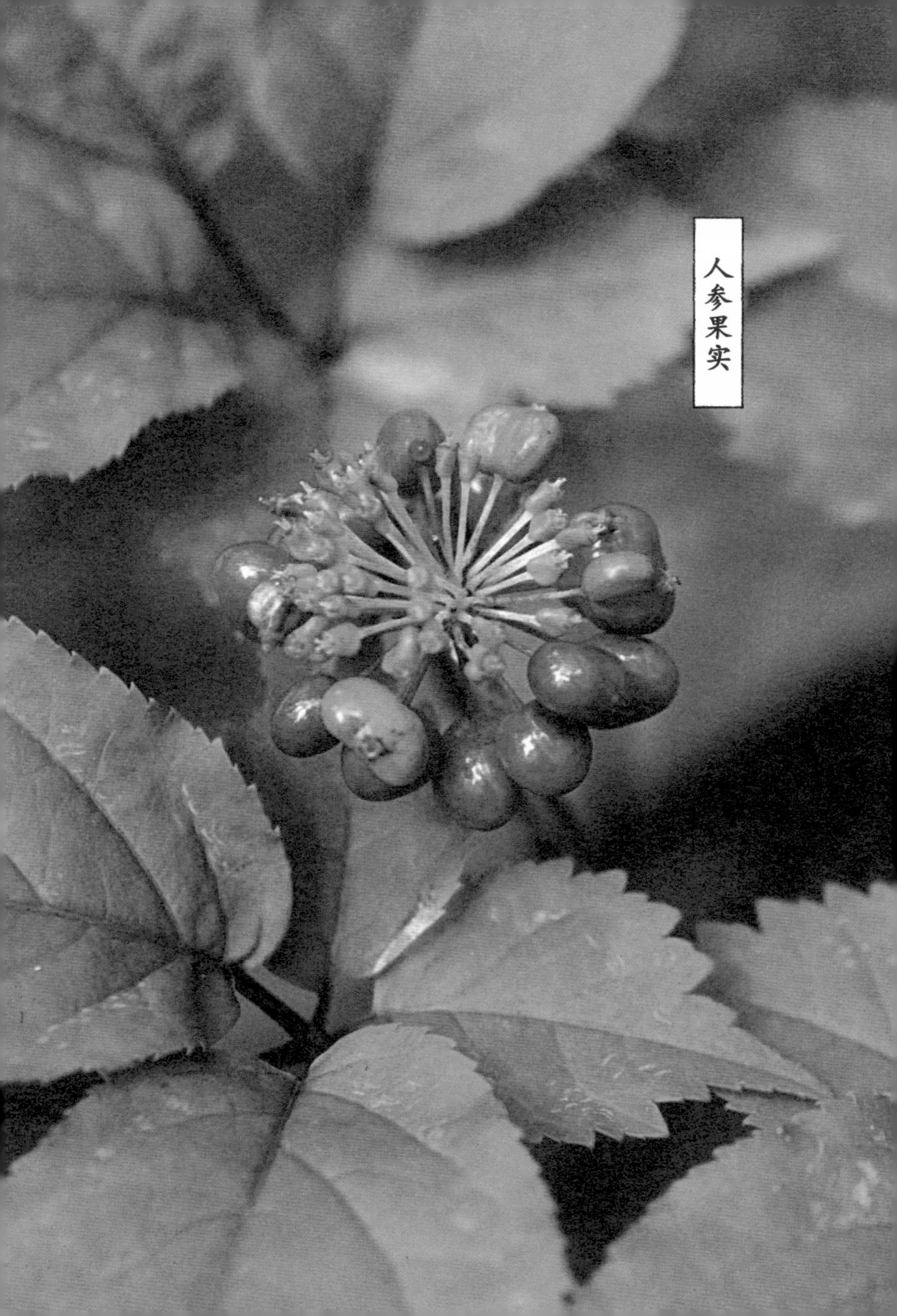
人参果实

的茶园栽种人参，之后再把人参移栽到山涧溪谷旁的过程。而苏轼在《人参》一诗中，写了把原产于上党的人参栽种到广东罗浮山的经过。李时珍则在《本草纲目》中提到高丽参的栽培，称“亦可收子，于十月下种，如种菜法”。清朝唐秉钧《人参考》详细记述了人参种植的搭棚、发苗、移栽、选地、灌溉、施肥、追肥等环节，据此判断，在乾隆年间，人参种植技术就已经比较成熟了。

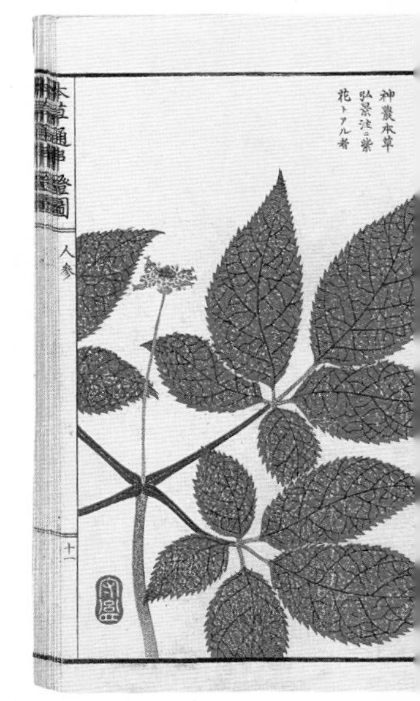

人参栽培有如此悠久的历史，至今却鲜有人在家尝试盆栽。这主要是因为人参在数千年的漫长岁月里，为了适应高海拔地带的气候环境，人参的组织结构发生了改变——人参的叶片没有气孔和栅栏组织，无法保存水分。当直射光过于强烈或气温过高时，人参的叶片就会被灼伤，继而慢慢枯死。此外，人参对水和肥都很挑剔。但更为重要的原因是人参的药用价值完全遮蔽了其审美价值。

实际上，人参作为五加科植物，其观赏性表现在各个生长时期。只要参龄在3年以上，从春季发芽开始，人参就会顶着花蕾从地里冒出，其叶片慢慢展开，露出晶亮碧绿的花蕾。适

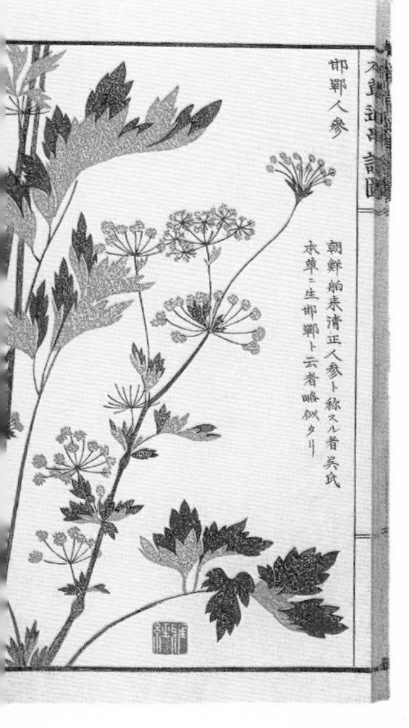

出自《本草通串证图》。

宜的光照对人参而言极其珍贵，它们必须尽快完成授粉。人参在黎明之际开花，并在几小时内完成授粉。太阳一出，人参花就萎谢了，取而代之的是无数细碎的绿色珍珠。等这些小米粒大的珍珠渐渐变成豆粒大小，就可以观察到它们慢慢由绿变红的过程。

当环境温度发生变化，只要保证水分供应适度，人参就会自动进入休眠状态。直到来年春天，它们才会从沉睡中慢慢苏醒，并开始新一轮生长。另外，人参除根部形状酷似人形，还有一点和我们人类相似：人参的种子从脱落到次年破土发芽，需要270多天，跟我们人类从受孕到诞生所需时间相差不多。

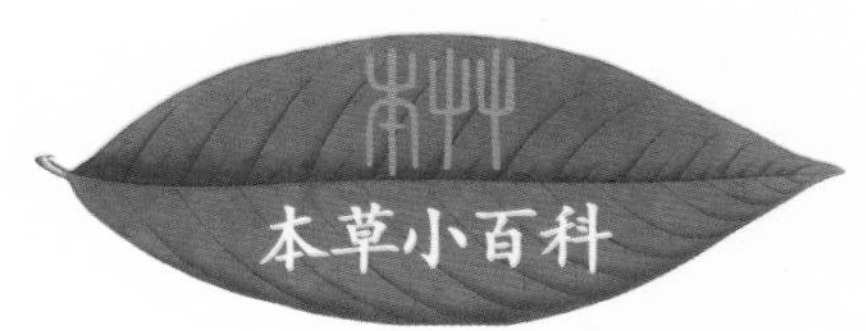

栅栏组织

组成叶肉的同化组织，由一群细胞构成。这些细胞多呈长柱形，内含较多的叶绿体，而且呈栅栏状整齐排列。

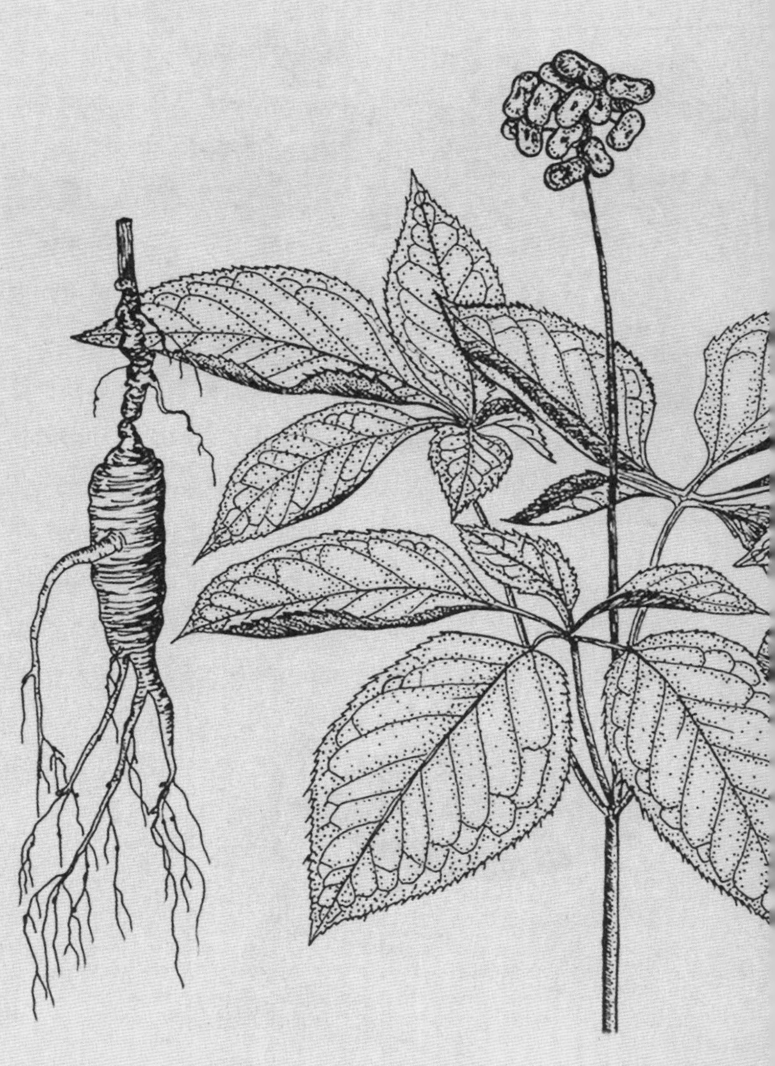

医案

《寓意草》，明末清初医家喻昌撰于明崇祯十六年（1643）。强调『先议病，后用药』，并制定了议病格式。在医案著作中有相当的影响。

人参

嘉靖己未，五六七月间，江南淮北，在处患时行瘟热病，沿门阖境，传染相似。用本方倍人参，去前胡、独活，服者尽效，全无过失。万历戊子、己丑年，时疫盛行，凡服本方发表者，无不全活。又云：饥馑兵荒之余，饮食不节，起居不常，致患时气者，宜同此法。

昌按彼时用方之意，倍加人参者，以瘟气易染之人，体必素虚也。其用柴胡即不用前胡，用羌活即不用独活者也，以体虚之人，不敢用复药表汗也。饥馑兵荒之余，人已内虚久困，非得人参之力以驱邪，邪必不去，所以服此方者，无不全活。今崇祯辛巳、壬午，时疫盛行。道殣相藉，各处医者，发汗和中药内，惟用人参者，多以活人。更有发疵一证最毒，惟用人参入消疵药内，全活者多。此人人所共见共闻者，而庸愚之人泥执不破。诚可哀也！又有富贵人，平素全赖参、术补助，及遇感发，尚不知而误用，譬之贼已至家，闭门攻之，反遭凶祸者有之。此则误用人参为温补，不得借之为口实也。

玉簪

江南第一花

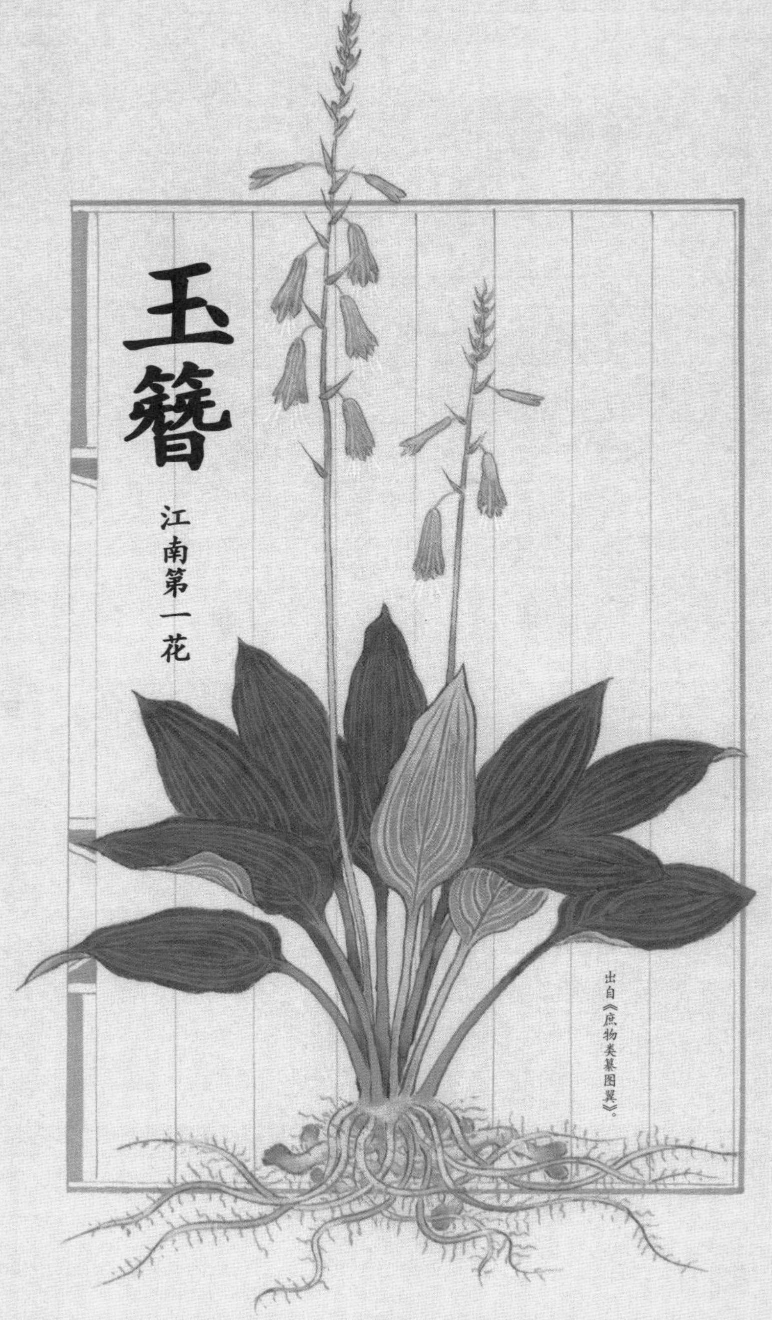

出自《庶物类纂图翼》。

在文明的发展过程中，跨地域的植物的交流始终未曾中断。从某种意义上讲，植物的交流，也是人类文化交流不可或缺的重要组成部分。比如小麦大约在5000年前从西亚经印度传入中国，肉桂、生姜等中国本土植物自西周时开始往世界各地传播。一种植物的传入，不仅满足了当地人对异域风土的好奇之心，甚至可以给当地的社会、经济带来翻天覆地的变革，也会极大地丰富当地的文化内涵，玉簪便是这样一种本草植物。

玉簪，百合科多年生草本植物，因其花含苞待放时的颜色与形状，和中国古代贵族用于绾发的白玉簪相仿而得名。民间也有类似传说，传说王母娘娘有一次宴请众位仙女，觥筹交错间，仙女们酩酊大醉，不觉云鬓松斜，宴罢回宫时仙女们头发上的玉簪坠落人间，化作玉簪花。有王安石的诗《玉簪》为证："瑶池仙子宴流霞，醉里遗簪幻作花。万斛浓香山麝馥，随风吹落到君家。"传说和王安石的诗究竟孰先孰后，已不得而知。但这样的说法一直被后人沿用下来，便有了《花品》中模糊的定义："玉簪花，醉里遗簪。"

汉代刘歆所著的描写西汉杂史的笔记体小说集《西京杂记》中载："武帝过李夫人，就取玉簪搔头，自此后宫人搔头皆用玉，玉价倍贵焉。"从这则典故衍生出玉簪的别称"搔头"倒也顺理成章。但这和玉簪花的名字由来并没有必然的因果关系，演绎而已。也有人根据商纣王的妃子难产，因见玉簪花而顺利分娩的传说，把古人对玉簪花的记述，一下上推到了商代。不过，按照李时珍在《本草纲目》中的说法，玉簪花可解毒，甚至能化解卡在喉咙里的鱼骨。而《摘玄方》则称玉簪花可用于妇人“断产”，即绝育。催产与断产，完全是背道而驰的。古人对自然的认识再怎么残缺，也不至于如此糊涂，可见都只是传说。

最早关于玉簪花药用的记载，是南朝梁时陶弘景的《本草经集注》，其中所说的“味甘，上有丛毛，最胜”，便是玉簪花的根。入唐以后，作为观赏植物，人工栽培玉簪花的记录变得清晰起来，如唐代诗人卢纶的诗作《陈翃中丞东斋赋白玉簪》，题中的“东斋”即指陈翃中丞宅邸书房，诗人因见书房庭院里栽种的白玉簪，欣然赋诗。唐末诗人罗隐的《玉簪花》也可作为旁证：“雪魄冰姿俗不侵，阿谁移植小窗阴。若非月姊黄金钏，难买天孙白玉簪。”入宋以后，人们发现了和白玉簪同科的植物紫萼，从而将这一类植物统称为玉簪，并将白玉簪与紫萼相对，称为白萼。由此也可看出，玉簪花原本指的是白玉簪这种植物。

与中国古人早在1000多年前就开始栽培玉簪花的历史相比，欧洲国家认识这种植物，不过300多年的历史，最初仅限于图文资料。1690年，一名德国博物学家跟随荷兰贸易代表团赴日工作，他回到欧洲后，根据自己在日本的见闻，撰写了一

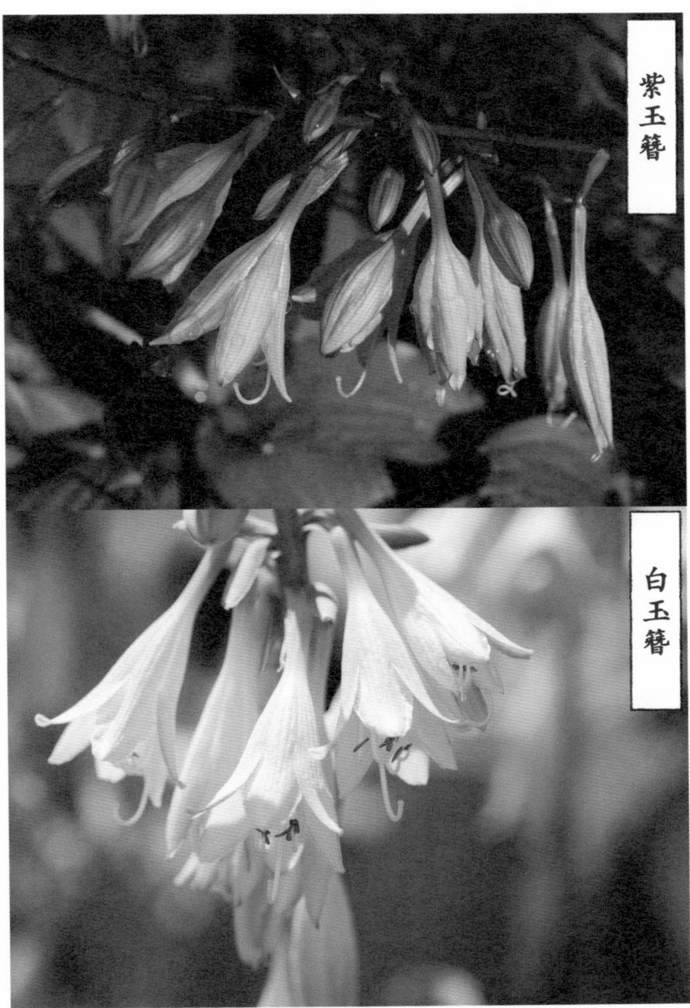
紫玉簪
白玉簪

本《日本志》。在书中，作者图文并茂地介绍了玉簪花的形态特征。此后，原产于东方的玉簪花开始逐渐被欧洲人了解。在之后的近百年间，除个别光顾过东亚的专家外，几乎所有的欧洲人都未见过真正的玉簪花。在18世纪下半叶，一名法国驻澳门领事将原产于中国的玉簪种子带回巴黎，将其作为礼物送给了巴黎植物园。通过人工繁育，这些玉簪花开出了芳香馥郁、洁白如玉的花朵。不久后，玉簪花被引入荷兰。

玉簪花在欧洲的大面积传播，无法绕开的是荷兰的莱顿大学。莱顿大学是欧洲最具声望的大学之一，也是荷兰王国历史最为悠久的高等学府。19世纪初，得益于莱顿大学园艺学家的育种选种工作，玉簪在欧洲普及开来。20世纪后，欧洲人开始对玉簪进行杂交，市场上销售的玉簪品种逐渐多元化，玉簪也迅速在全球范围内得到推广。

成立于1968年的美国玉簪协会甚至制定出玉簪花的分类系统。以玉簪的叶色分类，可分为绿叶品种群、蓝叶品种群、黄叶品种群、叶缘变叶品种群、叶中变叶品种群，及条纹或斑叶品种群；以花期分类，则可分为早花玉簪、中花玉簪、晚花玉簪、迟花玉簪等。从中可以看出玉簪花在西方园艺界发展壮大的现状，并且，国外也开始研究玉簪花的药用价值。诸多外国学者对玉簪花的主成分——黄烷醇类天然化合物进行了深入研究，发现它具有多种保健功能和生物作用，如清除自由

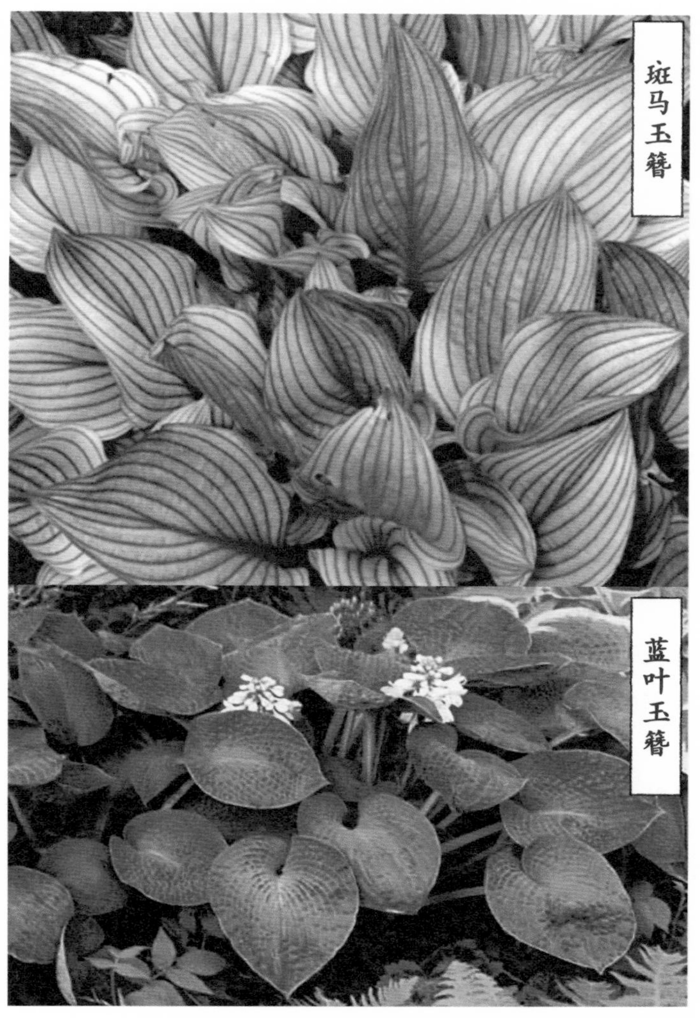
斑马玉簪
蓝叶玉簪

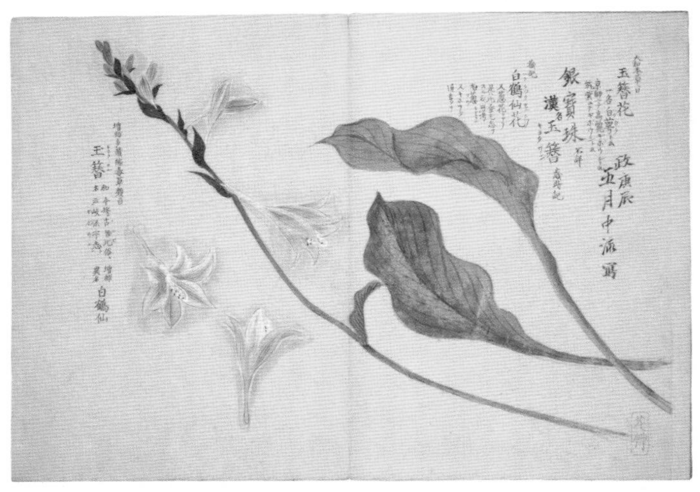

出自《梅园百花画谱》。

基、抗氧化、抗肿瘤、抗炎、抗真菌、保护肝脏和心血管等，并推测该类成分可能是玉簪花的主要活性物质之一。现在，世界上园艺栽培的玉簪品种已经达到4000个以上了。在这些种类繁多的玉簪新品种中，就有部分产品返销到了中国。从20世纪80年代开始，中国自国外引入多个玉簪品种，但应用于园林绿化的玉簪寥寥无几。

与国外专注于玉簪花的园艺价值有所不同，中国古代常把玉簪用于药食和观赏，还把玉簪花用来制作女性化妆用的胭脂。入宋以后，出现了玉簪花用于女性面部化妆的记载。江道宗《百花藏谱》中有将玉簪花花蕊上的粉与面粉和在一起敷

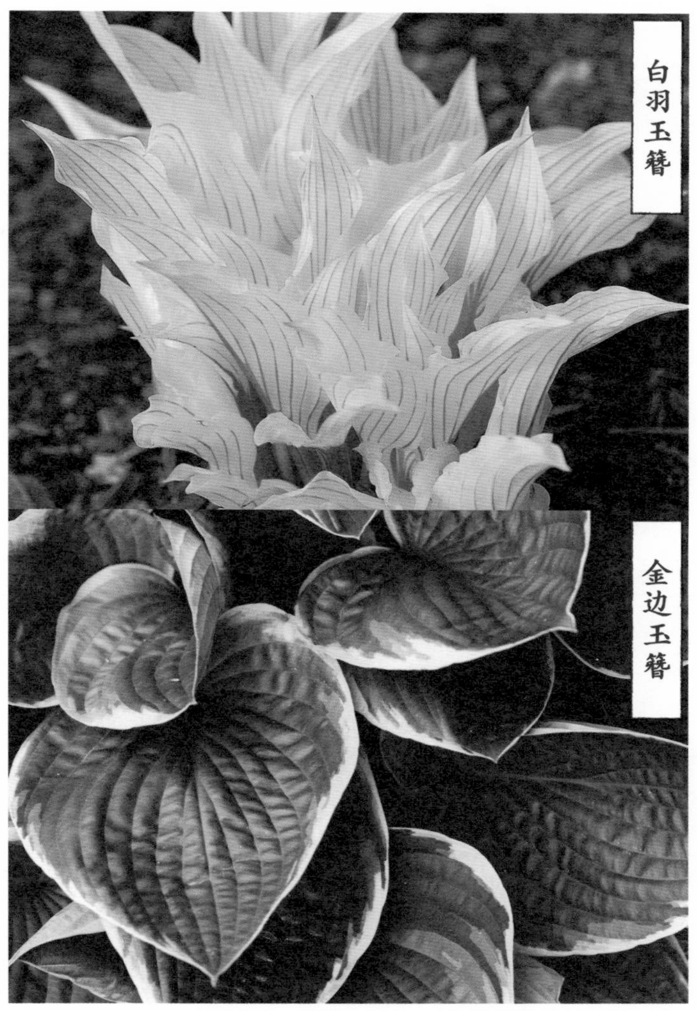
白羽玉簪
金边玉簪

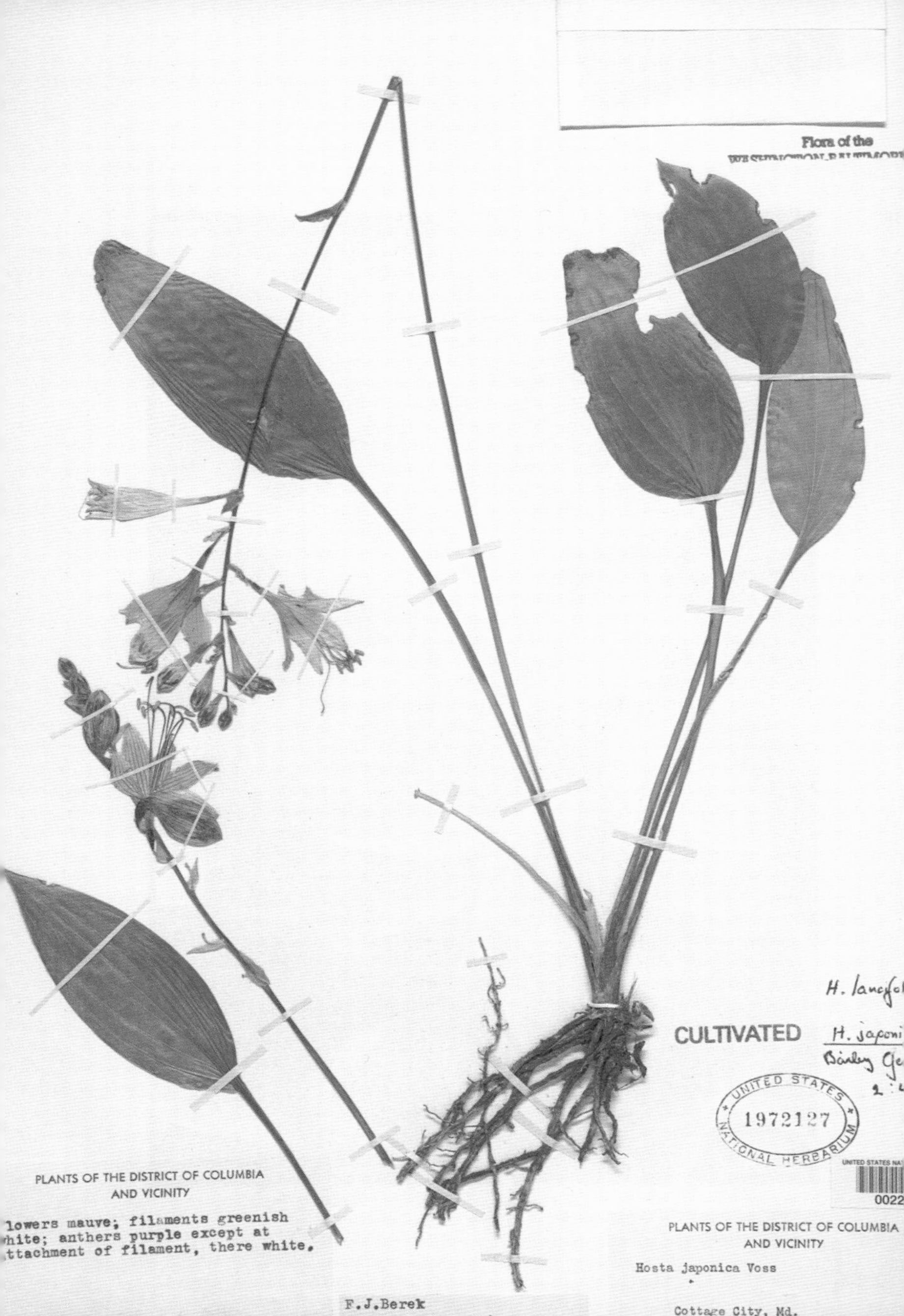

Flora of the
CULTIVATED
UNITED STATES
1972127
NATIONAL HERBARIUM
PLANTS OF THE DISTRICT OF COLUMBIA
AND VICINITY
lowers mauve; filaments greenish
hite; anthers purple except at
ttachment of filament, there white.
F.J.Berek
PLANTS OF THE DISTRICT OF COLUMBIA
AND VICINITY
Hosta japonica Voss
Cottage City, Md.

面的记载，相当于现代女性所用的粉底，不过其加工程度没有现在的精细。在《本草纲目拾遗》中，赵学敏这样写道：“今人取其含蕊实铅粉其中，饭锅上蒸过，云能去铅气，且香透粉内，妇女以匀面，无皯痣之患。”把铅粉放入玉簪花苞内蒸煮，是为了去掉胭脂粉所含铅粉中的“铅气”，并吸取玉簪花的香气，类似的制作方法在明清文献中多有记载。

玉簪的叶形娇莹，色白如玉，入夜花开时清香幽远，是中国古典庭园中重要的花卉之一，曾被北宋文学家黄庭坚誉为“江南第一花”。遗憾的是，我们未能继承玉簪的园艺文化，让西方人占了先机。

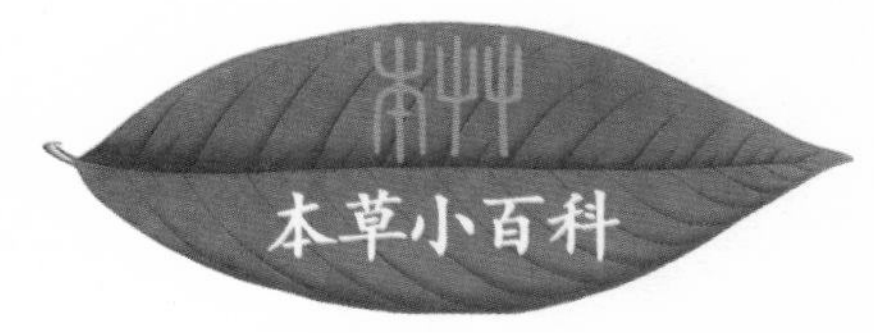

玉簪、紫萼和紫玉簪之间的区别

玉簪和紫萼都是百合科玉簪属的多年生草本植物，为我国特产；玉簪植株较矮，高约30厘米，而紫萼的植株高达60～90厘米；玉簪花大，白色，芳香，夜间开放；紫萼花小，紫色，无香，且在白天开放。紫玉簪则原产于日本，且花葶的高度和花朵的大小都不及前两者。

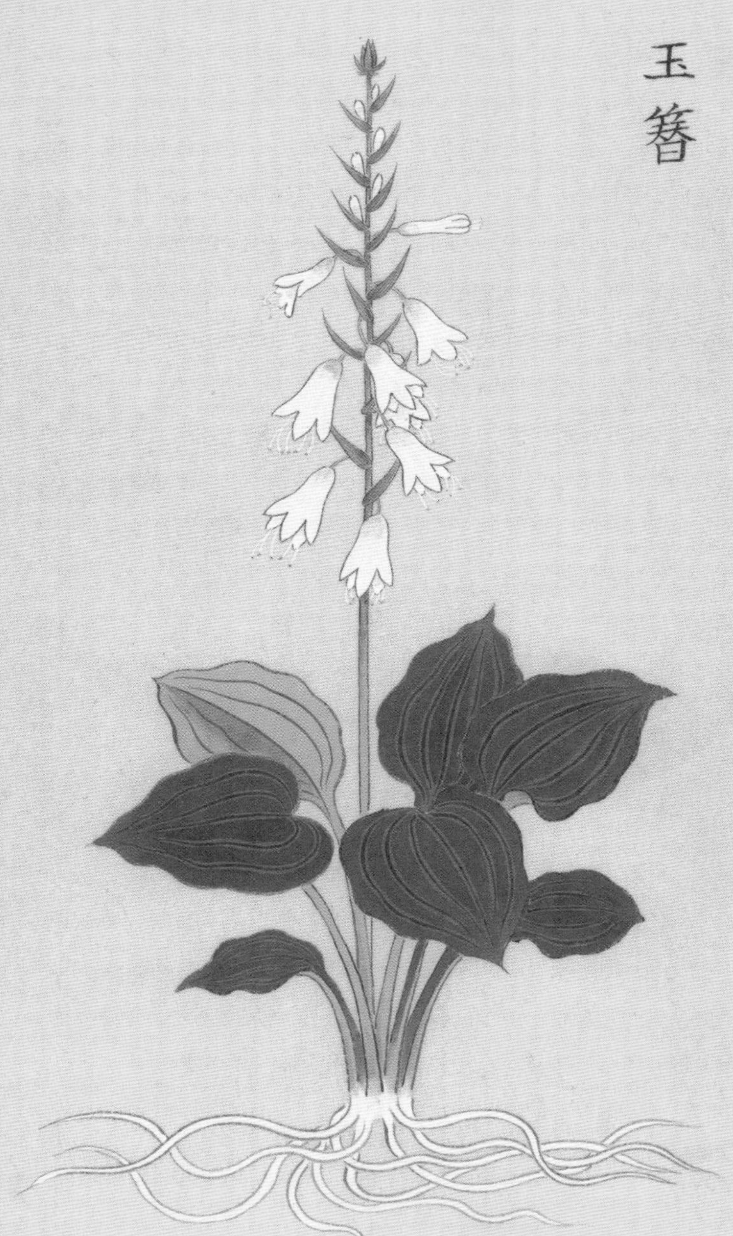
玉簪

医案

《余无言医案》，原名《翼经经验录》，系中医世家无言先生生前自撰稿。

玉簪

（按：治疗瘰疬）取紫玉簪花，连根、茎、花、叶（不开花时，取根、茎、叶亦可），不论多少，勿洗去根上泥，置石臼中，以石杵杵之（不经铜铁器），使烂如泥，入布袋中绞汁；其渣入臼，量加陈醋再捣，再予绞汁，其渣再加醋捣绞如前。将一、二、三次捣绞之汁，同入一砂锅中，慢火熬如流膏状，待冷封固。用时取毛笔蘸搽患部，日二三次。不论已破、未破，均可外搽，毫无痛苦。轻者二三星期即愈，重者不过一月而愈。此为余屡试屡效的经验方。

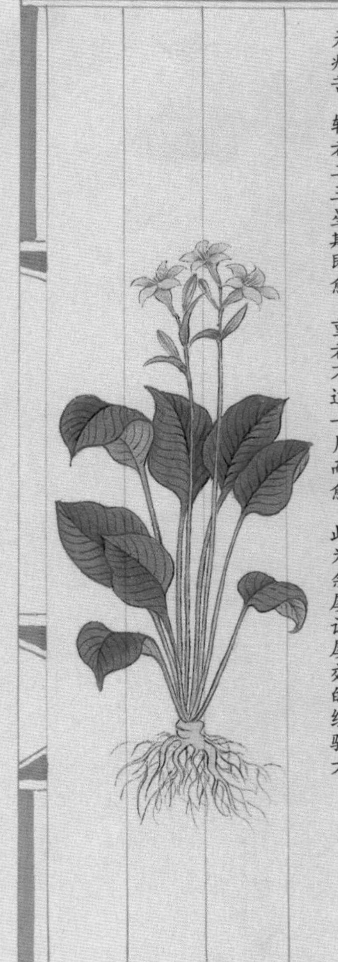

淫羊藿

让你离不开我

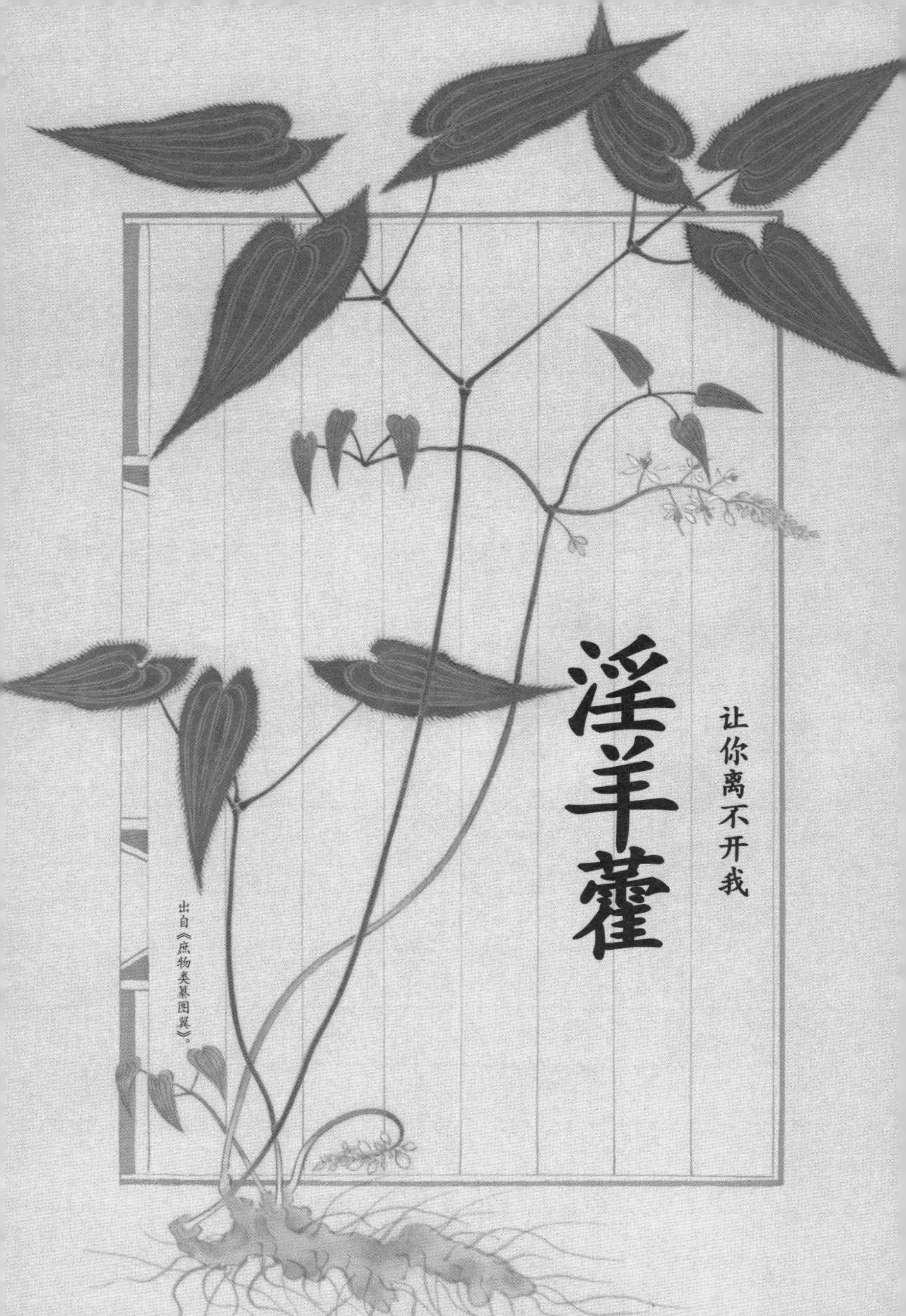

出自《庶物类纂图翼》。

淫羊藿，一味常用且赫赫有名的中草药，它的名字可能会让一些女性羞于启齿。李时珍在《本草纲目》中解释说："弘景曰：'服之使人好为阴阳。西川北部有淫羊，一日百遍合，盖食此藿所致，故名淫羊藿。'时珍曰：豆叶曰藿，此叶似之，故亦名藿。"也就是说，西川北部地区的羊吃了这种植物，一日能交配百次；之所以缀以"藿"字，则是因为藿在古代指的是豆叶，而这种植物叶子的形状与豆叶相仿。

上文所说的弘景即为南梁时期著名的医药家、炼丹家和文学家陶弘景。陶弘景是个颇具传奇色彩的历史人物。文献记载，他9岁熟读诗书，10岁那年偶然得到一本葛洪的《神仙传》，如获至宝，日夜研读，15岁便向往隐逸生活。不过世事难料，陶弘景未能过上憧憬已久的隐逸生活，反而入世，在官场沉浮几十年，于492年辞官归隐茅山。陶弘景在隐居山林期间，为后人留下了几十部著作，其中就包括《本草经集注》。前面李时珍在《本草纲目》中引述的内容，便出自这本书。民间有传说，陶弘景看到频频发情的公羊后，受到启发，经反复验证，证实了一种植物的壮阳功效，于是他便将这种植物命名为"淫羊藿"。但实际上，成书于东汉时期的《神农本草经》已经对其有所记述，名称的意思也大同小异——"刚前"。所谓"刚前"，无非壮阳的另一种委婉说法。

在我国，至少在中唐时期就已经开始人工栽培淫羊藿。最早关于人工栽培淫羊藿的文献，与我们熟悉的诗人柳宗元有着直接的关系。805年，柳宗元参与的“永贞革新”失败，他被朝中宦官排挤，获贬为邵州刺史。在赴任途中，又被再度降职为永州（今湖南零陵一带）司马。当时的永州荒僻落后、环境恶劣，柳宗元适应不了这里的气候和环境，又加上仕途失意、郁郁寡欢，没过几年便患上了风湿，走路都十分困难。在当地一位管理荒田的小官吏的建议下，柳宗元挖淫羊藿种在自家的庭院里，以备日后长久煎服。后来，他诗兴大发，并专门为此赋了一首《种仙灵毗》。所谓仙灵毗，又称仙灵脾，即为淫羊藿的别称。虽说淫羊藿和仙灵脾指的是同一种植物，但药用的部位不同：仙灵脾指的是植物的根茎部，而淫羊藿常指叶子。中医理论认为，脾主肾，肾脏强壮的前提是脾脏必须要好，否则即使直接补肾，也不会起什么作用，所以叫作仙灵脾也有一定的道理。

黄花淫羊藿

淫羊藿是一种小檗科多年生草本植物，仅分布于中国境内的品种就达40余种，因以3的几何数分杈，东北地区又称

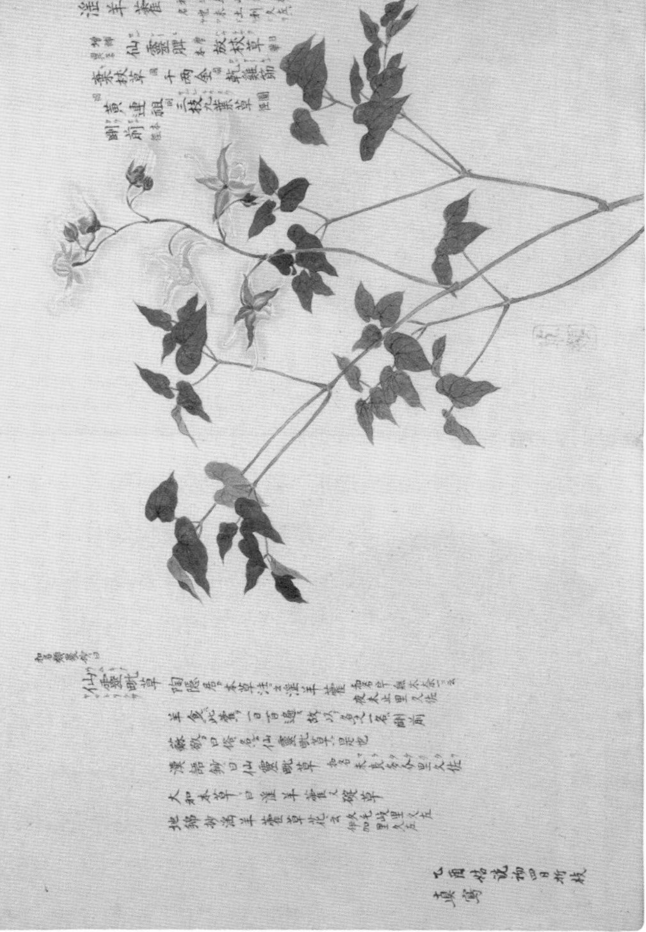

出自《梅园百花画谱》。

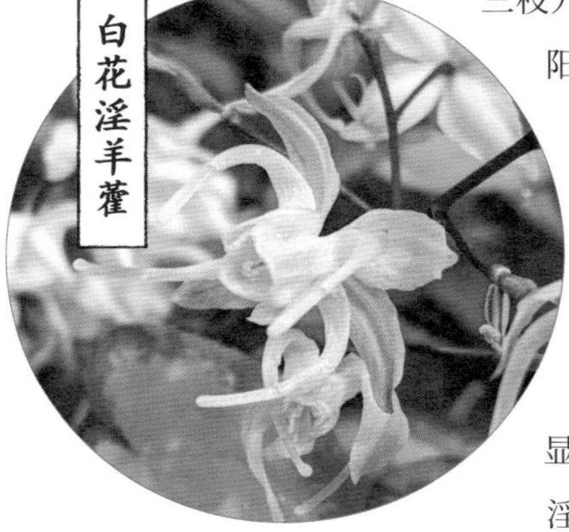

白花淫羊藿

三枝九叶草。在古代，淫羊藿主治阳痿早泄、腰酸腿痛、四肢麻木、神经衰弱、目眩等症。现代医学证实，淫羊藿不仅具有显著的壮阳作用，也对心脑血管、血液、免疫、骨髓系统等的疾病具有显著疗效。

淫羊藿的花形、花色都很丰富，可以满足产品的系列化需求，且淫羊藿的植株高20～60厘米，稍加驯化，即可成为绝好的家庭园艺素材。淫羊藿的叶子有心形、卵形、箭头形等，皆呈纸质或厚纸质；其枝干坚硬、弹性十足，分杈处有结节，状若细竹，又与禽类凸起的关节有几分相似；每个枝丫撑起3片叶子，疏落而飘逸，自有几分禅意。花是圆锥状花序，长10～35厘米，上面开20～50朵花，每逢花季就花繁似锦。淫羊藿的距状花瓣花形张狂，形似羊角，又仿佛横

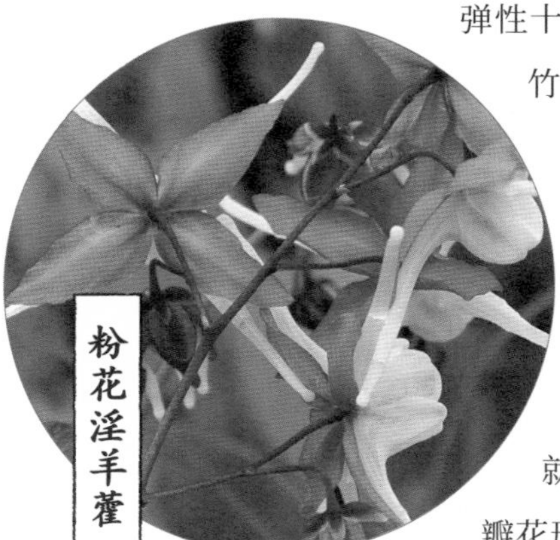

粉花淫羊藿

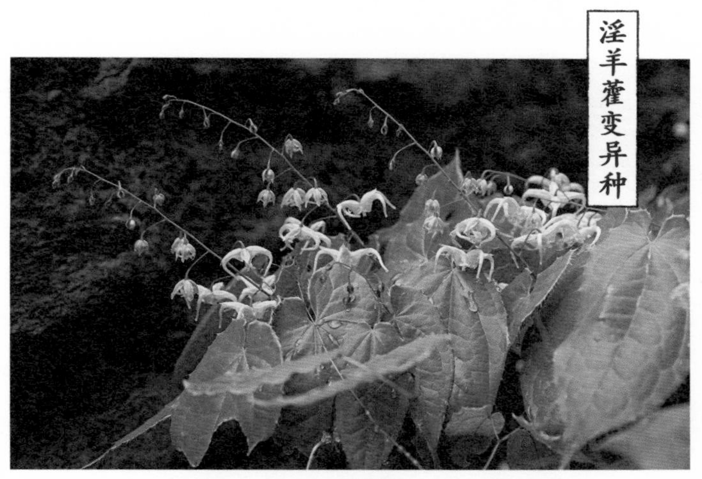

行的蟹足。仔细观察淫羊藿的花瓣，好像分为上下两层，其实上面那四片肥厚一点的是花萼，下面弯曲的四片才是真正的花瓣。花色也分为多种，有白色、黄色、淡紫色、粉色、紫红色、深红色等。

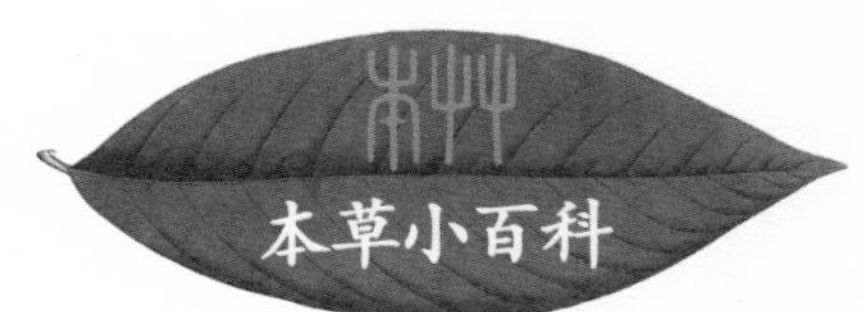

圆锥状花序

无限花序的一种，其花序轴有分枝，每一分枝皆为一总状花序，花序外形状若圆锥，故而得名。

青藜

传统孝道的载体

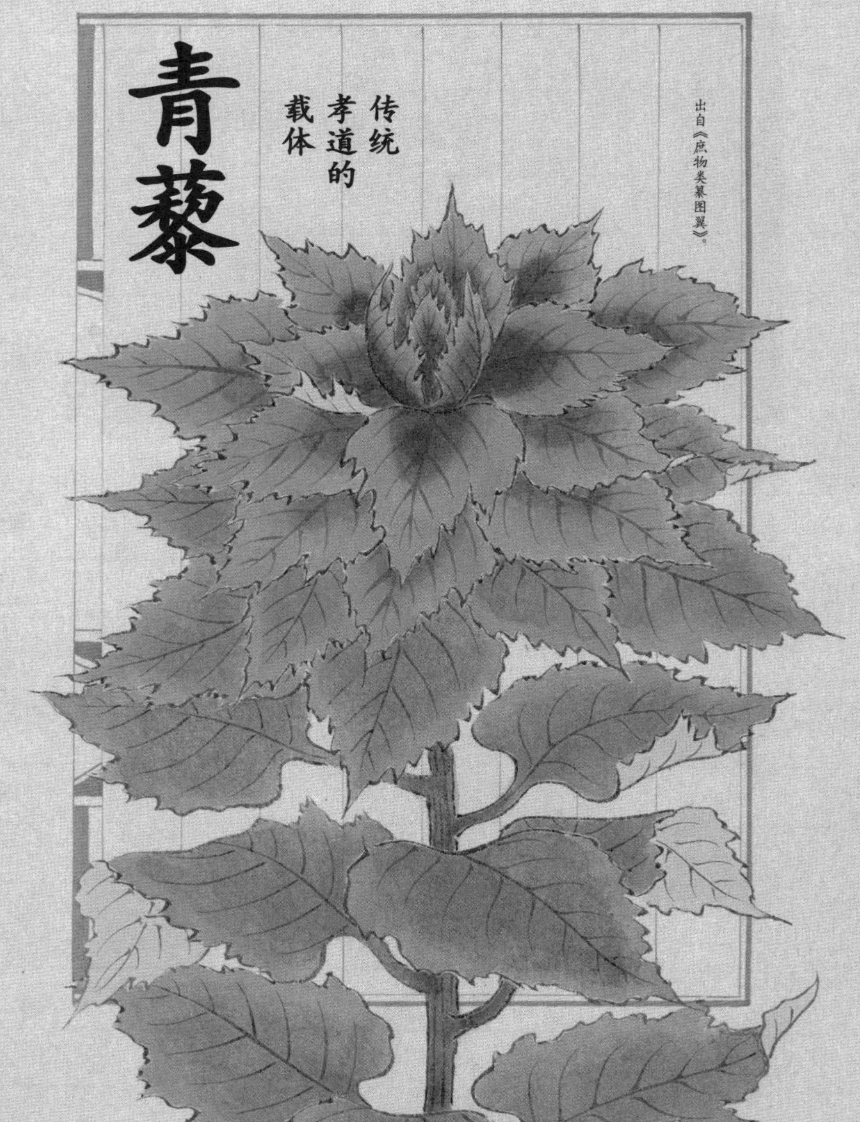

出自《庶物类纂图翼》。

在我们种植的上百种本草植物中，青藜是唯一不以盆栽观赏为目的的植物。藜也是一味中药，但我们大面积种植，不是为了把它当作药材出售，而是希望通过藜找回一种失传已久的民间工艺，并据此重续华夏的尊老美德和尚文传统。

藜本称为莱，是一年生草本植物，分布于全球温带、亚热带地区。在田间地头、路边墙角，都随处可见。在中国古代，人们将它拿来药食两用，并赋予它很多文化内涵。《诗经·小雅·南山有台》是一首记录周代贵族宴饮聚会时颂德祝寿的乐歌，第一句便是“南山有台，北山有莱”。“台”，通“苔”，是一种莎草，又名蓑衣草；而莱，指的便是藜。孔颖达疏引陆玑云：“莱，草名，其叶可食。今兖州人蒸以为茹，谓之莱蒸。”可见，至少在唐代，兖州人还把莱(藜)当作食物蒸来充饥。

中国第一部楷书字典《玉篇》称：“莱，藜草也。”莱、藜二字在上古时期的发音几近相同。莱耐旱耐涝，生命力极其旺盛，很容易在农田里反客为主，所以又被引申喻指田地荒芜、长满杂草，后又被泛指为田地、除草等意。古人为了加以区别，新造同音字“藜”用以专指这种植物。

也许是因为藜遍地可寻，得来容易，华夏先民素有以藜为食的传统。汉语中的藜蒸、藜藿、藜菽、藜飧、藜羹等词，都是粗劣之食的代称。《孔子家语》中讲了这样一个故事：孔子的弟子曾参是出了名的大孝子。有一次，曾参的妻子把没蒸熟的青藜端给他的母亲吃，曾参得知这个消息后火冒三丈，一怒之下便休掉了这个妻子。这便是“蒸藜出妻”的典故。《庄子·让王》中也曾提到孔子在周游列国时一段凄惨的境遇：“孔子穷于陈蔡之间，七日不火食，藜羹不糁，颜色甚惫，而弦歌于室。”也就是说，孔子受困于陈国、蔡国之间时，曾经七天都不能生火做饭，只能吃未掺粮食的藜菜羹果腹。即便如此，孔子还在屋里弹琴唱歌，淡然处之。藜羹、藜藿等在古代都是“贱菜，布衣之所食”，魏晋以后，文人雅士时而尝食，以标榜自己的清高，如陶渊明《咏贫士》“弊襟不掩肘，藜羹常乏斟”，苏轼《汤村开运盐河雨中督役》“寄语故山友，慎毋厌藜羹”。

一说青藜之“青”，与老子出关所骑之牛色青、西王母座前青鸾相仿，特别点出青色，源自道家尚青之故。不过我猜测，可能是供食用的藜在青绿之时就需采集，故而称之为青藜。而入秋后还在隐隐泛青时，青藜的主茎其实已经木化，采收来水煮后阴干，坚韧无比，常被古人用来制作扶杖，以至于青藜一词直接成为扶杖的代名词。杖在中国传统中一向是一种尊老的象征，而在古代，青藜是制作扶仗的主要材料。

看到这里，很多人可能会纳闷了。在乡下，藜是随处可见的野菜，被称为“灰菜”或“灰条菜”，有些地方会采来喂猪，怎么能用来制作扶杖呢？其实，很多人都无缘见识高大粗壮的青藜，这主要是因为它们过于旺盛的繁殖力。自5月起，青藜开

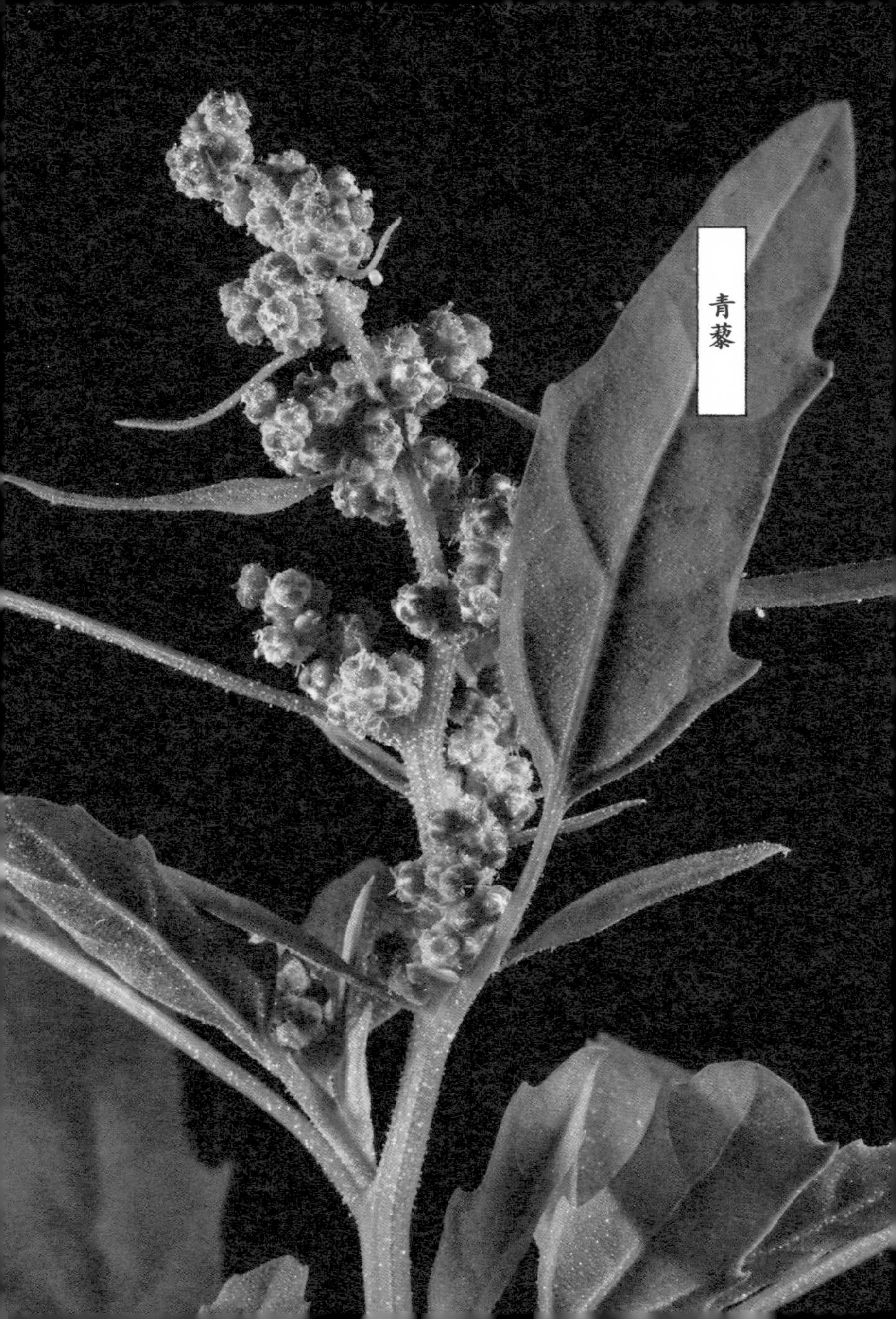
青藜

出穗状花序或圆锥花序，到了深秋时节，成功授粉的种子随风散落在地，来年开春便会成片成簇地生长，所吸收到的阳光和营养都受到很大的限制，因而难以茁壮长成。但若给藜单独生长的空间，其高可达两米以上，其坚韧程度远超我们的想象。据我们的实际种植经验，青藜不仅可以长到两米以上，其韧度也足以支撑一个人单手拄扶，甚至可以承受一人的重量。

深受中国传统文化影响的日本和韩国，把青藜杖文化也一并拿了去。不过，他们仅仅学了个皮毛，知其一而不知其二。他们的青藜杖通常都高不过顶，显然未能把握藜杖寄托的长寿寓意。而藜杖自然结节盘曲，则象征着岁月沧桑，暗示老寿星历经磨难而依然健在，让人联想到的是悬崖峭壁上虬枝盘根的万古苍松。这一切，外国人再怎么虔诚，也是难窥其奥的。

时至深秋，青藜完全木化，可用来烧柴生火，因而又被古人用以燃火照明。相传，在西汉成帝时，刘向在聚精会神地校阅前人书籍。时至日暮，有一个身穿黄衣、扶着青藜杖的老者敲门入室，见刘向忘了掌灯，仍在暗中苦读，便对着青藜杖端头吹了口仙气将其点燃成一火把，为刘向照明，并向他传授《尚书·洪范》里的阴阳五行说。天明时分，老者将去，刘向请教老者姓名，老者回答说："我乃太乙之精，天帝听说凡间有一位博学之士，派我前来查看。"由此，青藜便与博学、苦读联系在了一起。于是就有了后世成语青藜学士，意指饱学博闻之士。从这个传说，又

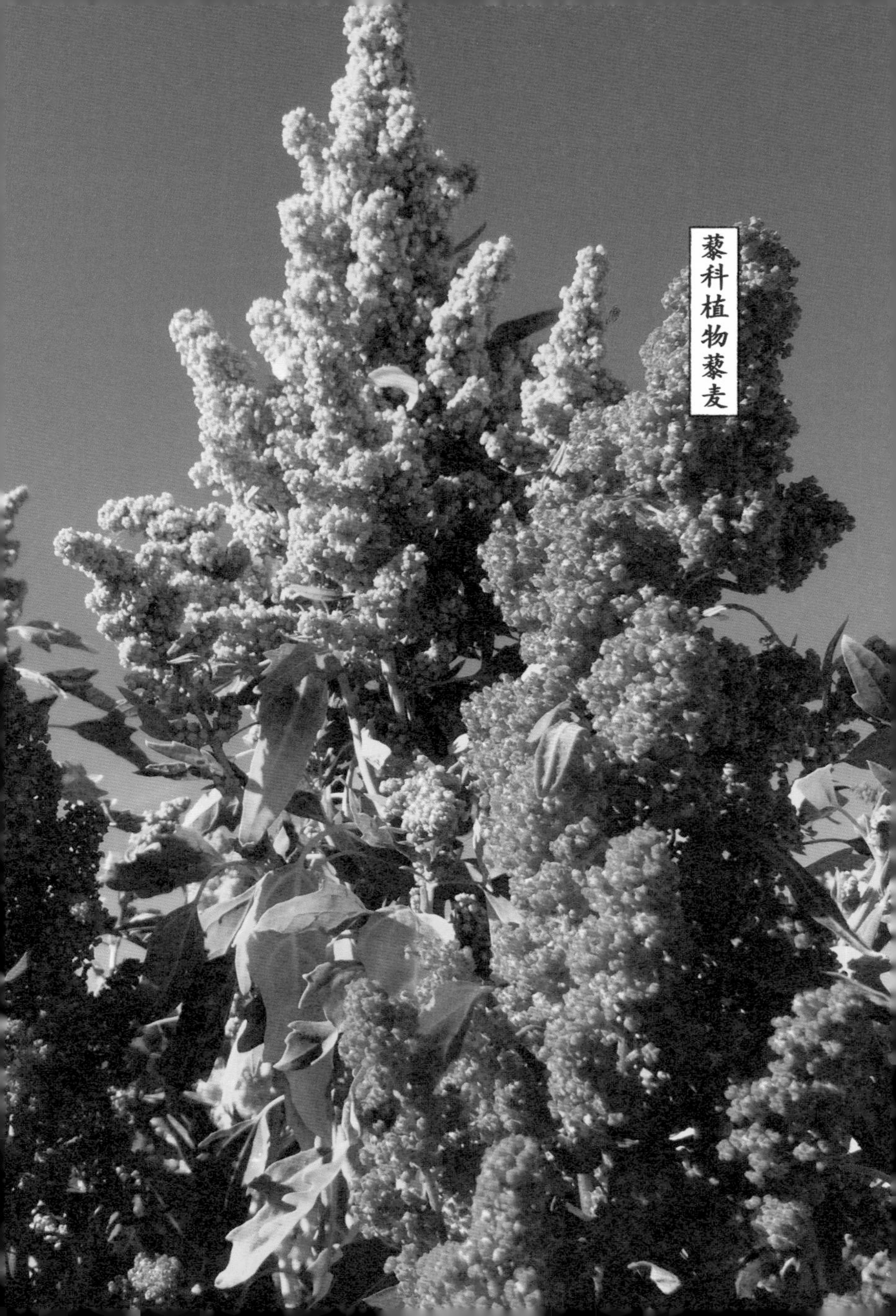
藜科植物藜麦

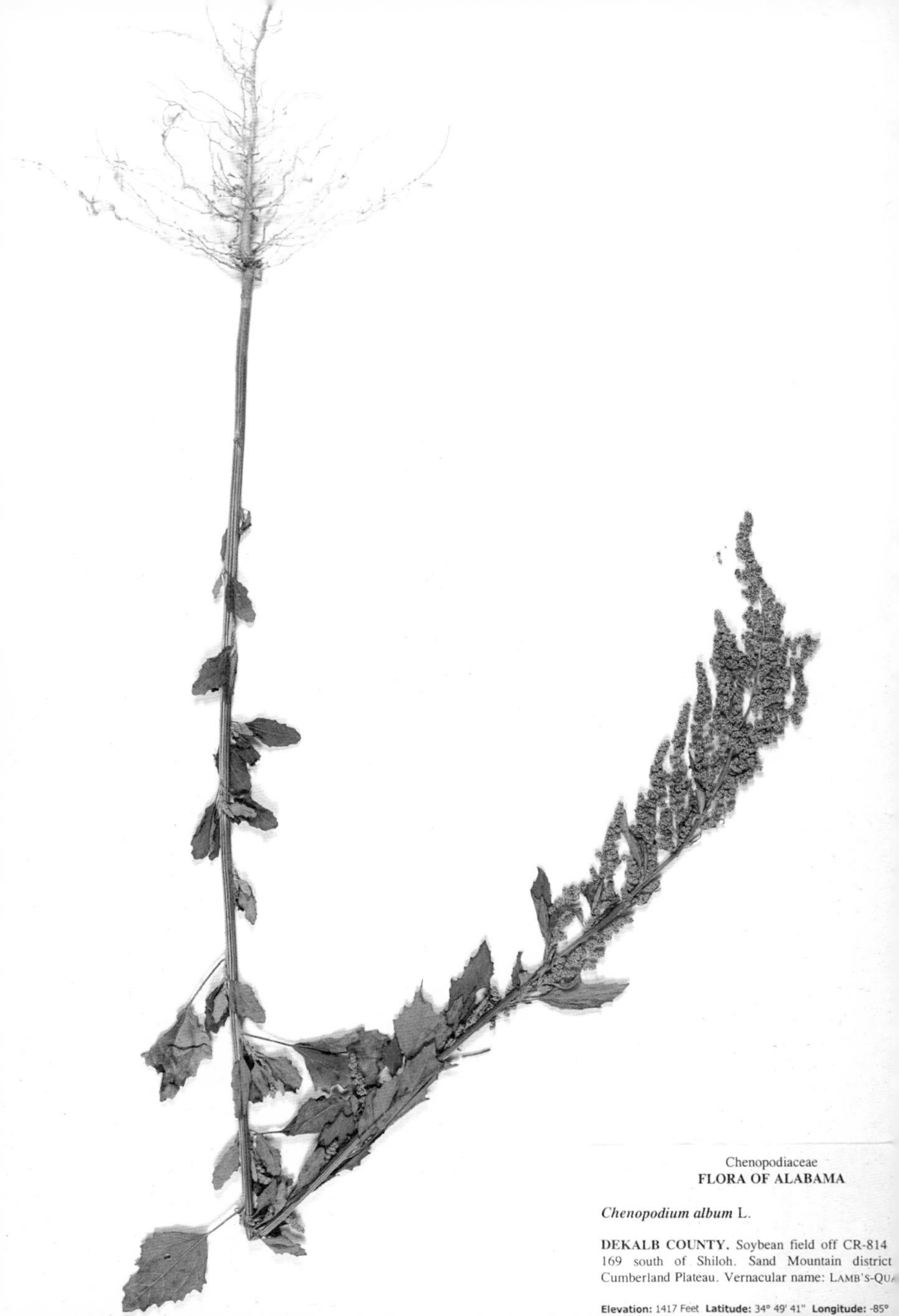
Chenopodiaceae
FLORA OF ALABAMA
Chenopodium album L.
DEKALB COUNTY. Soybean field off CR-814
169 south of Shiloh. Sand Mountain district
Cumberland Plateau. Vernacular name: LAMB'S-QU
Elevation: 1417 Feet Latitude: 34° 49' 41" Longitude: -85°

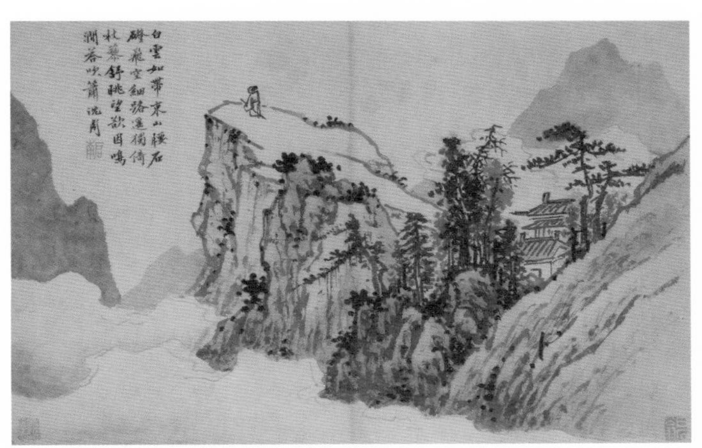

明代沈周《杖藜远眺》 纸本38.7×60.3

衍生出另一个代表读书照明用灯的词语——青藜灯，如明代张景的《飞丸记·赏春话别》:“夜剔青藜灯，昼拭乌皮几。”

而书画作品中常见的《燃藜图》、唐伯虎的《溪泉藜杖图》以及沈周的《杖藜远眺》等，都是对“青藜”这一古老文化意象的反映。

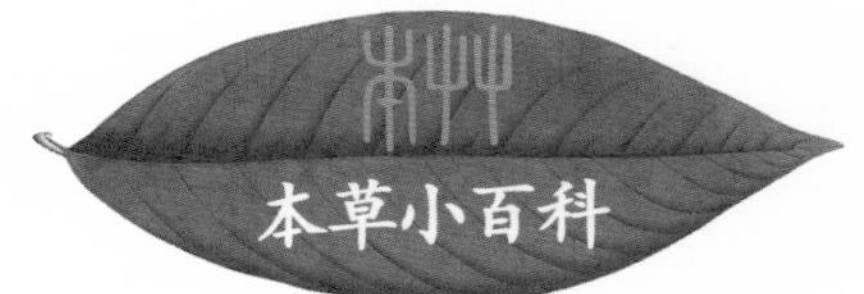

穗状花序

由多朵没有花柄的两性花着生于花轴上形成，它们虽然是由总状花序演化而来，但二者之间容易混淆，区别在于前者的小花没有花柄。

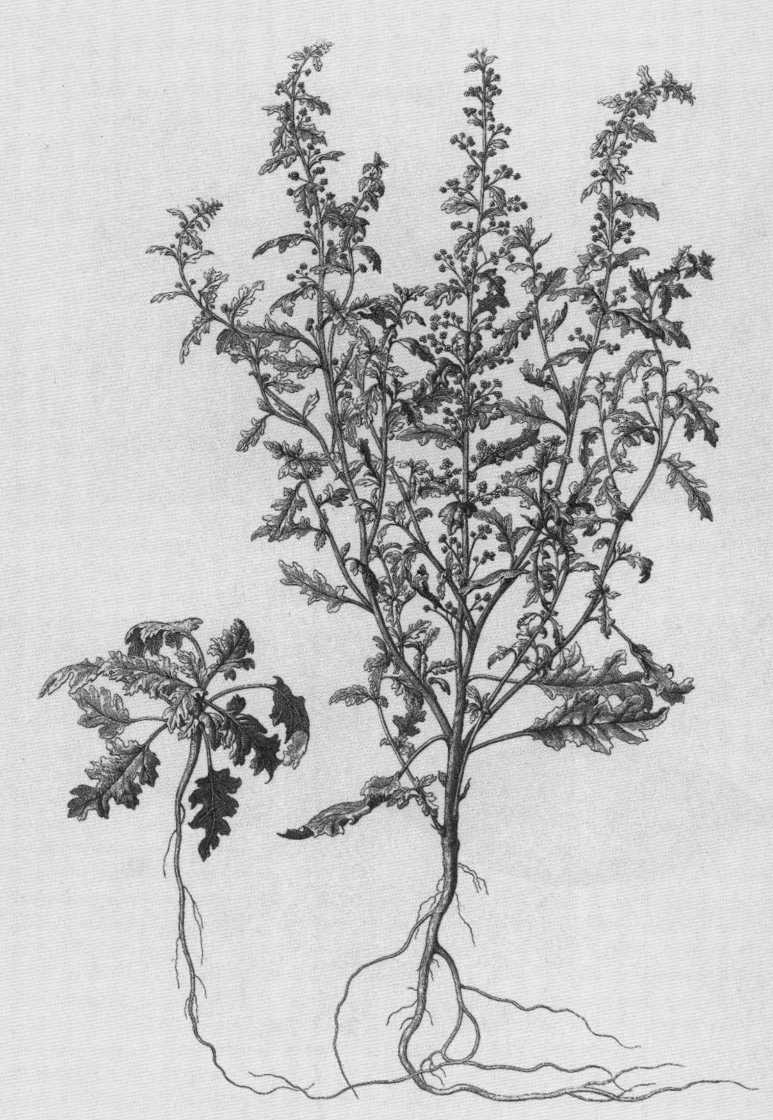

医案 青藜

治龋齿：鲜灰菜（青藜）适量，水煎漱口。

《中国沙漠地区药用植物》，是中国科学院甘肃省冰川冻土沙漠研究所沙漠研究室编著的一部本草类中医著作。

治白癜风：红灰藋（青藜）五斤，茄子根茎三斤，苍耳根茎五斤。上药晒干，一处烧灰，以水一斗，煎汤淋取汁，却于铛内煎成膏，以瓷合盛，别用好通明乳香半两，生研，又入铅霜一分，腻粉一分相和，入于膏内，别用炼成黄牛脂二合（两），入膏内调搅令匀，每取涂摩所患处，日三用之。

《太平圣惠方》，北宋王怀隐、王祐等编写，是我国现存公元10世纪以前最大的官修方书，影响较大。

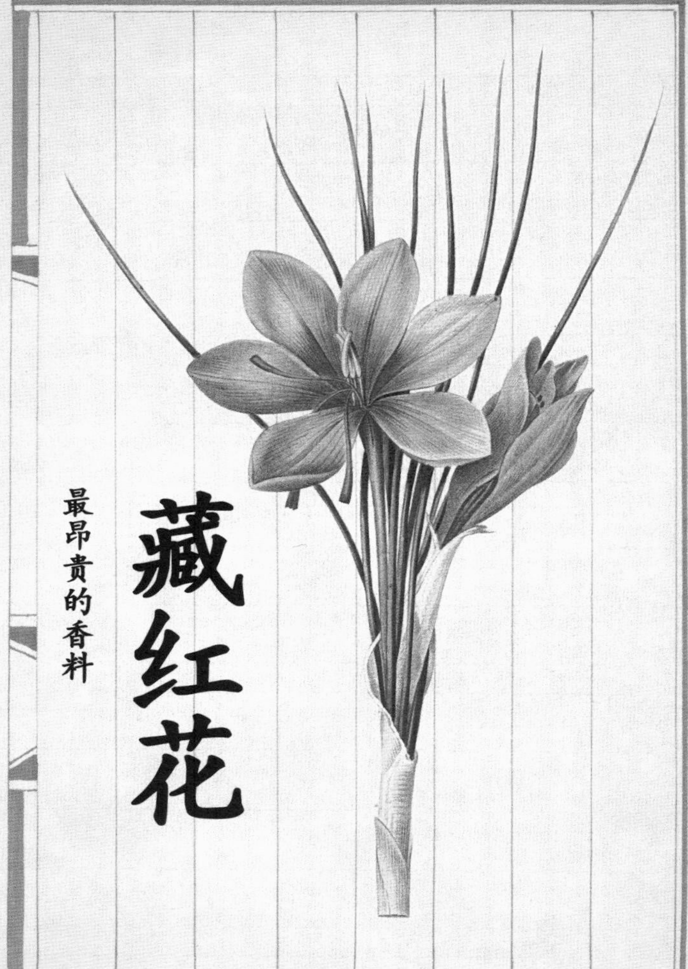

藏红花

最昂贵的香料

藏红花原产地不是西藏，它本名番红花，之所以叫藏红花，是因为西藏曾经是这种植物引入中国的中转站，可谓地道的舶来品。藏红花原产于亚洲西南部、中亚地区及地中海岸。

不过，藏红花最初的功用不是治病救人，而是用来制作颜料。对伊拉克一处距今5万年前的洞中岩画分析，显示这一地区的先民在那时就已经开始用藏红花制作绘画颜料了。藏红花的药用部位其实只是藏红花细线一样的柱头，每朵花只有3根，而且需要手工采摘，因而成为世界上最昂贵的药用植物。藏红花可以说是植物界中的“软黄金”，制作1斤藏红花成品大约需要7万棵花；而种植这7万棵左右的藏红花所需的土地面积，差不多要一个足球场那么大。藏红花药用，至少有3500年以上的历史。公元前1550年，在古埃及的第一部医学专著《埃伯斯纸草书》中，就有用藏红花治疗肾脏病的相关记述。波斯人则认为藏红花具有利尿、养神、美容、壮阳、解毒、降压、活血等功效，常用于治疗头疼、牙疼等症。马其顿王国的亚历山大大帝相信用藏红花泡水洗浴可以医治病痛。通过他那些能征善战的将士，藏红花传

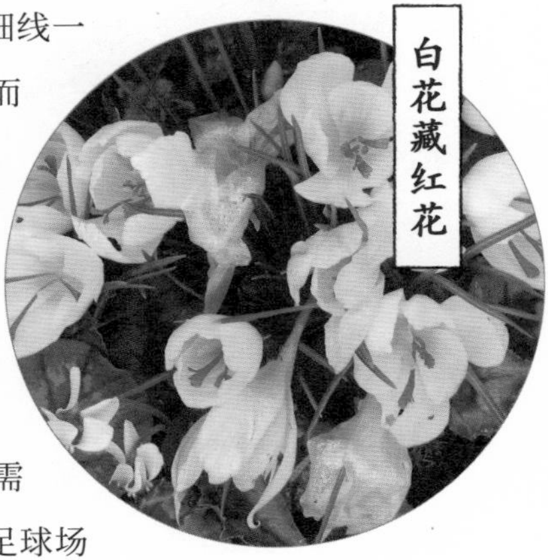

白花藏红花

入土耳其。而在古印度，藏红花又多被女性用于美容养颜、延缓衰老。据说，闪族人也有把藏红花当急救药使用的习惯，但并无明确的文字记载。不过，藏红花的拉丁名（Crocus）源于闪族的阿拉姆语，藏红花也曾出现于闪族人的神话传说。

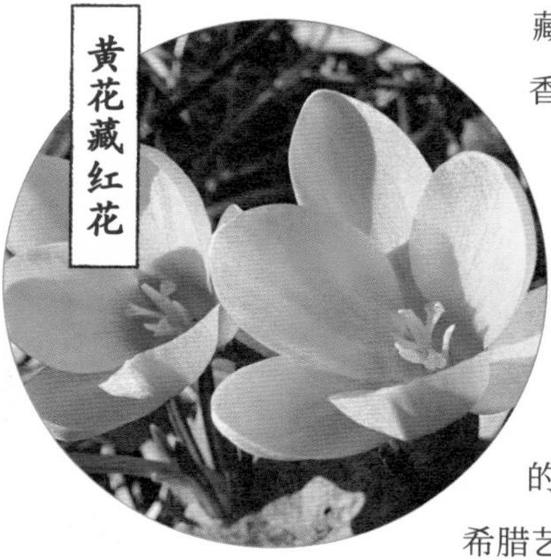

黄花藏红花

藏红花也是一种高档的香料。相传，埃及艳后在沐浴时，总会在浴池里加入一些藏红花，这样出浴后身体会散发着藏红花的特有芳香，这是她吸引男性的秘密武器。藏红花在古希腊艺妓群体中也颇为流行，因为她们认为藏红花具有一定的催情作用。而古希腊和古罗马的达官显贵在出入某些公共场所时，也会在身上携带着一点藏红花。这究竟是为了炫耀自己的高贵，还是为了吸引异性的注意，估计也是因人而异的。古罗马时期著名的暴君尼禄，却不需要这般附庸风雅，也根本用不着那么隐晦——他要求人们在他巡行罗马城所经的道路上铺满藏红花。

紫花藏红花

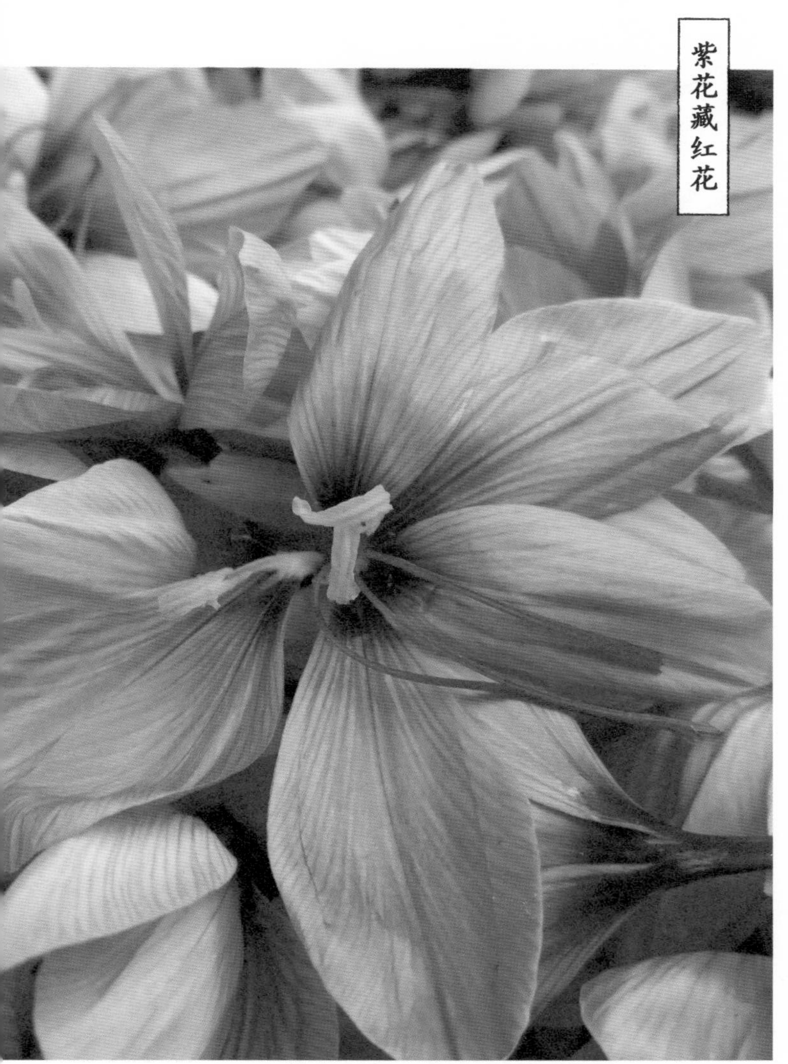

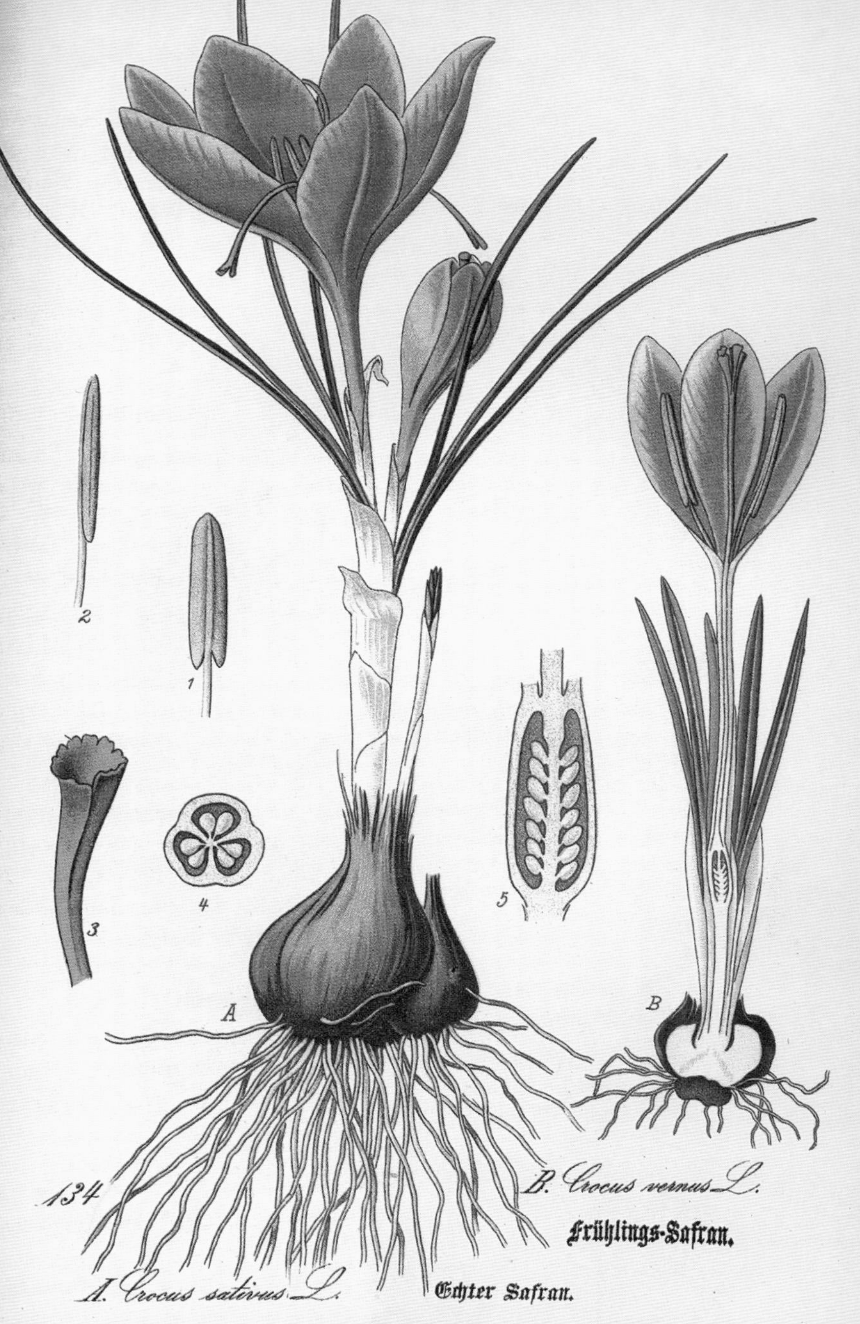
2
1
3
4
5
A
B
134
B. Crocus vernus L.
Frühlings-Safran.
A. Crocus sativus L.
Echter Safran.

212

藏红花中含有的藏红花素，其结晶为深红色。然而，当藏红花素溶于水中，因浓度不同而依次显示出浅黄、金黄、橙色等色彩变化，成为制作染料的绝佳天然原料。早在公元前10世纪，波斯人便开始用藏红花染过的羊毛编织地毯进贡王宫，也用藏红花染过的布匹裁制国王的寿衣。藏红花传入克什米尔地区后，也被当地人用作高档纺织品的染料。佛门弟子以藏红花色为法衣的正式颜色，或者用藏红花来供养舍利子，并把藏红花放入八供之水中供奉菩萨。

人类栽培藏红花的历史，可以追溯到公元前1500年左右的克里特文明时期。考古人员曾在希腊克里特岛发掘出诺索斯王宫遗址，遗址中的一幅壁画上绘有年轻姑娘采摘藏红花的场景。距离克里特岛不远的圣托里尼岛上，也曾发现与藏红花相关的壁画，从这些壁画分析，那些藏红花显然是人工栽培的。

藏红花传入西班牙后，在当地形成独特的文化。每年10月，堂·吉诃德曾经大战风车的小镇，都会举办一场隆重的“藏红花节”，以庆祝这一年顺利完成藏红花收获工作。届时，人们不仅会举办各种香料交易活动，还会选出当地的年度最迷人女孩。有趣的是，这个被选出的女孩，将被冠上堂·吉诃德疯狂单恋过的“美女”之名。

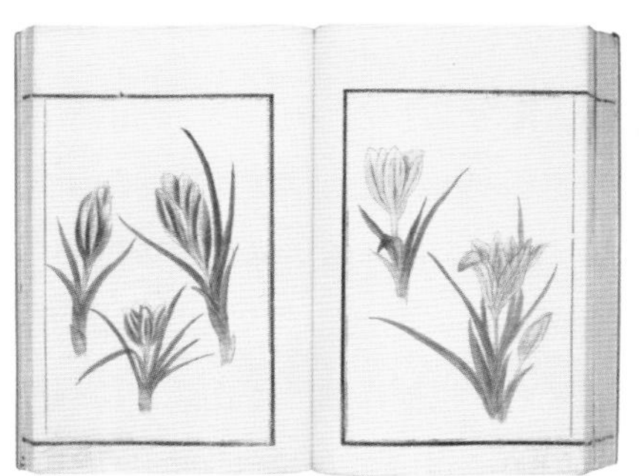

出自《本草图汇》。

在中国，有人误以为藏红花是张骞出使西域时带回中国的，但张骞带回来的其实是西藏红花，又名红兰花，与藏红花是两种不同的植物。

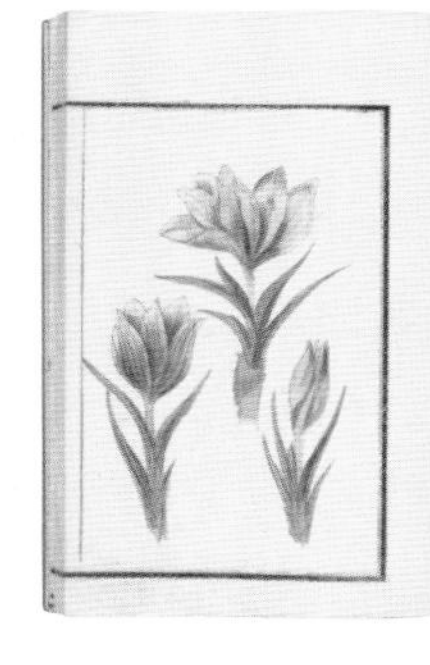

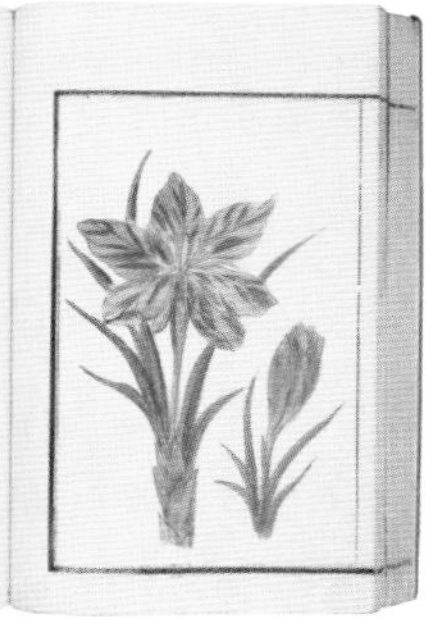

也有一些历史学家认为，藏红花是在成吉思汗的铁骑横扫欧亚大陆期间来到中国的，但事实上，在成书于北宋的《唐会要》中，便有关于藏红花的相关记载，不过当时它有另外一个名称——郁金香。“太宗时，伽毗国献郁金香，叶似麦门冬。九月花开，状如芙蓉，其色紫碧。香闻数十步。华而不实，欲种取其根。”从描述中可以看出，“郁金香”与我们今天所说的藏红花具有同样的植物学特征。正因如此，美国著名汉学家谢弗在其著作《唐代的外来文明》中，将中国中古时期的“郁金香”考证为藏红花。国内相关的历史学教授就此进行的专门研究，也在支持中古时期所谓“郁金香”即为藏红花的观点。如此，李白的诗句“兰陵美酒郁金香”，可能要另作他解了。

最后，据我个人的经验，藏红花这种名贵的中草药也是本草家庭园艺的好素材。藏红花属多年生草本植物，其植株不大，也适合盆栽。它扁圆的球茎夏季休眠，秋季开始发根。10—11月进入花期，花朵日开夜合，有蓝、白、黄、紫等不同花色，颜色清新。藏红花又分春季、秋季开花的两种，也为本草园艺爱好者提供了不同的选择。

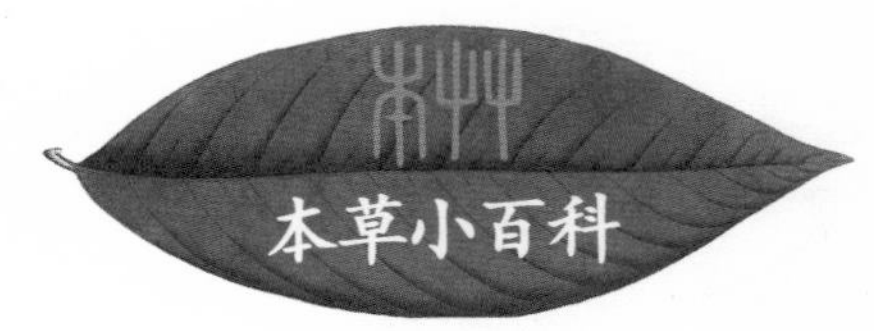

夏季休眠

当环境发生急剧变化，大多数植物都会启动应对机制。进入冬季气温较低时，植物常和某些动物一样采取冬眠措施，停止生长，以避免冻伤。而有些植物，在遇到夏季高温时，也会休眠，如风信子、仙客来、水仙、四季海棠等。这种在夏季进入休眠或半休眠的机制，称作夏季休眠。

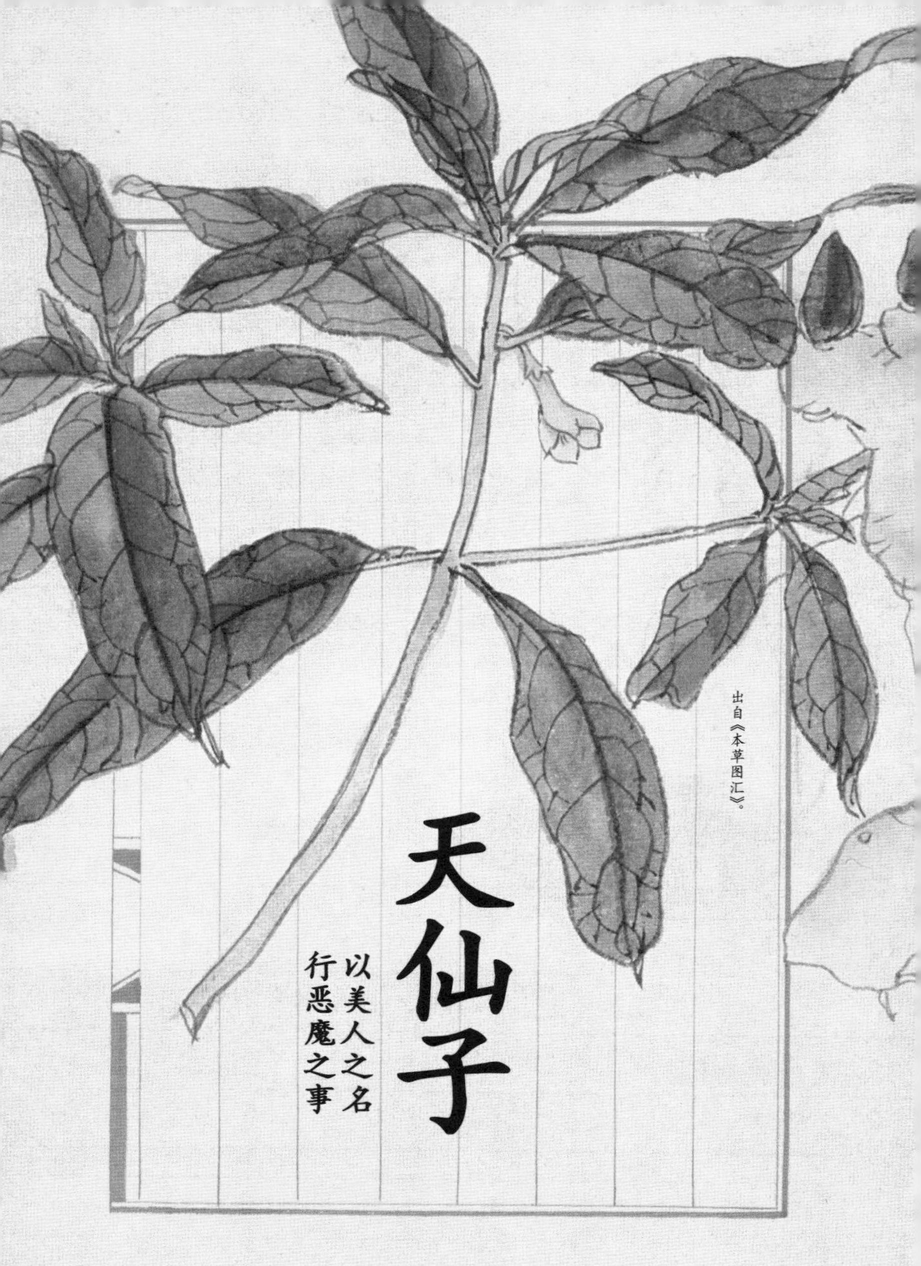

出自《本草图汇》。

天仙子

以美人之名
行恶魔之事

天仙子，和我们熟悉的辣椒一样同属茄科；一年或两年生草本植物，全株有毒，且毒性不小，过量误食可能会导致人吞咽困难、皮肤干燥潮红、心动过速、瞳孔散大，甚至死亡。如此可怖，又为何被冠以这般惹人浮思翩翩的名称？

我还是遵照自古以来的医书定式，从释名开始，这并非只是为了考据，而是知道了名称的来历，才可能梳理出这味中药前世今生的大致脉络。

很多中药，当初的名称与现在的名称差异很大，有的甚至风马牛不相及。比如香附本名莎，玉竹本名葳蕤等。天仙子也是一例，它原本也不叫天仙子，而被称为莨菪（làng dàng），始见于《神农本草经》，又名横唐、行唐。按照李时珍在《本草纲目》中的说法："其子服之，令人狂狼放宕，故名"，吃了莨菪子，就会使人行为狂浪，放荡不羁。

而其别名横唐、行唐的含义也好不到哪里去。唐，在古代也指朝堂前或宗庙大门内的主路。所谓横唐、行唐，旨在强调服食此药，会使人在朝堂、宗庙等神圣肃穆的场所横行无忌，形骸放浪。是否又是夸张？也不尽然。从语源学意义上追索，莨菪一名，极有可能是从浪荡一词演化而来；浪荡与同音词莨菪相较，更直白，更能表达服用天仙子后的情形。《史记·扁鹊仓公列传》记载："淄川王美人怀子而不乳……饮以浪荡药一撮，以酒饮之，旋乳。"文中的"浪荡药"指的就是用天仙

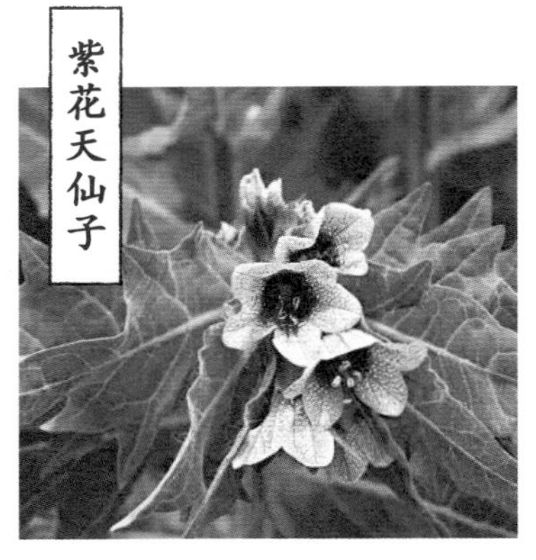
紫花天仙子

子配制的药物，而“不乳”则指难产；意思是说，大夫利用天仙子的催产功效，帮助难产的王美人顺利分娩。可见在司马迁所处的时代，“浪荡”之名一度也曾广泛流行。

由此可见，在天仙子的诸多别名中，莨菪是最恰当的，既保持了“浪荡”的读音，又因两字都带有草字头而指示草本植物，可谓形、音、义面面俱到。后来人们改称其为“天仙子”，让人如堕五里雾中，不知所云。究其根本，其实跟它的药效相关。《神农本草经》在记录了莨菪子的药性及主治功能后补充说：莨菪子“使人健行，见鬼，多食令人狂走。久服轻身，走及奔马，强志，益力，通神”。言下之意是这味中药一旦过量，易使人的行为不受约束，甚至可能导致“见鬼”的现象发生，这其实说明莨菪子具有致幻作用。北宋药物学家苏颂在《本草图

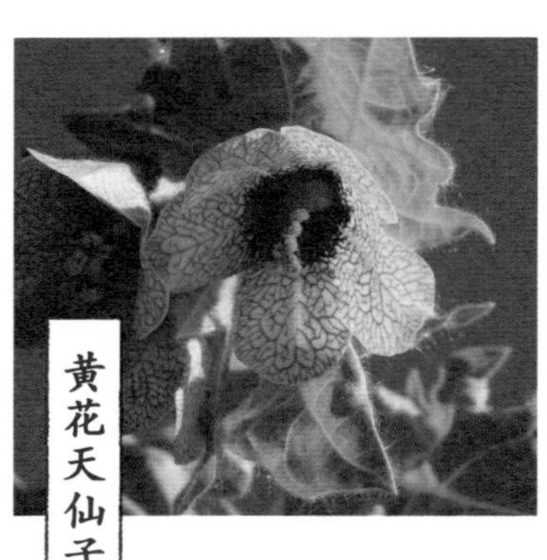
黄花天仙子

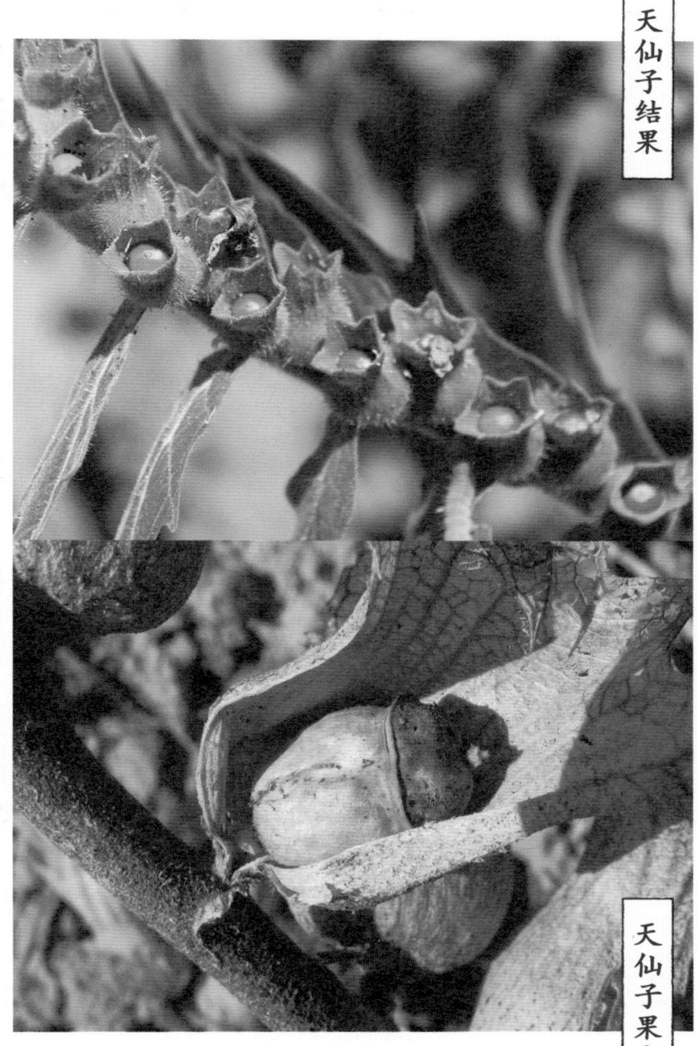

天仙子结果

天仙子果实

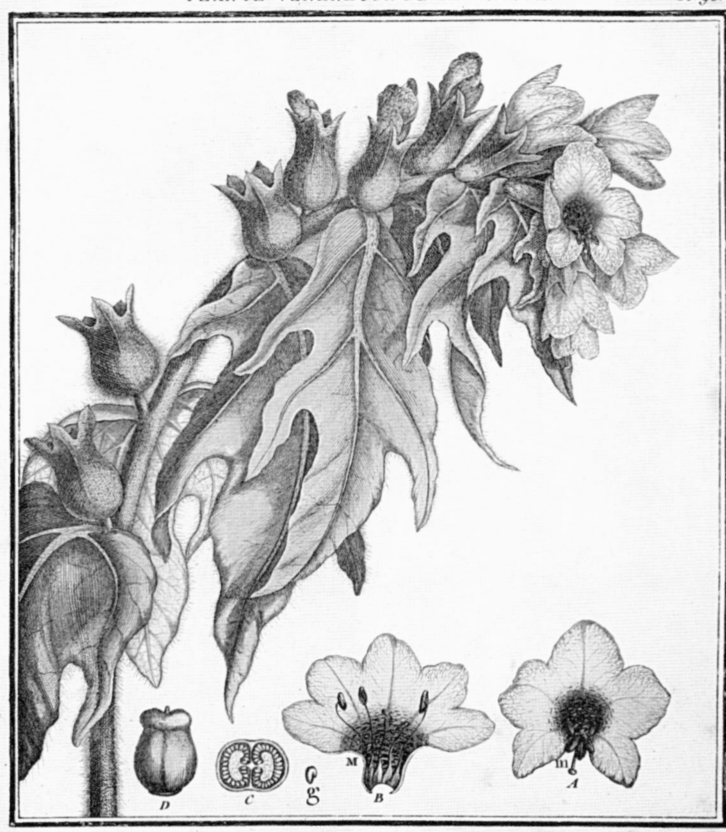

LA JUSQUIAME NOIRE, FLO. FR.

Hyoſcyamus niger. *L. S. P. Pent. mono.* 267. **PORT** *herbe bisannuelle qui fleurit en mai et juin, dans les terreins abandonnés, sur le bord des chemins.* **TIGES** *cylindriques, cotonneuses, hautes d'un pied et demi ou environ.* **FLEURS** *d'un blanc jaunâtre, parsemées de veines rouges avec des taches d'un pourpre noirâtre dans le tube; corolle monopétale à 5 divisions dont une est sensiblement inégale A..5 étamines, 1 pistil* **M. m.** *ovaire dans la corolle.* **FRUITS** *capsule uniloculaire D. semences jaunâtres.* **FEUILLES** *d'un vert gai, alternes, molles au toucher, chargées de duvet.*

N. B. La fig. B, est celle d'une fleur ouverte; la fig. C, celle d'un fruit coupé transversalement; la fig. g, celle d'une graine dessinée à la loupe.

PARTIES NUISIBLES; *semences, herbe, racines.* **QUALITÉS;** *odeur puante et très pénétrante, saveur dabord fade, âcre ensuite.* **EFFETS;** *engourdissements, assoupissements, quelquefois ivresse, vertiges, delire.* **REMEDES;** *se faire vomir, s'il n'y a qu'une ou deux heures, se purger et prendre des lavemens laxatifs, s'il y a plus de deux heures; boire beaucoup dans l'un et l'autre cas, d'eau acidulée avec le vinaigre, le jus de citron, le verjus.*

经》中始称莨菪为“天仙子”，可能就是基于服用药物之后产生的幻觉效果——可以见到天仙。然而，这么一味使人欲仙欲死的中药，常被行走江湖的术士用来制作蒙汗药。

自唐以后，历朝历代都有利用天仙子制作蒙汗药的记录。据文献记载，安禄山在飞黄腾达之前，曾任范阳（今河北省涿州地区）节度使。其间，安禄山从民间收罗到蒙汗药的制作土法，并用以制敌：将莨菪子浸于酒中，待有效成分充分融入酒精，取浸汁掺入酒中，摆下鸿门宴诱引契丹将士前来饮酒。结果，饮者不等有所觉悟，已然烂醉如泥。安禄山趁敌不省人事，不费一兵一卒，谈笑间斩获敌方酋长首级，还顺手坑杀了数千敌军，可谓大获全胜。看到斩杀敌人酋长首级和几次歼敌数千的捷报，不明就里的唐玄宗以为安禄山智勇双全，是个不可多得的栋梁之才，从而对他青睐有加，以致养虎为患，险些断送了大唐江山。

无独有偶，欧洲女巫也经常把高价购自中南美洲的天仙子粉末兑水搅拌成糊状，用其涂满受骗者全身。于是，受骗者的意识很快恍惚起来，继而产生种种不可思议的幻觉。等他们清醒后，精明的女巫就让他们当众讲述处于幻觉状态时的所见所闻，并宣称这种神奇效果，全凭抹在他们身上的仙药。鼓吹之余，不费吹灰之力，女巫就从不明就里的受骗者手中收取巨额钱财。

中了蒙汗药的毒，《水浒传》里那些梁山好汉惯常的做法，是用一碗冷水当头泼下，这只是情急之下不得已而为之的下下策。根据《疡医大全》记载，蒙汗药可能是以天仙子为主要原料配制而成，一旦中毒，凉水也能一定程度上化而解之，但效果并不理想，只能让中毒的人稍微清醒一些。可见《水浒传》梁山好汉的做法相当业余，效果不好，还有可能因遭凉水而转生他症。这是小说，演绎而已，当不得真。不过天仙子中毒后并非没有解药。李时珍在《本草纲目》中曾援引张仲景《金匮要略》的方法：“菜中有水莨菪，叶圆而光，有毒，误食令人狂乱，状如中风或吐血，以甘草汁解之。”又称：“以绿豆汁、甘草、升麻、犀角并解之。”也就是可以用甘草或者绿豆去解毒。

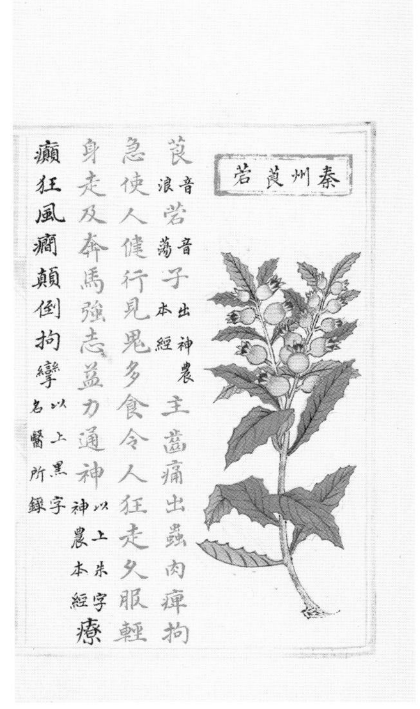

出自《本草品汇精要》。

天仙子也并非一无是处，作为一味中药，它被广泛用于治疗癫狂风痫、咳嗽、哮喘、胃痛、牙痛、盗汗、泄泻发热、遍身麻木、腰脚疼痛等症。现代医学也在利用天仙子所含的莨菪碱和阿托品成分，治疗上述各类疾病。

天仙子的花，常见的品种花朵有黄紫两色，裂成5～6瓣，花瓣上布满静脉状的网格纹理，筒状花萼上长满白色茸毛。通常情况下，植物的花萼会随着花冠一起枯萎脱落。但天仙子等茄科植物不然，它们的花萼会随同果实一起长大，并一直留存在果实上，这样的花萼称为宿存萼，天仙子的花萼内有一粒果实，乍看去，好像是一个天真的孩童，睁着大大的眼睛在仰望蓝天白云。

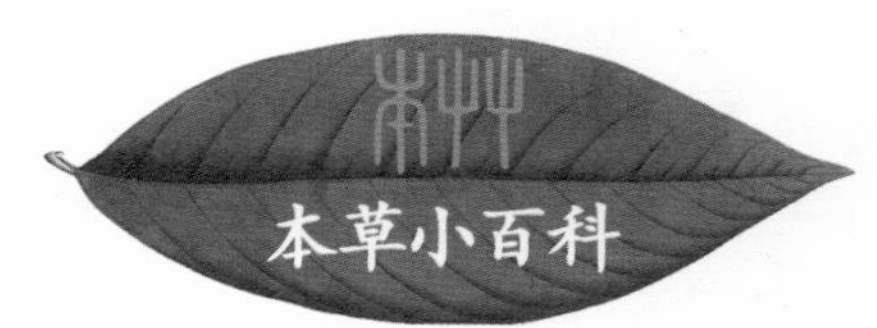

宿存萼

通常情况下，植物的花萼都会在果实成熟前脱落，有些植物的花萼甚至早在开花时便脱落了。但某些植物在果实成熟后，其花萼仍然留存于花枝上，这种花萼称为宿存萼，例如茄、西红柿、柿、辣椒等的花萼。

Solaneae.

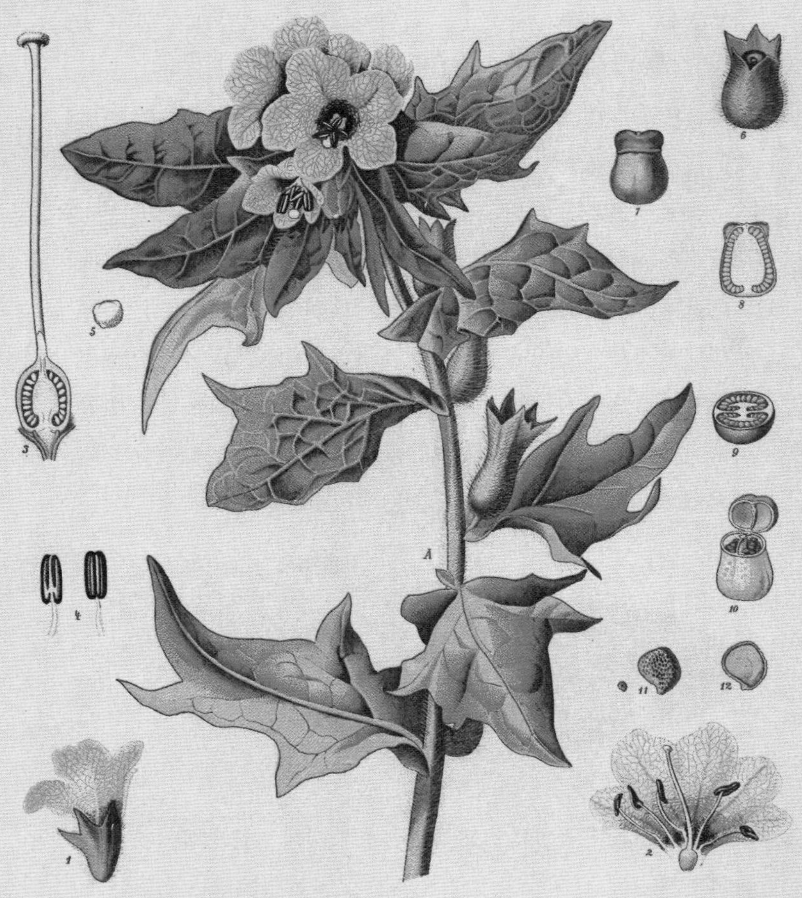

Hyoscyamus niger L.

医案

《本草图经》，宋代苏颂等编撰。共二十卷。成书于1061年。本书收集全国各郡县的草药图，参考各家学说整理而成。

天仙子

谨按《本经》云：莨菪性寒，后人多云大热，而《史记·淳于意传》云：淄川王美人怀子而不乳，意饮以浪荡药一撮，以酒饮之，旋乳。且不乳岂热药所治？又古方主卒癫狂，亦多单用莨菪，不知果性寒邪？《小品》载治癫狂方云：取莨菪三升作末，酒一升渍数日，出捣之，以向汁和绞去滓，汤上煎令可丸服，如小豆三丸，日三。当觉口面急，头中有虫行，额及手足有赤色处，如此并是瘥候。未知再服，取尽神良。又《箧中方》主肠风。莨菪煎：取莨菪实一升，治之。曝干捣筛，生姜半斤取汁，二物相合，银锅中更以无灰酒二升投之，上火煎令如稠饧，即旋投酒，度用酒可及五升以来，即止煎。令可丸大如梧子。每旦酒饮通下三丸，增至五七丸止。若丸时粘手，则菟丝粉衬隔煎熬，切戒火紧，则药易焦而失力矣。初服微热，勿怪。疾甚者，服过三日，当下利，疾去，利亦止，绝有效。

丁香

香料战争的导火索

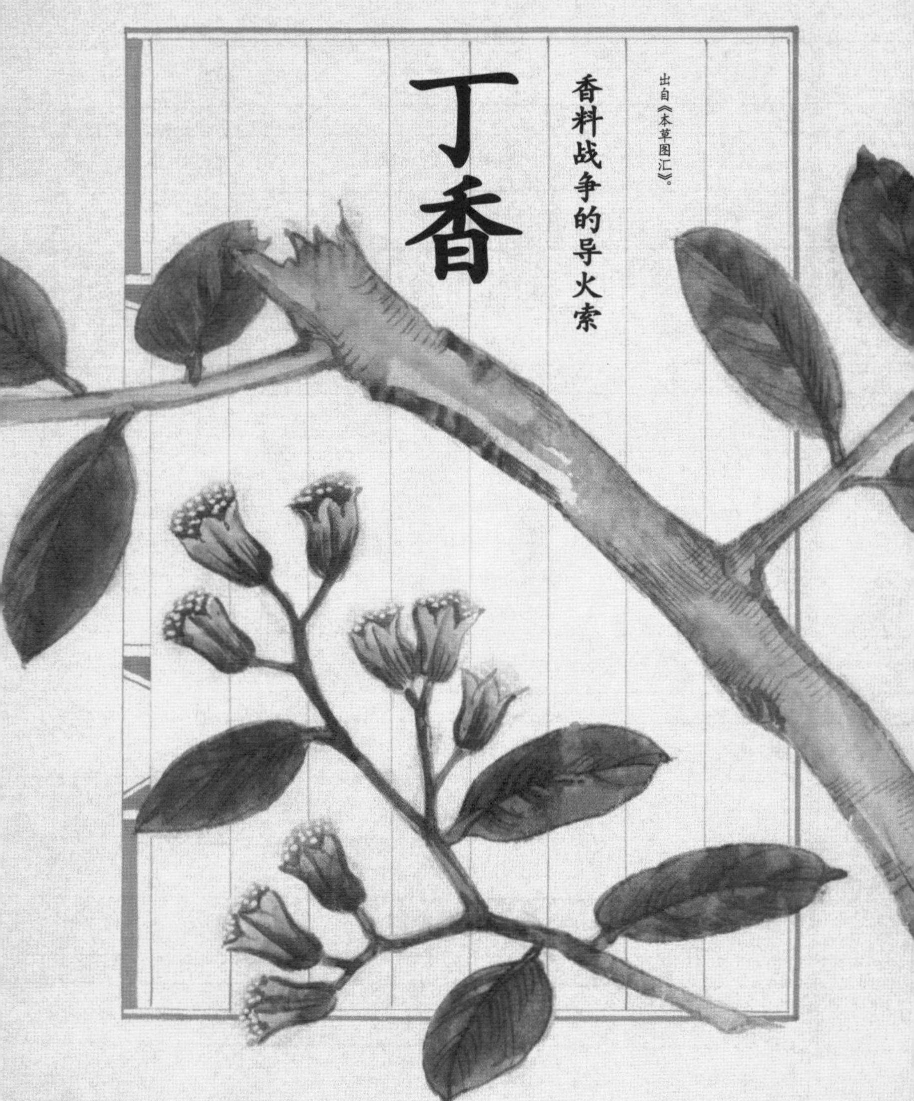

出自《本草图汇》。

丁香引入我国，有2000多年的历史。我这里说的丁香是一味中药，不是戴望舒诗歌《雨巷》里提到的丁香。戴望舒的丁香，是木犀科的落叶乔木，其花多呈紫色，故又名紫丁香。我所说的丁香，是原产于印度尼西亚马鲁古群岛的桃金娘科的常绿小乔木。桃金娘科丁香的革质叶片硕大，花蕾初绽时为白色，然后渐变为绿色，长到约2厘米时开始变红。成功授粉后，其卵圆形浆果呈红色或深紫色，且有公母之分。把丁香分为公母，并非以雌雄性别为依据，而是基于入药部分的外形。在古代，通常是趁丁香的花蕾由青转红、尚未开放时采集晒干，形状如古时的钉子，因而又称“丁子香”。不过，正如“一部《红楼梦》，经学家看见《易》，道学家看见淫……”，有人偏偏觉得这颗“钉子”很像男人的阳具，便给它起了个恶俗的名字——“公丁香”。与其相对的，自然便是“母丁香”，是丁香授粉成熟果实的干品；丁香成熟的果实呈绛紫色，前端四瓣齿状花萼宿存，自然向内回收形成凹陷沟豁。

母丁香又名“鸡舌香”。西汉时期，爪哇使臣来华觐见，口含鸡舌香，吐气芬芳，2000多年前的老祖宗们可是开了大眼界。由此，丁香开始进入中国，并由此引出一段“刁存含香”的典故来。东汉应劭所著的《汉官仪》中说，汉桓帝刘志当政期间，侍中(侍奉于皇帝左右的官职)刁存德高望重，得宠于桓帝。但汉桓帝嫌他年老口臭，因而赐以鸡舌香，令其含在口中近前侍奉。

刁存把鸡舌香放进嘴里，立刻感到一股辛辣刺激之味，便误以为自己犯下了什么弥天大罪，所以桓帝赐他自尽。刁存就这样惶惶然把香料含在口中，不敢咽下也不敢吐掉。散朝后回到家里，刁存自感必死无疑，遂与家人悲怆诀别，他的家人以为大祸临头，无不挥泪号啕。恰好朝中同僚来访，听闻此事，觉得蹊跷，便让刁存把口中之物吐出来一看究竟。待刁存依言吐出，见多识广的同僚方才认出这不过是一枚名贵的鸡舌香。虚惊一场的刁存及家人于是破涕为笑。此事一时传开，成为笑谈。不过，笑过之后，有心的朝臣多了一个心眼，于是口含鸡舌香上朝奏事者多了起来，并逐渐演变为当时一项不成文的宫廷礼仪。从此，口含鸡舌香，便成为在朝为官的代称，后世文人常以此典入文。

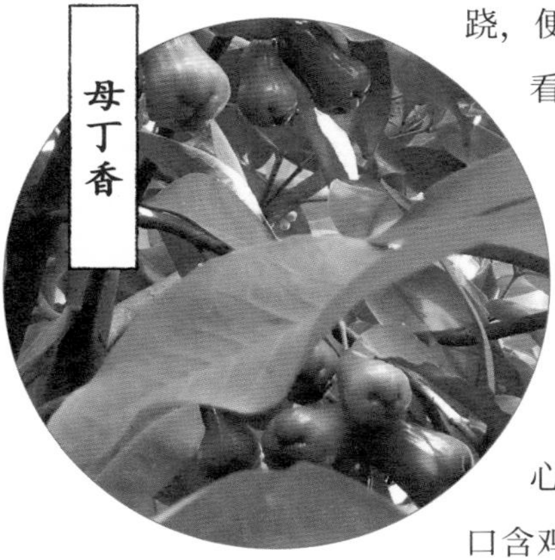

母丁香

正因如此，胸怀大略的曹操，才会在孙刘两家密谋结盟期间，郑重其事地派人给诸葛亮送去鸡舌香。随附书信收录于《魏武帝文集·与诸葛亮书》：“今奉鸡舌香五斤，以表微意。”五斤鸡舌香在当时可谓重礼，何况还不止送份厚礼这么简单。曹操能放下身段，谦称“微意”，表面上看是在表达希望与诸葛

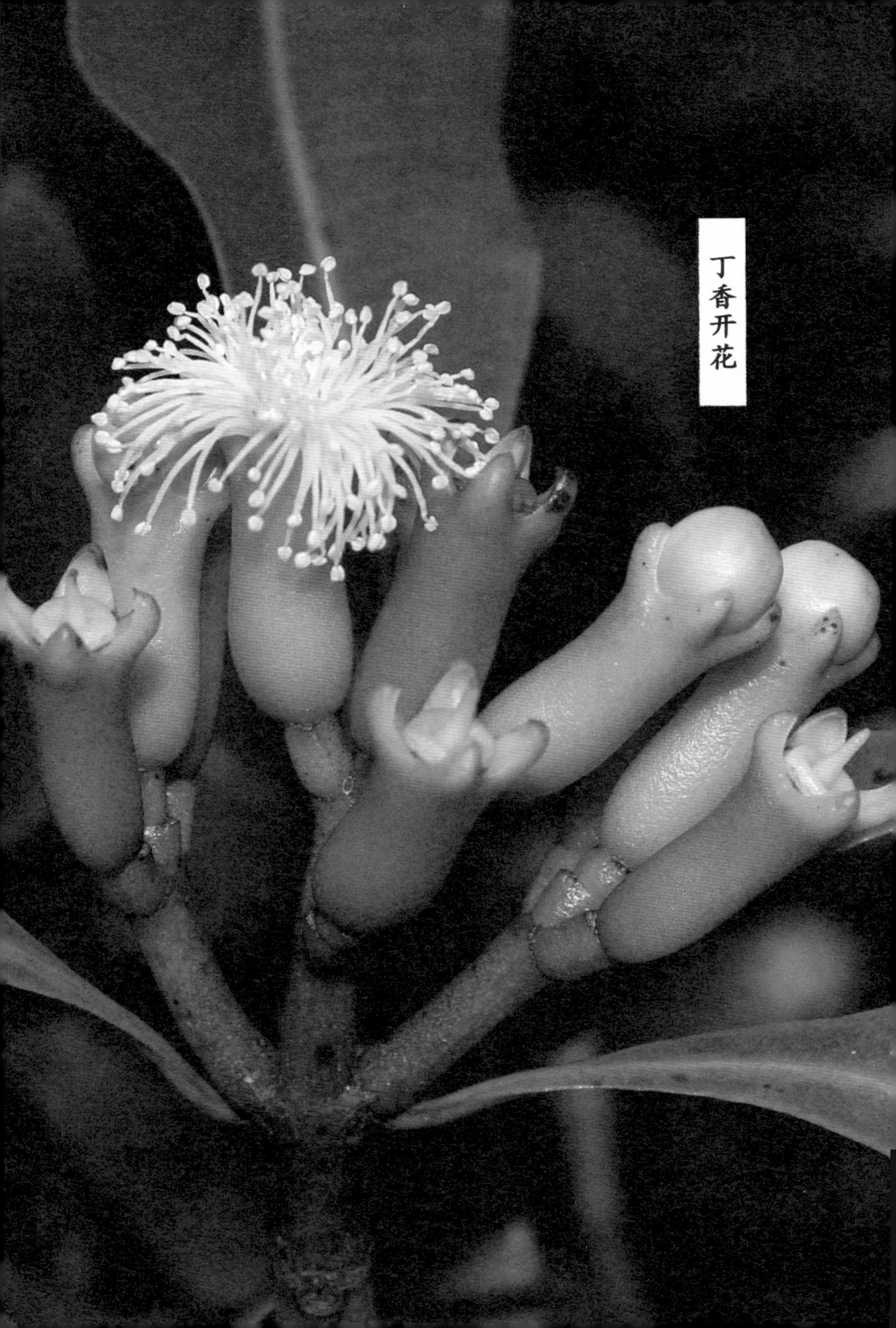
丁香开花

亮共事朝廷的诚意，算是给足了孔明面子。但细究起来，其终极目的，无非是想瓦解孙刘联盟而已。

到了北魏时期，丁香已经被广泛应用于美容品。我国第一部农学专著《齐民要术》中就详细介绍了利用丁香制作香泽（护发品）、面脂（润肤霜）、唇脂（润唇膏）、护手药（护手霜）等护肤用品的配方和工艺流程。可见自西汉至北魏的几百年间，丁香已在国内普及开来。尽管如此，一直以来，丁香等香料的价格依然居高不下，非常人所能问津。《新唐书》载，唐中期宰相元载倒台时，执法人员在抄家的过程中，竟从他家搜出“胡椒至八百石”。以现在的度量衡换算，一石相当于79 320克，近80公斤。如此说来，这批胡椒的总量有60多吨。考虑到当时的运输水平，至少需要动用上百峰骆驼，才能把这些胡椒从印尼运抵长安。元载官至宰相，可谓一人之下万人之上，何必费尽周折囤积这么多的胡椒？无非因为在当时，胡椒是一种几乎可以替代货币的硬通货。

丁香的价格比胡椒还要高，因而也仅限于王宫贵胄或官家才能有幸接触到丁香。唐代的口脂，就是专门给皇室秘制的内含丁香成分的系列护肤品之一。口脂又称为口蜡，是一种无色唇脂，曾一度盛行于唐代皇宫，后来逐渐在贵族阶层的男子间流行，有些类似于我们今天的润唇膏。每年寒冬时节，唐朝皇帝都会借着天气寒冷，赏赐一些护肤品给得力下臣，以示体恤

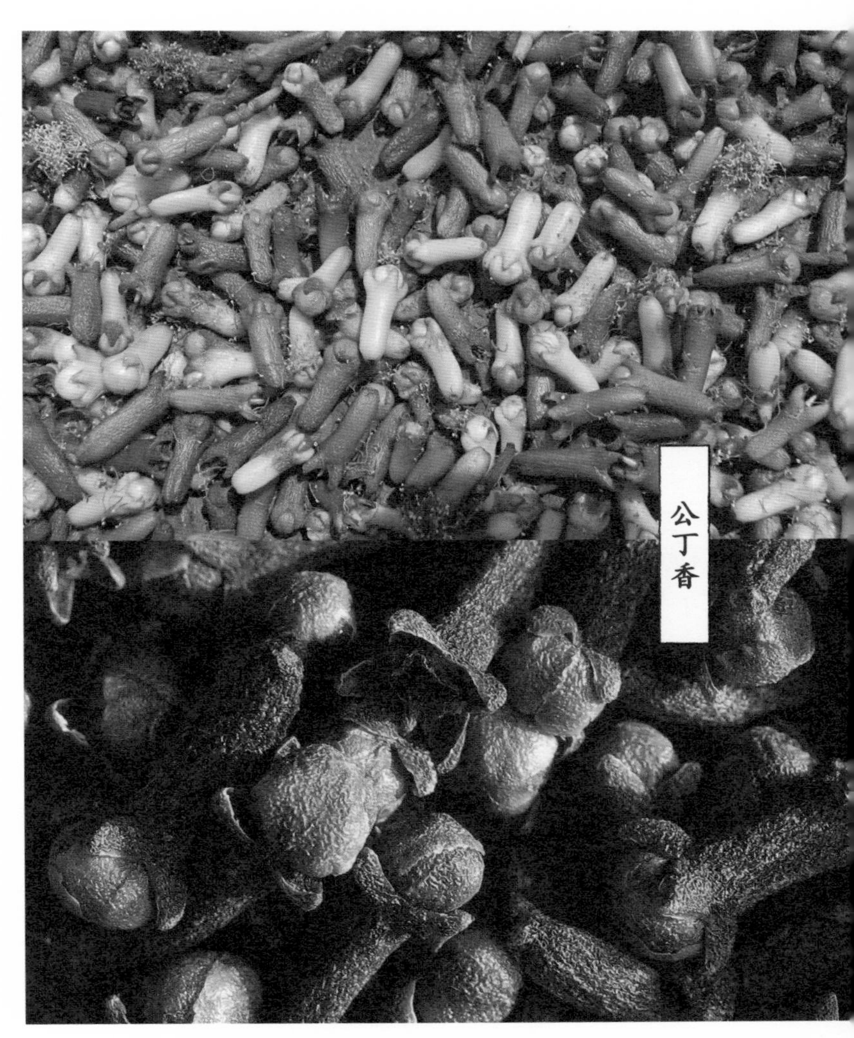
公丁香

232

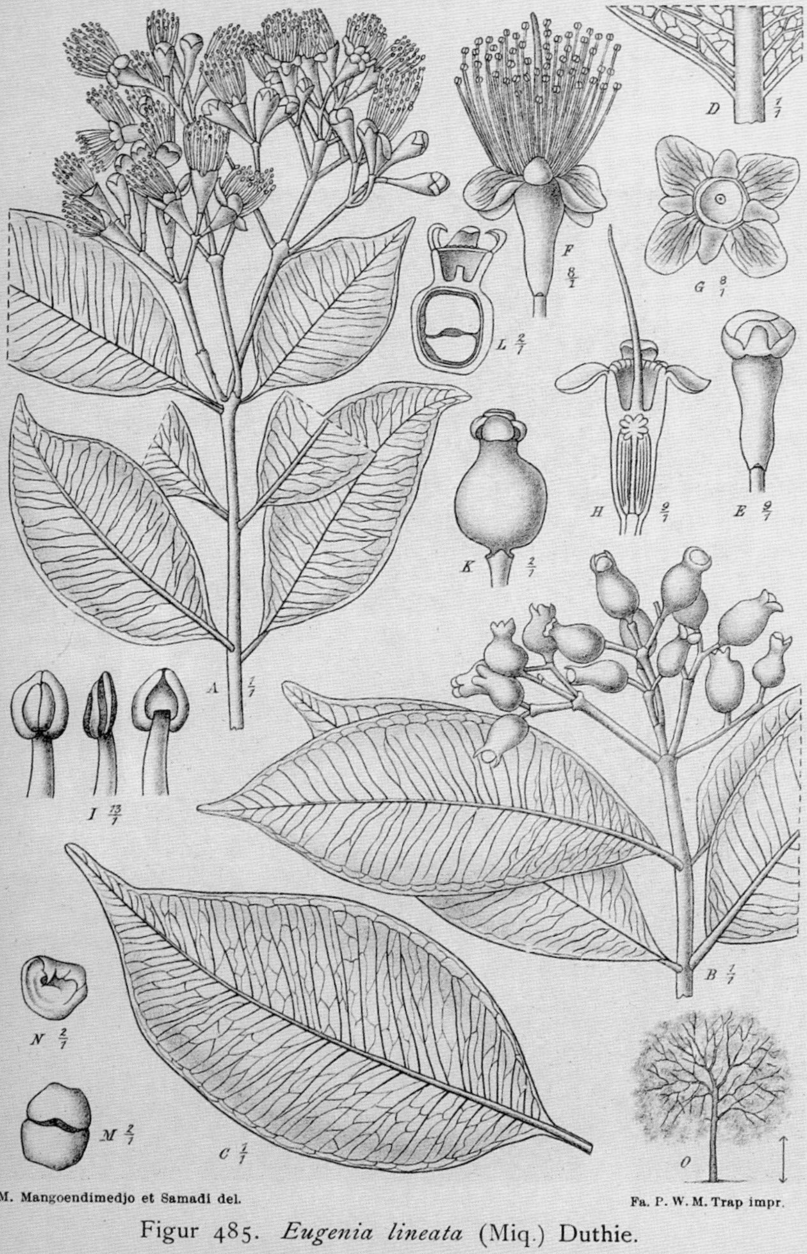

M. Mangoendimedjo et Samadi del. Fa. P. W. M. Trap impr.

Figur 485. *Eugenia lineata* (Miq.) Duthie.

A, *B* Bluten- und Fruchtzweige, *C*, *D* Blatt, *E* Blütenknospe, *F—I* Blüte mit Analyse, *K—N* Frucht und Samen mit Analyse, *O* Baum.
[Original nach Herb. Kds. n. 24262β, 5826β, u. s. w.].

关怀，因而才有了杜甫的诗句：“口脂面药随恩泽，翠管银罂下九霄。”

唐代的口脂由北魏时期的面脂演化而来，虽有所改进，但里面的丁香成分一直都有。王焘的《外台秘要方》引孙思邈《千金翼》口脂方曰：“熟朱二两，紫草末五两，丁香二两，末，麝香一两，上四味，以甲煎和为膏，盛于匣内，即是甲煎口脂，如无甲煎即名唇脂，非口脂也。”紫草相对易得，其余的三味都算得上是稀世珍品。

入宋以后，香道文化得到空前发展，丁香又被用于制作合香。“婴香方”是宋代流行的一个合香配方，大约在宋元祐年间，黄庭坚在写给友人的信中，无意间录入此方，使其得以流传至今。其中，丁香的含量仅次于龙脑（冰片），达四钱之多。到了宣和年间，附庸风雅的宋徽宗除了舞文弄墨、抚琴唱和，还有一个鲜为人知的雅好——制香。宣和御制香便是他制作的名香，为历代合香大家所推崇。据传，宋徽宗书画之时，每每点燃宣和御制香，以定心清气。丁香作为名贵香料，当然不可或缺。同一时期的名香“宣和御前香”则是为朝堂及宫室专制之香，同样含有丁香成分。

在国外，早在3500多年前的埃及，香料便作为供奉神明最高贵的祭品，帮助法老永生，也用来制作木乃伊。基督教经典《圣经·出埃及记》中就明确记载了耶和华对摩西讲述的圣膏油配方，其中就包括没药、桂皮、橄榄油、乳香等。既是事神所需，香料便成为刚需，而古埃及也由此成为地中海地区的香料集散地。

1000多年后，在希腊化时期，埃及的亚历山大港仍然承担着地中海与阿拉伯世界贸易枢纽的重任。随着东罗马帝国的兴起，这一贸易中心开始向帝国首都君士坦丁堡倾斜。原产于东方的香料经由阿拉伯人、波斯人之手，辗转进入君士坦丁堡，然后在这里由威尼斯人和热那亚人销往欧洲腹地。到了11世纪，威尼斯人和热那亚人甚至在君士坦丁堡建立起自己的商业殖民区，所经营的主要商品即为丁香、胡椒等香料。后来，此地发生的战争与香料贸易有极大的关系。

据杰克 · 特纳记载："1248年时在英国1磅肉豆蔻皮值4先令7便士，相当于买3只羊的钱……1磅肉豆蔻可以换回半头牛。"由此可以窥见，当时香料价格之昂贵，甚至可以替代货币流通。而且，在所有香料中，丁香和肉豆蔻最为神秘。对整个欧洲来说，开创一条联通欧洲与东方的新商路势在必行，大航海时代的序曲已然奏响。

1511年，葡萄牙总督阿方索率船队到达香料群岛，并占领了整个马六甲。他们在采集肉豆蔻的过程中，发现当地也盛产丁香。不久后，由西班牙皇室资助的麦哲伦率领船队，也找到了这片盛产丁香、肉豆蔻等香料的群岛。不过，他在本次航行途中死于和菲律宾人的冲突。麦哲伦死后，船队返回西班牙，最终仅有一艘满载香料的船顺利返航，其中大部分都是丁香，这些香料以万倍于采收价的价格出售给欧洲市场。他们带回的一捧丁香，便可兑换一袋金币。整个西班牙为之沸腾，迅速派出远征队，自葡萄牙手中先后夺下了两个丁香的主产地。不巧的是，西班牙此时正与法国交战，轻易不敢同时开辟两条战线，不得不退出这场丁香争夺战。

然而好景不长，葡萄牙在香料贸易中的霸主地位也未能长久持续。接下来的两个世纪，葡萄牙人和荷兰人先后控制了香料贸易，英国人当然也前来参与争夺。当时，人们甚至习惯以装载香料之名，称货船为“丁香”号或“胡椒”号。在第二次香料战争终于结束时，英国人笑到了最后。茨威格曾一针见血地指出：“欧洲人入侵印度的第一推动力完全是世俗的和功利的：那就是对香料的极大的需求。”在来自东方的香料中，丁香以极度稀有和奢侈而为欧洲人所推崇，被称为“香料王后”。在如此高贵的称谓背后，是暴利、战争以及赤裸裸的殖民。

中国古人一向推崇的是药食同源，这样的思维模式，也大大拓展了药用植物的范围。就以丁香来说，在意识到丁香（鸡舌香）可以含在嘴里去除口臭以后，中国古人很快就发现丁香还具有各种医药功能。到了汉末，丁香便被用到了治病的方子里，《名医别录》在《神农本草经》的基础上又补记了365种新药物，

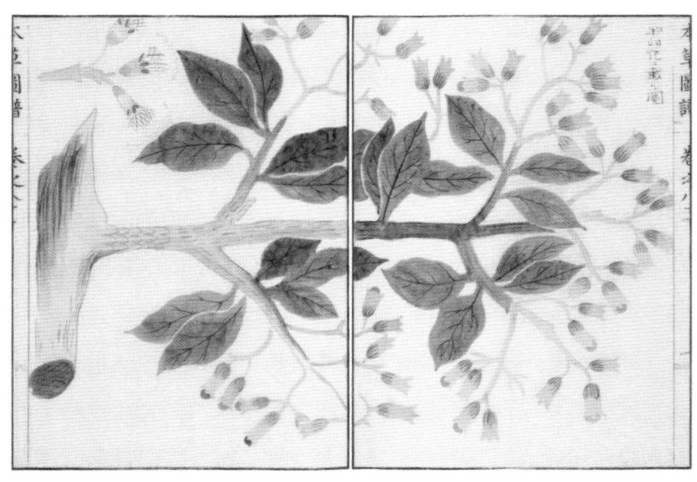

出自《本草图谱》。

其中就有丁香。

东晋葛洪又发现凡与眼疾相关的病症，丁香都具有一定的疗效，并将其记录在所著的《抱朴子》中：“凡百病在目者，以鸡舌香、黄连、乳汁煎注之，皆愈。”不难猜出，葛洪一定是经过了无数次的验证，才敢信誓旦旦地放言“皆愈”。葛洪还发现鸡舌香末可治暴心气痛。丁香的药用领域，自此扩展到人体循环系统。入宋以后，丁香的药用功效继续被挖掘出来。

丁香的药用价值被一一验证的同时，其食用价值也被古人发掘出来了。中国早期的调料都是单味的，使用调料主要是为了保质。后来，随着烹饪技术的发展和人们味觉需求的提高，各种复合式的调味料相继出现。相传，由春秋战国时期齐国名厨易牙创制的调味品“易牙十三香”的配方中，就有丁香这一味。不过，从历史文献判断，易牙十三香的原配方中不一定含有丁香。因为丁香引入我国始于东汉桓帝时期，即使到了这一时期，丁香仍十分珍贵。所以，元人韩奕整理出版的《易牙遗意》中十三香配方里的丁香，应该是后人所加。

始创于北宋时期兴隆堂的复合式调味料“十三香”配方中含有丁香的说法，倒是值得相信的。兴隆堂的十三香，与当今市面上常见的“王守义十三香”，有着明确的历史传承。此后出现的五香粉中，虽说丁香的配比略有不同，但其作为基础材料，却是必不可少的一味。我们现在吃的五香豆、五香豆腐、五香肉卷等美食里都有丁香的身影。

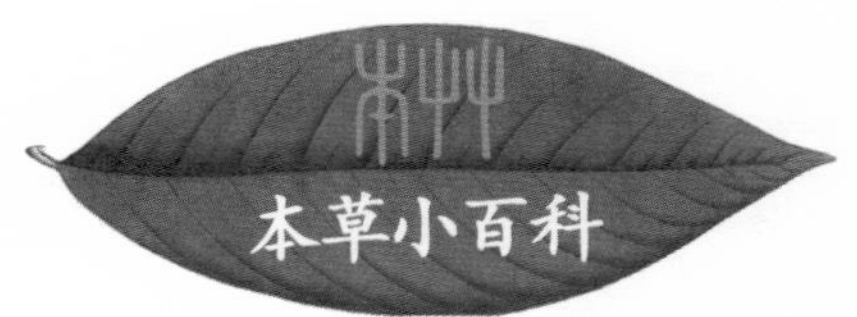

两种丁香的区别

木犀科丁香，又称为紫丁香，丁香属灌木或小乔木，多作为观赏型庭园花木，普遍栽种于长江以北的庭园中，花序较大，花繁淡雅，略有芳香。

桃金娘科丁香，即本文所说的丁香，常绿乔木，是原产于印尼的一种香料。

卷柏

随灵魂迁徙

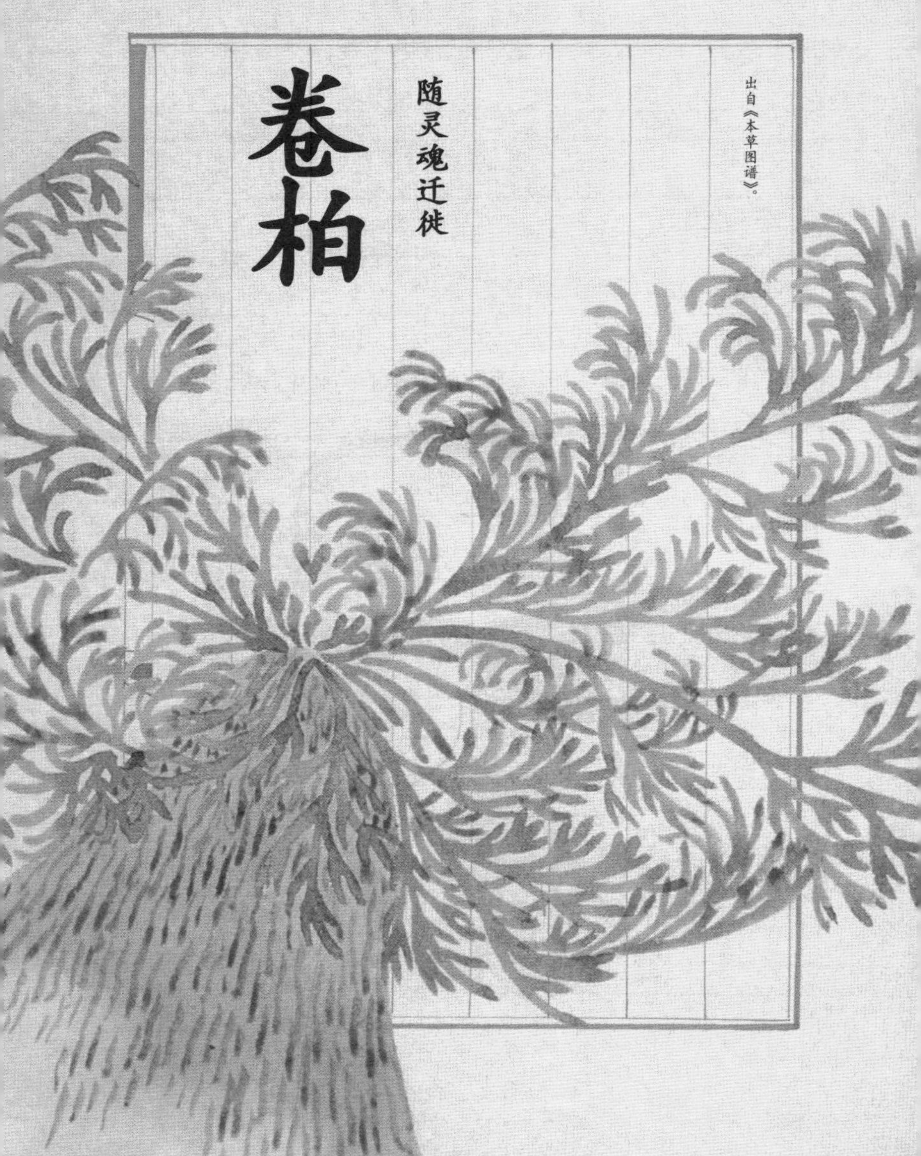

出自《本草图谱》。

在一块土地里安分守己地度过一生，可能是我们对植物最直观的印象。在我们的经验中，这也是植物和动物最明显的区别。但有一种植物却是个例外——南美卷柏，一旦周围的环境持续干旱，南美卷柏便会感知到此地不利于继续生存，于是它们的根部自行脱离土壤，继而缩成一团，随风游移。直到遇上水分充足的地方，缩成“圆球”的南美卷柏才会迅速打开，根系重新钻入地下暂时安居下来。如果新家的生存环境又变得恶劣起来，南美卷柏还是会拔根就走，再次搬家。

不守，动辄搬家的南美卷柏，看似对环境十分挑剔，其实也能在一个地方永久定居。在几次搬家的企图受到限制后，南美卷柏会把根扎得更深，长势也会比以往任何一段时间都要好。科研人员据此认为，南美卷柏可能是发现根扎得越深，水分就越充足，从而变得务实、脚踏实地起来。可见环境造就性格这句话，也同样适合植物界。

南美卷柏的近亲遍布世界各地，也广泛分布于我国大江南北，民间俗称的九死还魂草便是其中之一。中国先民在2000多年前就已经认识到卷柏的药用价值，它有20多个别名，这也从另一个侧面反映出各地群众对卷柏的普遍关注。《神农本草经》称其“主治五脏邪气，女子阴中寒热痛，癥瘕，血闭，绝子。久服轻身、和颜色”。经历代中医药学家的传承和发扬，如今卷柏已被广泛应用于活血通经、跌扑损伤、止血化瘀，也被用于吐血、便血、脱肛等症的临床治疗。但最新的研究表明,《神农本草经》中所说的卷柏，应为垫状卷柏，并不是唐宋以后各类中医药典籍中记载的卷柏。它们的形貌特征有显著区别：垫状卷柏，根散生，叶缘厚；卷柏，根聚生成短干，叶缘薄，一些植物志和中药材手册等都混淆了二者的区别。

卷柏是一种土生或石生的复苏植物，早在距今约4亿年前的泥盆纪，就已经在地球上生存了，它们的细胞原生质有与众不同的神奇性能。卷柏通常生活在干燥的岩石缝里，平时很难得到充足的水分，因此练就了一身耐旱的本领。在极端条件下，即使体内的水分含量降到5%以下，卷柏照样可以维持生命。在这种情况下，卷柏会自动进入休眠状态，直到环境湿度适合生存才会苏醒过来，继续生长。据载，日本有位生物学家甚至发现，用卷柏制成的生物标本在时隔11年后，居然还能遇水复活。具有如此强大的耐旱能力，究竟是什么原因呢?

众所周知，植物活性氧的产生会导致植物氧化性损伤及细胞凋亡；细胞凋亡，也就意味着植物最终将干枯死亡。科研人员通过比较基因组发现，卷柏耐旱的奥秘在于：卷柏较少产生植物活性氧，同时具有强大的清除活性氧的能力。这就是我们通常所说的抗氧化功能。

卷柏复苏过程中凸显出的强大的抗氧化功能，也引起了我

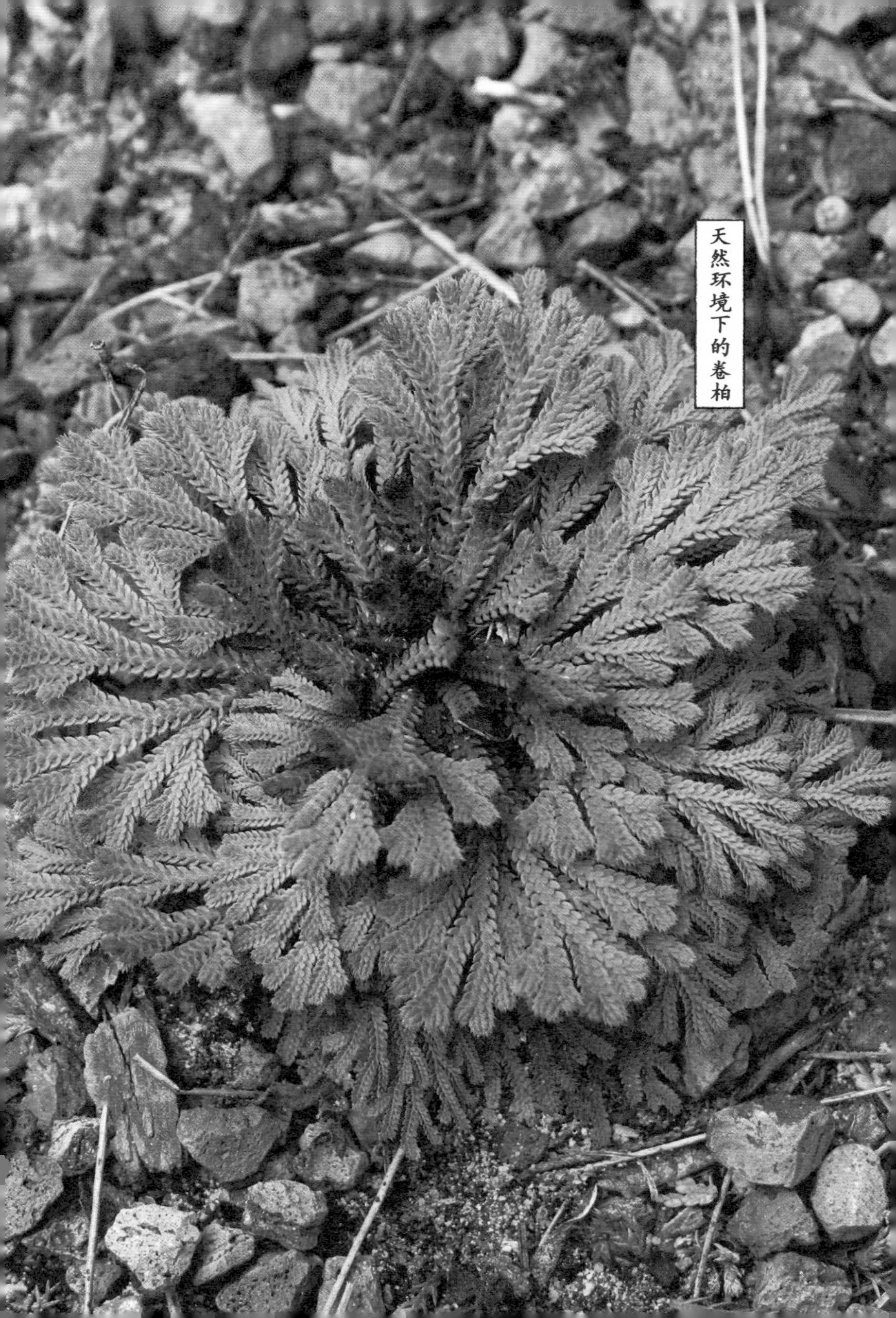

天然环境下的卷柏

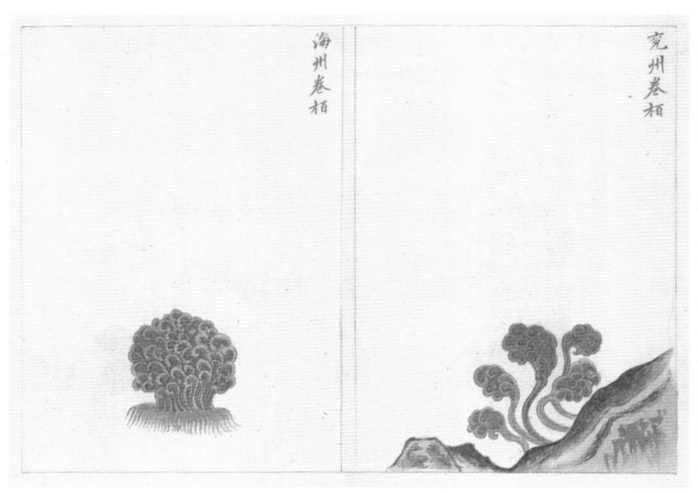

出自《金石昆虫草木状》。

国科研人员的关注，继而对其展开深入研究。现代药理及临床研究表明：卷柏具有防癌、治癌、抗炎、抗病毒、镇痛、降血压、降血糖和增强人体免疫功能等作用。或许在不远的将来，人们可以借助此项成果，减轻更多病痛的折磨，治疗各种疑难杂症。从卷柏的止血及对伤口的愈合功能得到启发，人们也将卷柏提取物用于制作美容护肤用品。

但近年来卷柏为更多人熟知，却并非因为它具有的药用潜力。在国内的花卉市场，卷柏盆艺产业悄然兴起。再寻常不过的卷柏，经盆艺师精心打造，竟然呈现出万千气象。2018年6月，在“首届本草家庭园艺成果展”上，我们展出了两盆傲然

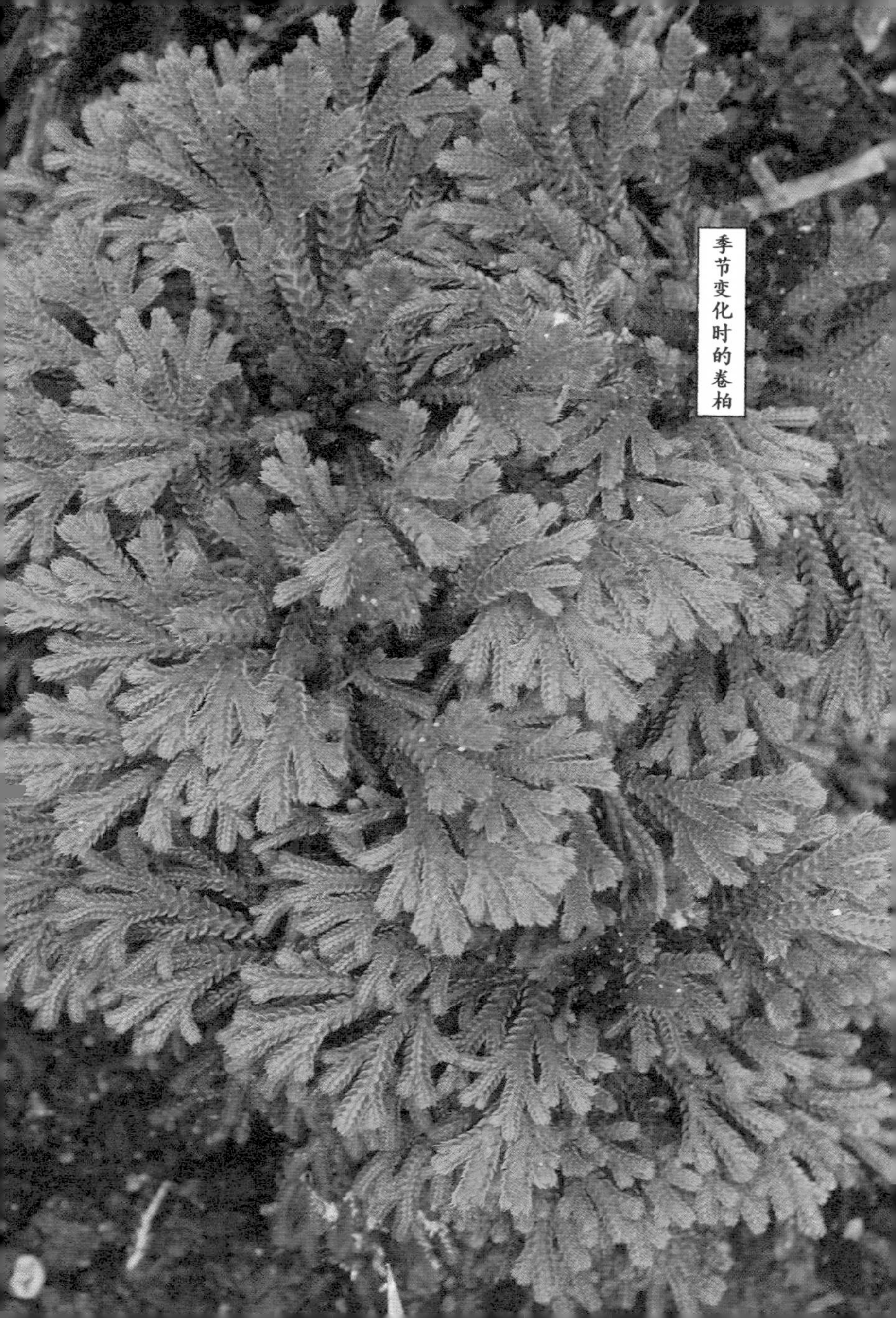

季节变化时的卷柏

挺拔的卷柏，并在标签上特别注明了它们的别称——“九死还魂草”，大多数参访者都会在这两盆卷柏前驻足。

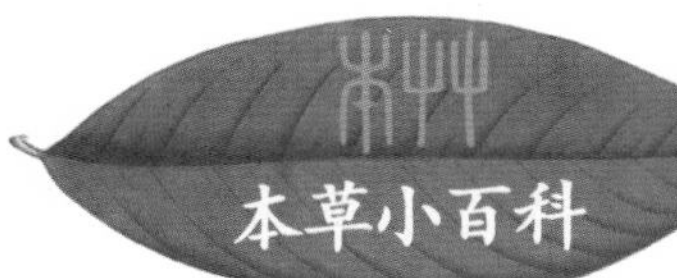

复苏植物

自然界有些植物能在自身含水量不足5%的极端干旱状况下存活，看起来它们已然枯死了，但只要重新获得水分供应，便会奇迹般地“复活”。这类植物被称为复苏植物。

植物活性氧

在植物体内用以维持植物生命、参与形成性质活泼、氧化能力很强的含氧物质，叫作活性氧。过多的活性氧会对植物细胞膜造成伤害，因而某些植物进化出酶促清除系统和非酶促清除系统，以清除过剩的活性氧，达到保护细胞膜的目的。

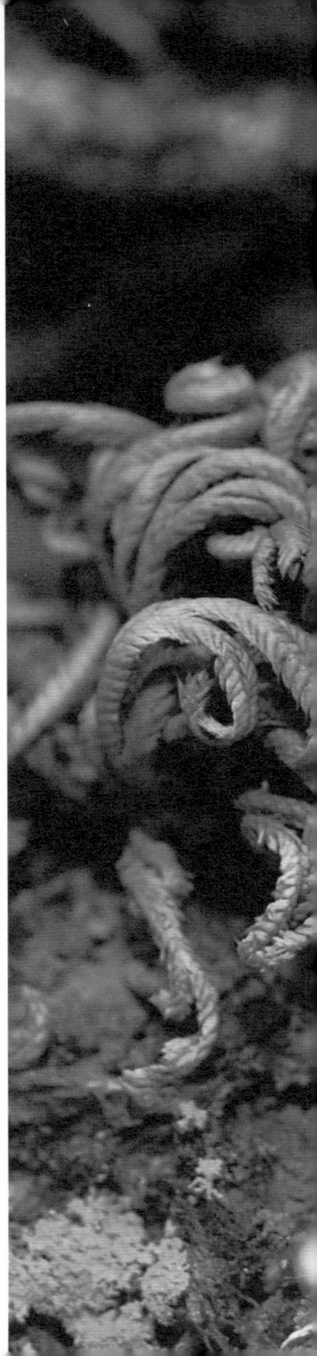

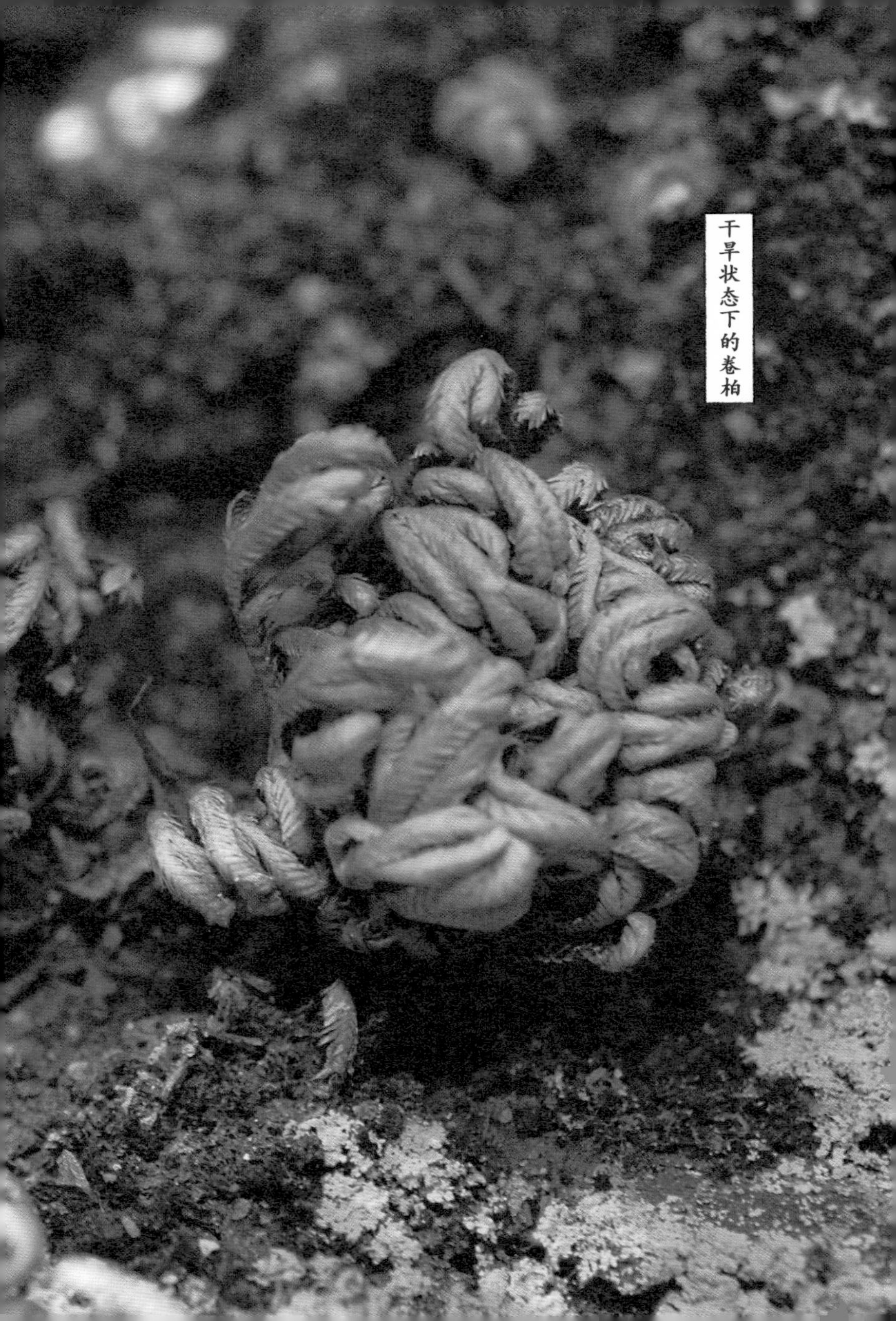

干旱状态下的卷柏

淡竹叶

张飞靠它打败张郃，芈月因它险些无缘降生？

出自《本草图谱》。

我曾偶然看到一幅淡竹叶和红蓼盆景花鸟画，设色淡雅，画面中以黄绿植物为主，仅红蓼的花穗以粉紫色点缀，看上去清净悠远，丝毫不亚于大家竹绘。这便是我和淡竹叶这种植物最初的交集。

《三国演义》第七十回中讲到，曹将张郃兵败阆中后退守宕渠山不出，但有蜀军攻上山来，只回以滚木礌石，张飞一筹莫展，在山下叫骂不休。张郃不仅置之不理，反而在山头摆下酒宴大吹大擂饮酒作乐，气得张飞七窍生烟。日子久了，随同叫阵的蜀军兵士越发燥热难当，难免口舌生疮，一个个病倒。如此对峙了50多天，张飞仍无计可施，便在山前扎下营寨，每日饮酒；所能做的便只剩下趁着酒醉，坐在山前辱骂。

刘备听闻去犒军的人回来汇报前线胶着的战况，吃惊不小，忙来请教诸葛亮。谁想诸葛亮听罢泰然自若，反而笑说："军前恐无好酒；成都佳酿极多，可将五十瓮作三车装，送到军前与张将军饮。"刘备大惑不解，一问，诸葛亮这才一一说与他听。后来的结局大家都知道，张飞果然就凭这50坛好酒成功诱敌，破了山寨，大败张郃。

书中虽未详加解释，但民间盛传，诸葛亮派人送去的酒，其实是淡竹叶汤。因为淡竹叶有清凉解热、止消渴等功效。诸葛亮满腹经纶，天文地理、诸家学说无不通晓，掌握淡竹叶的功效也并不让人感到意外。从成书于汉末的《名医别录》中就有关于淡竹叶药用的记载这一事实来看，民间传说更是看似有板有眼。

然而，传说毕竟只是传说，并非史实。

因为《名医别录》所言淡竹叶，是一种名为淡竹的竹子的叶子，不是我们现在所说的“淡竹叶”。竹叶入药的记载始于《神农本草经》，但其中并未明确规定竹的类型，故泛称竹叶。至《名医别录》，药用的竹叶才有了分类，并细分为淡竹叶、竹叶、芹竹叶、苦竹叶四种。唐代《新修本草》、宋代《证类本草》皆有“淡竹叶”一名，但其所指与《名医别录》同，为淡竹之叶，由《证类本草》所附淡竹图可以看出。进入唐代以后，典籍中又多了一种甘竹叶，只是“古籍中的甘竹即淡竹”，可见明朝以前的古籍所收录的淡竹叶或甘竹叶，指的都是淡竹的叶子。

入明以后，草本的淡竹叶才开始进入医药学家的视野。不过很多后世学者都认为，关于现代意义上的淡竹叶的记载始于李时珍的《本草纲目》。但事实上，最早收录淡竹叶药用内容的，应为明代云南嵩明人兰茂所著的《滇南本草》。该书10万余字，所载药物计有544种。兰茂在书中称：“淡竹叶，味甘、淡，性寒。治肺热咳嗽，肺气上逆。治虚烦，发热不眠，退虚热，止烦热。”兰茂关于淡竹叶性味、功效的记述，已经与此前古籍中所载内容相去甚远，而更接近我们现在所说的淡竹叶，应被视为关于淡竹叶药用的记录。

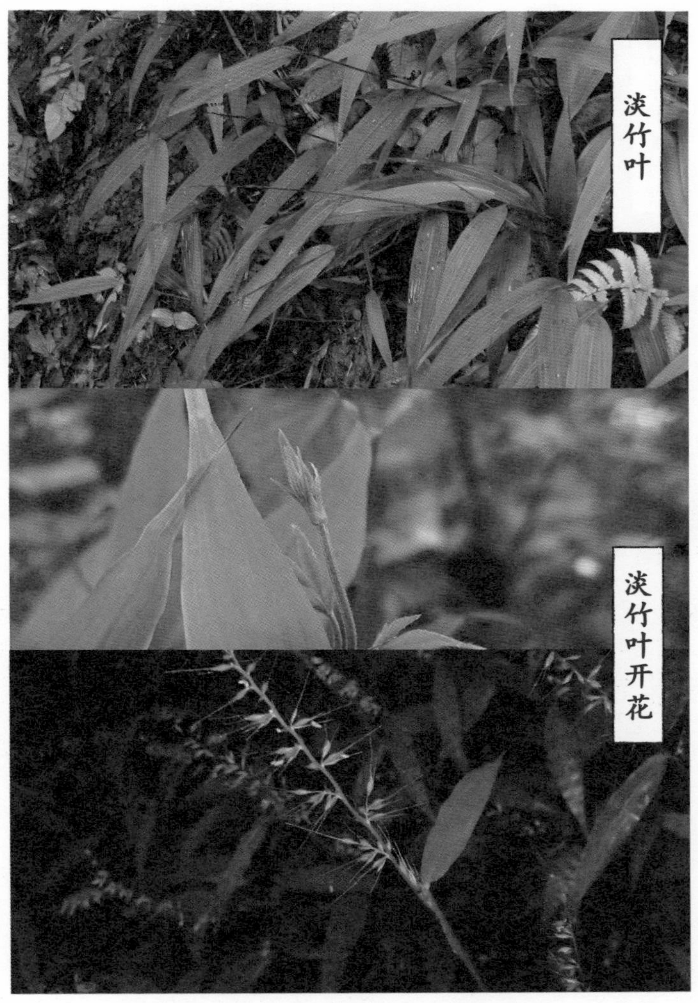
淡竹叶
淡竹叶开花

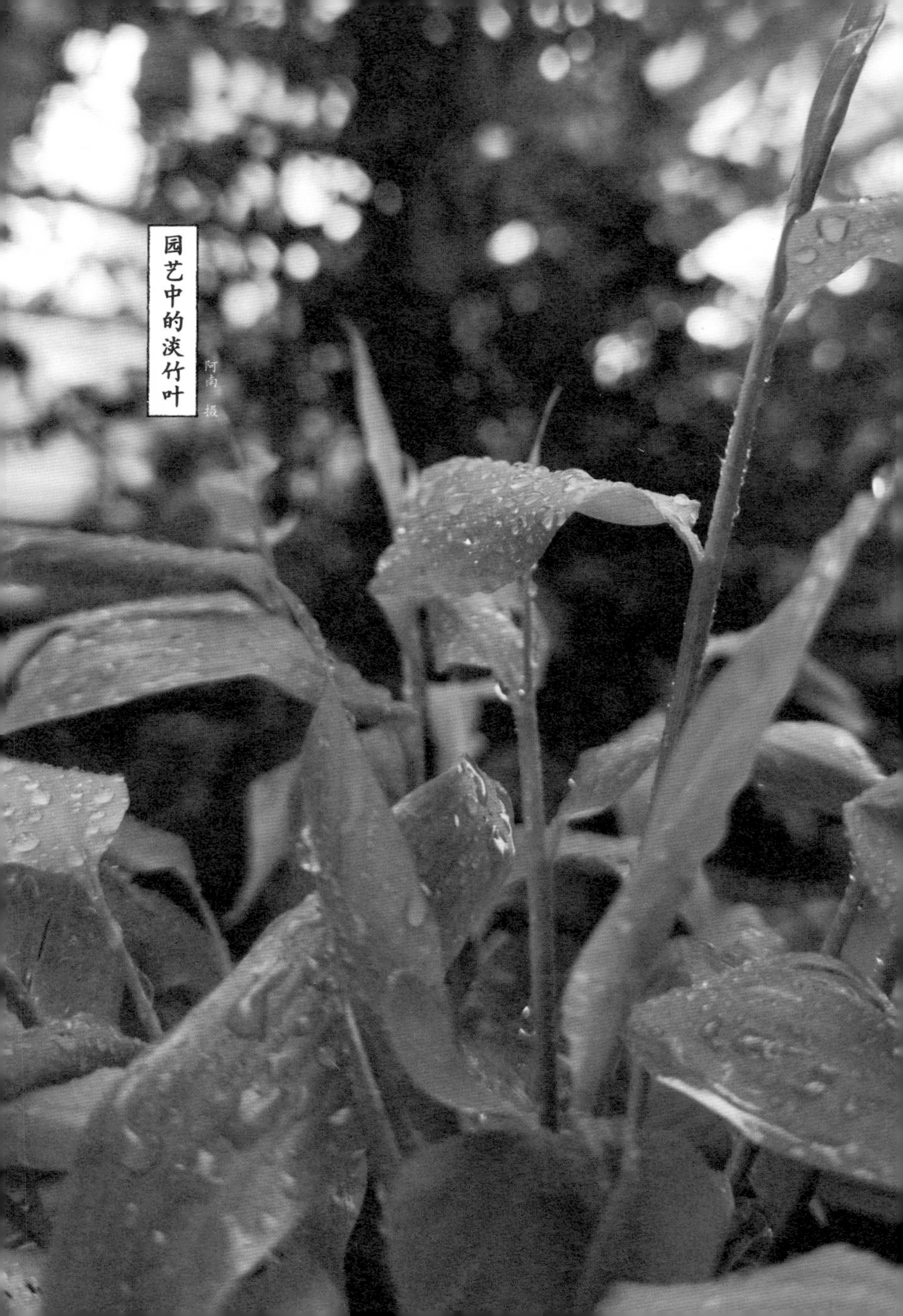

园艺中的淡竹叶

阿南 摄

此后，李时珍在前人的基础上著就《本草纲目》，并详细补充了淡竹叶植物学意义上的形态特征。不过，李时珍的名声过于响亮，后世中医药界对他顶礼膜拜，从而忽视了对早于《本草纲目》的其他文献的参考。

其实，按照现代药用植物学的观点，淡竹的叶子和“淡竹叶”之间的区别是十分明显的。淡竹为竹亚科，茎秆为木质；淡竹叶为禾亚科，茎秆为草质。淡竹的叶子，叶片为广披针形，常切成长短不一的丝状。初生时尚未展开的嫩叶，中医称“竹叶卷心”，有短柄与叶片相连，叶片容易自关节处脱落。而淡竹叶茎、叶混用，它的茎秆呈圆柱状，表面为淡黄绿色，叶呈片状，多卷曲皱缩。

此外，“取象比类”思维是中医典型的医学思维模式，其中最具代表性的观点当属“本乎天者亲上，本乎地者亲下”。淡竹植株高大挺拔，当属“本乎天者”，因而中医认为此类长势朝天的植物，具有凉散上焦风热的功能。用于风热感冒、发热头痛的“银翘散”里用到竹叶，即为这种理论在实践中的应用。与之相反，淡竹叶植株仅几十厘米高，更接近于地表植物，属“本乎地者”，因而中医认为其导热下行，利尿通淋。所以，“小蓟饮子”“导赤散”等方剂中所用的就是淡竹叶。

提起淡竹叶的药性和功效，我不禁想起2015年播出的电视剧《芈月传》。剧中，楚威后担心向氏生下“霸星”，从而取代自己儿子的太子地位，便让医女为其开了一服“安胎药”，并命医女在其中加入了一味“淡竹叶”。按照剧中情节，这副中药名义上是为安胎，但其实是想让向氏堕胎。李时珍的《本草纲目》中记载，淡竹叶的药用部位指的是这种草本植物的叶和茎，并没有堕胎、催生的功效。倒是淡竹叶的根，具有此类可怖的效用。淡竹叶的块根呈纺锤形颗粒状，与麦冬、天门冬的块根极为相似，因而民间又称其为竹叶麦冬。李时珍在淡竹叶条下又这样说道：“淡竹叶，根名碎骨子。碎骨言其下胎也。”由此可知，编剧显然弄混了淡竹叶及其块茎（碎骨子）之间的区别。但是，对李时珍所记载的淡竹叶的根有“下胎”的功效，现在并没有研究能证明，还有待进一步检验。

近年来，随着人们对中医药关注度的提高，有关淡竹叶化学成分及其在现代医学应用方面的研究也在日益深入。研究表明，淡竹叶主要的化学成分为黄酮类，此外还含有微量的芦竹素、白茅素、酚酸、多糖、氨基酸等。黄酮类化合物是一种植物次生代谢产物，广泛存在于多种植物中，适量摄入黄酮类化合物，可以减少癌症、肿瘤、心血管疾病、脂质过氧化以及骨质疏松等疾病的发病率。

除了上述诸多药用功能，淡竹叶也是一种极具观赏价值的本草植物。2018年春天，我们曾购买了几盆淡竹叶，它们仅10多厘米高，茎秆有结节，交互斜生的叶子片片挺括，颇有竹的

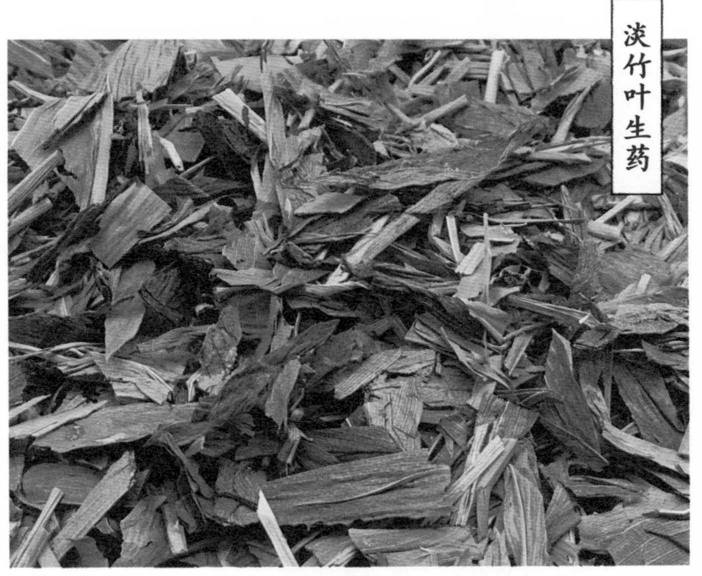

韵致。入夏以后，植株顶端抽出花穗，几天后开了细碎的白花，内稃短而外稃略长，顶端渐渐长出一两枚不等的短芒，看起来没什么规律可循。后来查了资料才知道，长出一枚短芒的是雌蕊，而长出两枚短芒的则是雄蕊。

2019年开春以后，那几盆淡竹叶开始冒出新的幼苗，有的是嫩绿色的，有的是紫红色的，看起来像变异了。之后，紫红色幼苗的叶片开始展开，几天后又逐渐变成了粉红色。又过了几日，粉红色的叶片又变成了淡粉色。最后，叶片完全展开，新叶次第生出之时，连淡粉色也荡然无存，仅留下数条白色的

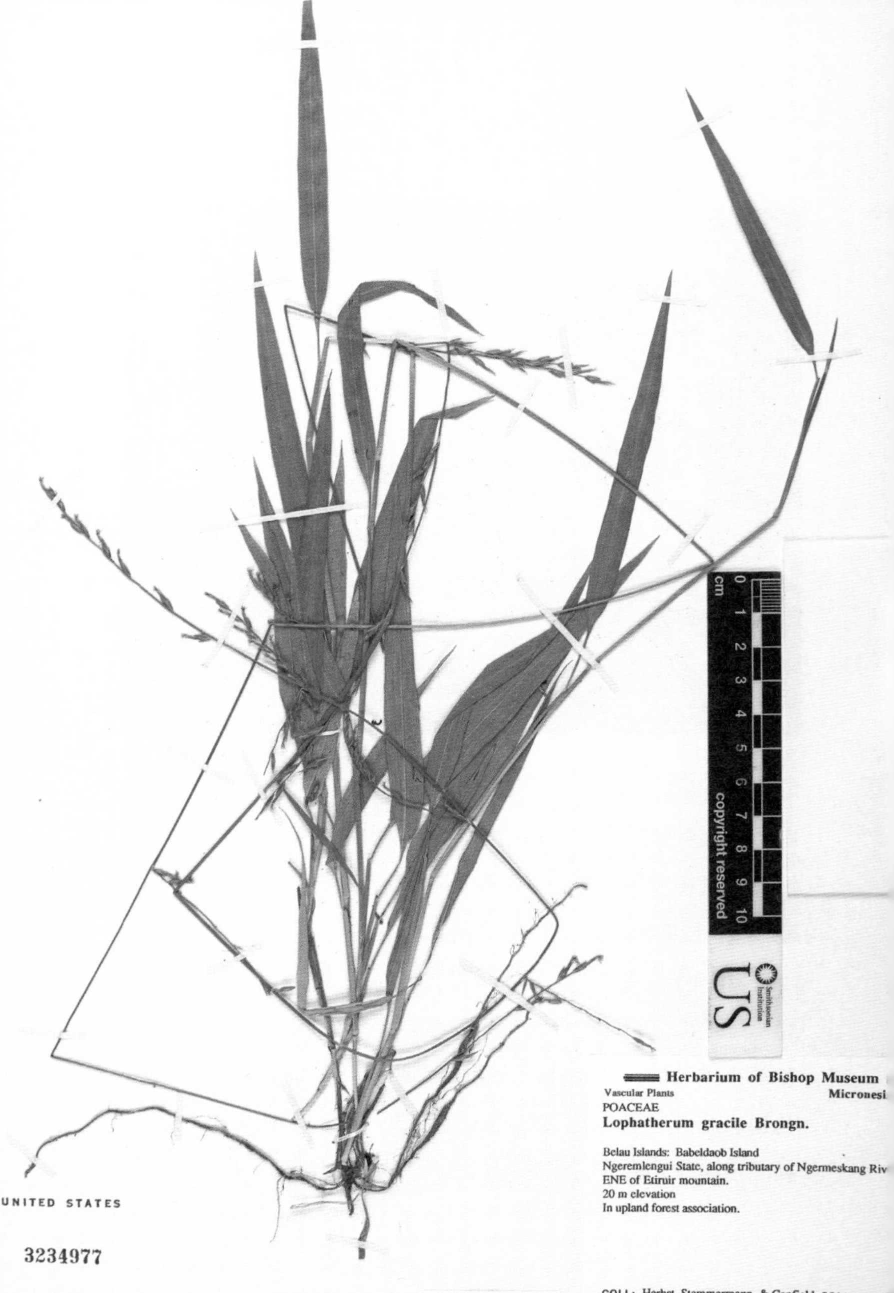
cm 0 1 2 3 4 5 6 7 8 9 10
copyright reserved
US
Smithsonian Institution
Herbarium of Bishop Museum
Vascular Plants
Micronesi
POACEAE
Lophatherum gracile Brongn.
Belau Islands: Babeldaob Island
Ngeremlengui State, along tributary of Ngermeskang Riv
ENE of Etiruir mountain.
20 m elevation
In upland forest association.
COLL: Herbst, Stemmermann, & Canfield
COLL#: 949
Jul 24, 1991
ACC#: 199
UNITED STATES
3234977
NATIONAL HERBARIUM

纵向纹理。几经考证，最后才终于明白，我所观察到的奇异现象，是这棵淡竹叶发生变异的全过程。我大喜过望，把它单独藏到不大惹人注意的位置保护起来，它能否在淡竹叶家族中绽放靓丽异彩，尚需假以时日。

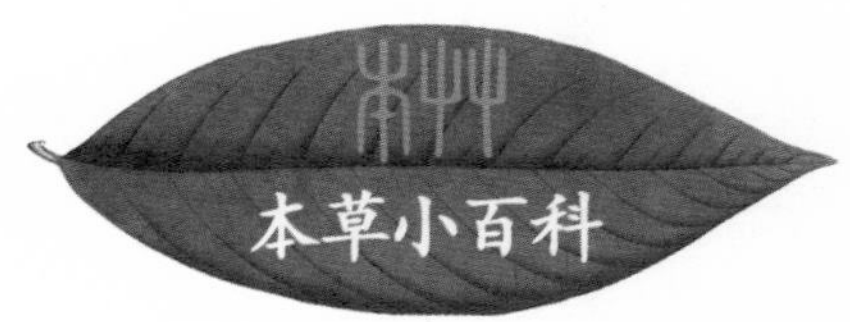

亚科

在生物分类法中，位于科下的一个科级分类等级被称为亚科。而族的分类级别，则介于科和属之间，或亚科和属之间。

次生代谢

植物的新陈代谢可分为初生代谢和次生代谢。初生代谢会产生糖、蛋白质、酯质、核酸等物质，是植物维持生命不可或缺的过程。次生代谢则是释放能量的代谢，产生黄酮、生物碱等化合物；次生代谢与植物的生长、发育、繁殖并无直接关系。

内稃与外稃

外稃是指禾本科植物的小花外面包着的一枚特化苞片，另一枚短于外稃、透明膜质、边缘内折的苞片称为内稃。外稃与内稃之间为雌蕊、雄蕊和浆片。开花时，内、外稃撑开，雄蕊和雌蕊的柱头露出；传粉后，内、外稃又重新闭合。

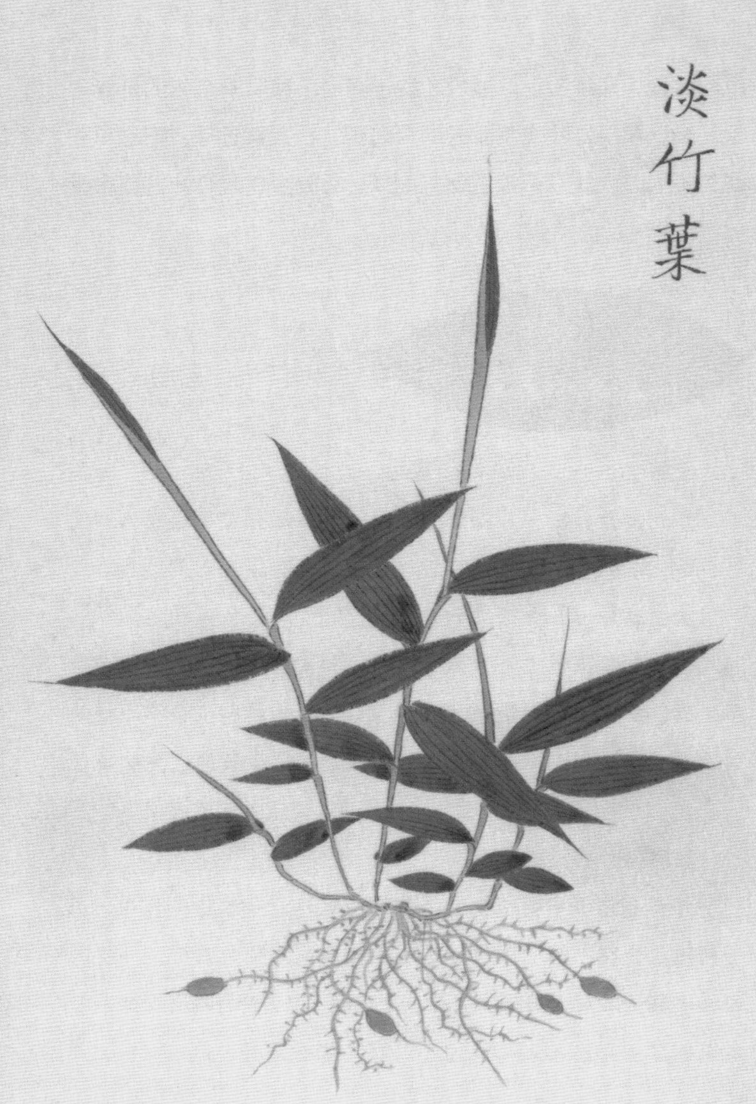
淡竹葉

淡竹叶

医案

《也是山人医案》，清代也是山人撰。本书列述多种病案，用药精炼，配伍比较活泼。医案收入《珍本医书集成》。

陆（六四）服清暑方，头重舌黄如昔，躯痛咳痰皆缓，而大便不解，渴思冷冻饮料，不饥痞闷，嗳气频频，明是暑挟湿邪踞上焦气分，致气为所阻之象。但高年辛寒苦寒，恐妨胃口，多所误用。因拟辛温，宣达通阳。

香薷（八分）、制半夏（一钱五分）、连翘（一钱五分）、白蔻仁（七分）、广皮（一钱）、淡竹叶（一钱）、郁金（一钱）。

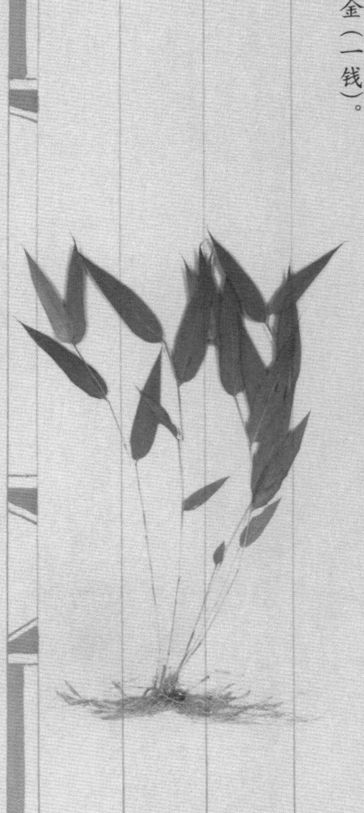

细辛

天然的杀虫剂

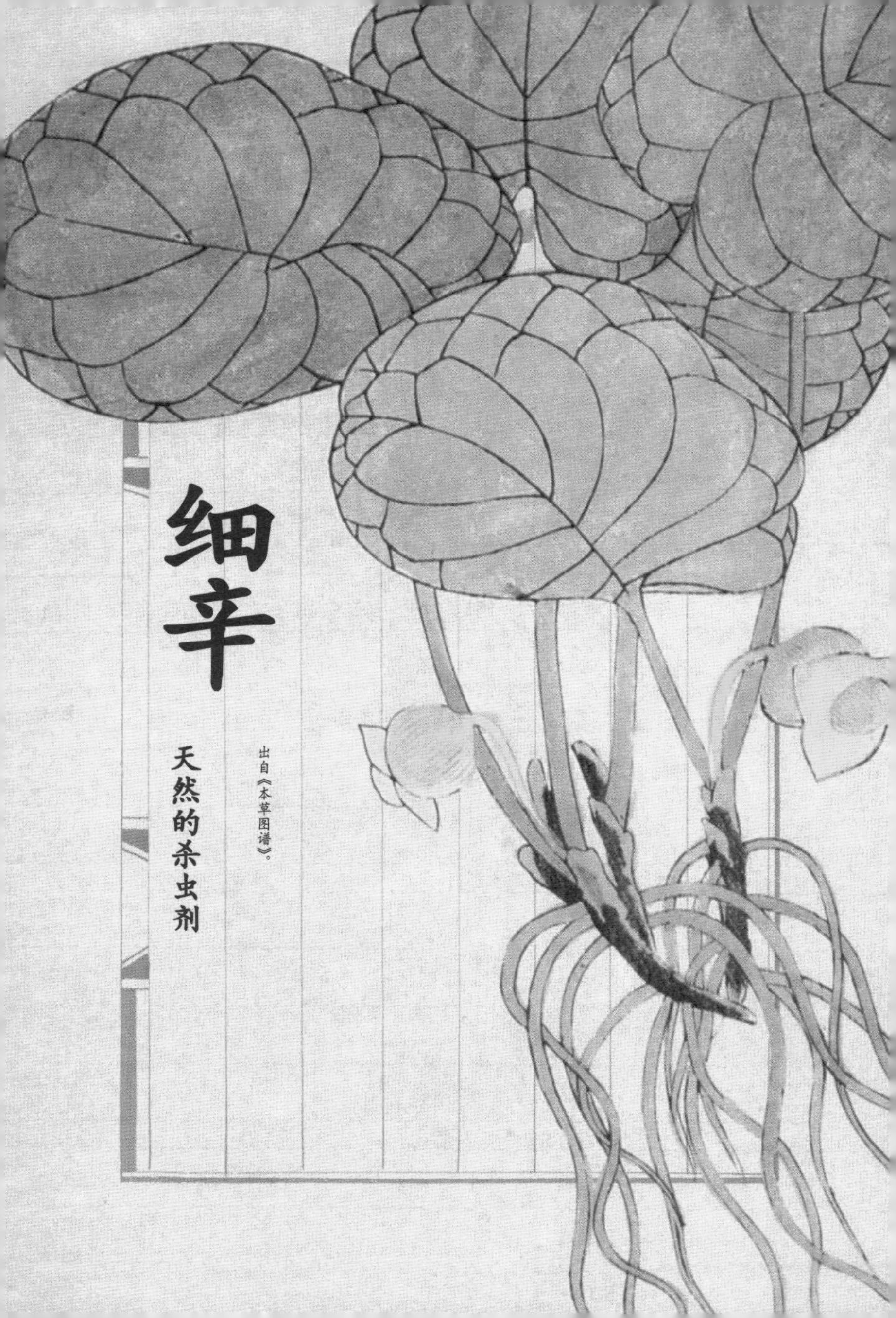

出自《本草图谱》。

即使事情过了几十年，每次回想起最初领教细辛独有的香辛味，仍让我耿耿于怀。6岁那年，我刚上小学不久，突然犯起了牙疼，牙龈肿得老高，即使我闭着嘴，看上去也像是嘴里含了什么东西。我母亲目不识丁，不知从哪里听说细辛可治牙疼，便从邻家讨了几棵细辛回来，她把阴干的细辛碾碎，卷成了一支烟让我抽。当时，我吞下第一口烟，嗓子里热辣辣的，像是着了火，我禁不住咳了好一阵。等抽完那支烟后，我的脸上早已涕泗纵横。让我印象至深的，不是我的牙龈如何消了肿，而是口腔里弥久不散的奇异辛香。

稍微长大一些后，偶尔跟着家人到山上采野菜，在家人的指点下，我认识了细辛：高七八厘米，一丛丛驻守在树荫下那一小片属于自己的领地。每根茎秆上仅有一片团团的心形叶子，有的在接近植物根基处，会开出三五朵指甲大小的深紫色花，圆圆的，和孩童挂在手镯上的铃铛一般。乍一看去，像一位慈爱的母亲撑着一把小伞，在为她襁褓中的婴儿遮风挡雨。长大后，我接触了更多品种的细辛，对这种药用植物也有了更多了解，发现了细辛在历史上的应用，印证了母亲早年给我抽细辛卷烟治牙疼的做法，并非出于无知——细辛不仅可用于保持口腔卫生，还常被用来治疗各种口腔疾患，且镇痛效果显著。

早在西周时期，中国人便认识到了保护牙齿的重要性。《礼记》载："鸡初鸣，咸盥漱。"说明清晨盥洗、漱口已成为时人普遍的卫生习惯。1000多年后，司马迁在《史记》中明确指出引起龋齿的原因为“食而不漱”。用于保持口腔卫生的“鸡舌香”在汉朝引入中国，也便难以全都归之于偶然。

到了唐朝时，已经有了功能性的漱口水，用此类功能性漱口水进行口腔清洁，就是古语所说的“揩齿”，并逐渐演变为后来的刷牙习惯。至宋朝，用于揩齿的“牙膏”种类日益繁多，仅官修医书《圣济总录》在《揩齿》一节所列的揩齿药方，就多达27个。其中，包含细辛的方子占了8个。不过，这些揩齿方中的细辛，都要求入药的细辛要“去苗叶”，即仅用细辛的根须入药。

一直到20世纪50年代，细辛的入药部位都仅限于这种植物的根须，后来才开始使用细辛全草入药。虽说在此之前，细辛只有根须才可入药，但药店在收购时一般都要求卖家连同细辛的苗叶一并送来，这是为了便于鉴别。

细辛是马兜铃科植物，有一种和细辛同科的植物“杜衡”，其植物特征与细辛极为相似，且药效也很接近，因而自古就有“杜衡乱细辛”之说。李时珍在《本草纲目》中大费周章地解释了一通，说细辛“叶似小葵”，并称“叶似马蹄，茎微粗，根曲而黄白色，味亦辛者，杜衡也”。但“小葵”的叶子也呈马蹄形，根据这样的描述，根本无法准确分辨二者。直到现代植物学逐渐完善，两者之间才有了比较明确的界线。

关于细辛的记载始见于春秋战国时期，且名称各异。《管

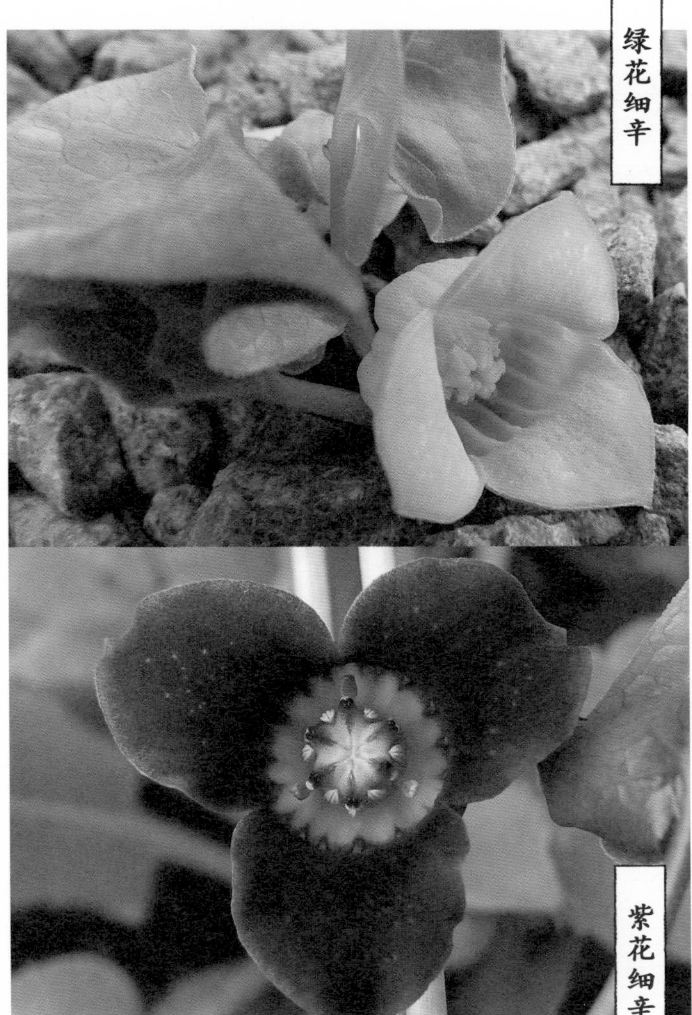

绿花细辛

紫花细辛

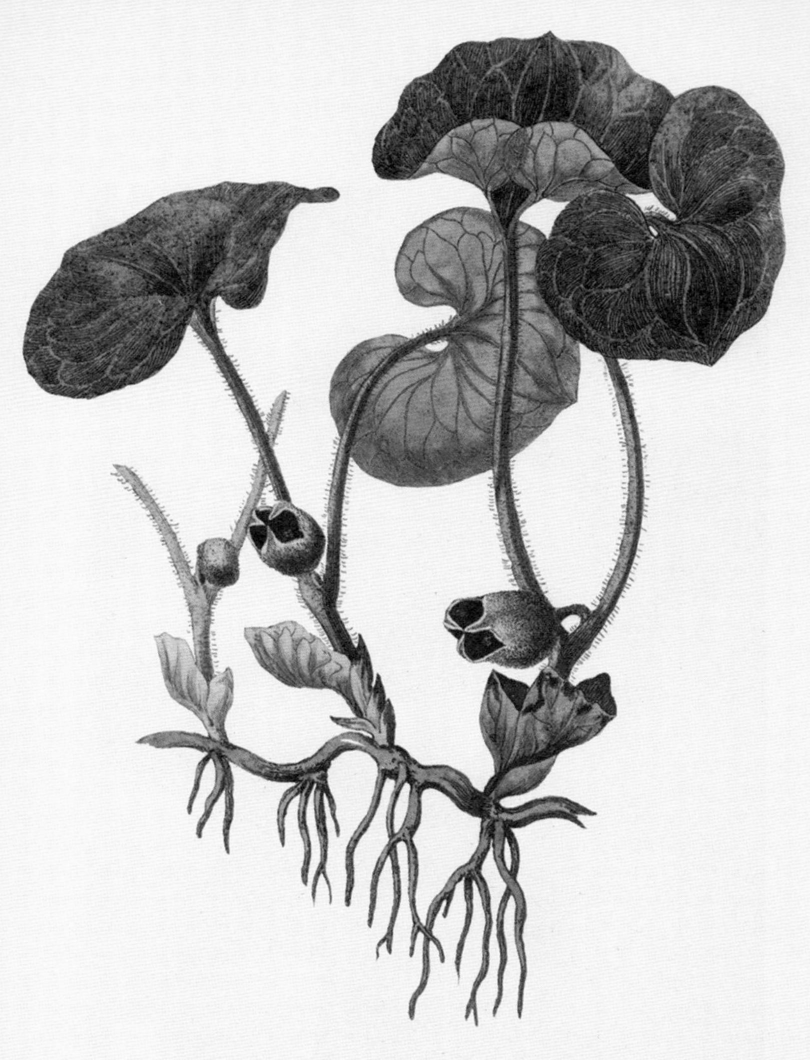

Asarum europaeum

子 · 地员篇》称其为“小辛”，而《山海经 · 中山经》则称为“少辛”。进入三国时期以后，这种称谓上的差异，在我国较早的一部百科词典《广雅》中，得到系统梳理：“细条、少辛，细辛也”。不过，《吴普本草》中的相关内容表明，即便是到了魏晋时期，有些地方仍将细辛称作“细草”。可见连绵不断的战乱给各地间信息交流带来的影响，也从侧面反映出割据时代的人文印记。这种影响也表现在关于细辛产地的记载，《范子计然》云：“细辛，出华阴。色白者，善。”而《山海经 · 中山经》则称：“浮戏之山，上多少辛。”华阴位于关中平原东部，浮戏山则地处今河南省郑州市，两地相距千里之遥。但事实上，细辛这种本草植物，广泛分布于我国的东北、华中及山西、陕西、山东、浙江、湖南、四川等地，其中尤以产自西北和东北地区的细辛药效最佳，史上分别称为华细辛、辽细辛。

细辛药用，在我国有着悠久的历史。在《神农本草经》中，细辛被列为上品，凡被列入上品的药材，都有一个共同的特点：可以长期服用，而且无毒。但在后世中医界，细辛却和川乌、附子一同被视为大毒之物，并形成影响至今的“细辛不过钱”的说法，这种说法最早见于北宋医学家陈承所著的《本草别说》，他提出了细辛在特定条件下可能有毒的说法。《本草别说》原著在流传过程中早已亡佚，其中关于细辛的论述，却被后来的《证类本草》原封不动地照搬过来。其实，陈承关于细

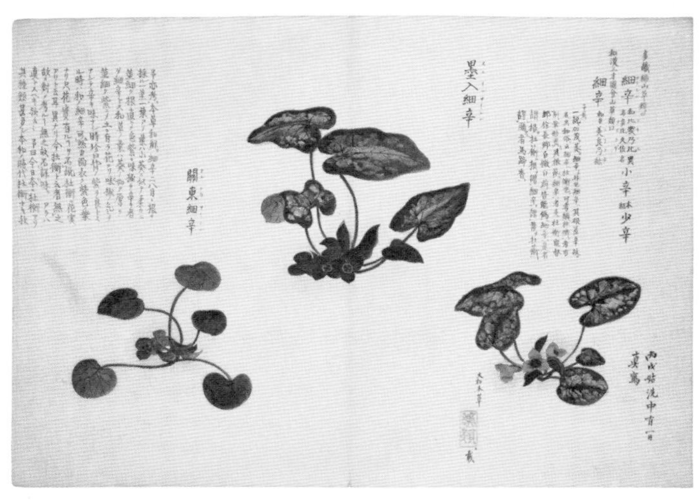

出自《梅园百花画谱》。

辛或可致人死亡的观点也只是道听途说。李时珍在《本草纲目》中也未详加考据，在原样收录过来的同时，又根据自己的经验，将其总结为“细辛不过钱”。但历代医家都曾对此提出质疑，在现代中医界，河北省著名老中医刘沛然先生便是其代表性人物，并为此写下《疑难病证倚细辛》的专著加以驳斥。

早在唐朝初年，孙思邈便对脚气病进行过深入研究，在他的防治脚气病的药方中，细辛便是一味主要的中药。也是在唐朝，细辛还曾作为主要的成分，出现在武则天用于美容的“常敷面脂”方中，此方后被收录于王焘的《外台秘要》。即使是在今天看来，这个美容方祛风通窍、益气补肾、活血保湿的整体解决方案，也是十分先进的。

细辛能散发出浓烈的香辛味，是因为其中包含着甲基丁香油酚等挥发油，这些化学物质对各类昆虫具有较强的驱逐和麻痹作用。中国古人很早就发现了细辛的这一特点，因而常用它来防止虫蛀。在长期保管人参等珍稀药材时，细辛便成为天然防蛀品，俗称“细辛藏人参，则人参不蛀”，这一传统在部分山区采参人当中仍有遗留。而普通民众，则更多地将细辛用作樟脑球的替代品，作为收纳衣物的驱虫剂。

此外，细辛也是一种绝佳的家庭园艺素材，且价廉物美。在居室或办公场所，摆上几盆细辛，能有效防止蚊虫骚扰，细辛独有的香气，也有助于养花之人清心醒脑，浸淫其中，哪怕是获得短暂的怡然，也是其他普通花卉所难以比拟的。

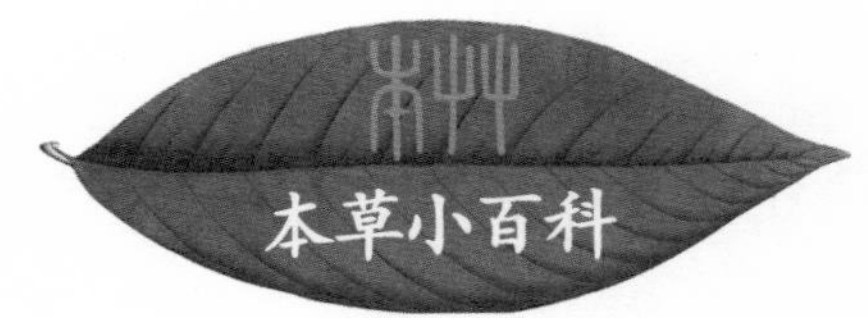

细辛与杜衡的区别

细辛通常只有两片叶子，叶片呈心形或卵状心形；杜衡常有三片以上的叶子。

细辛的花朵是黑紫色的（变异种常开绿花），花梗较短，花被呈裂片三角状卵形；杜衡的花朵是暗紫色的，花梗稍长，花被呈管钟圆筒状。

独根草

二氧化碳的克星

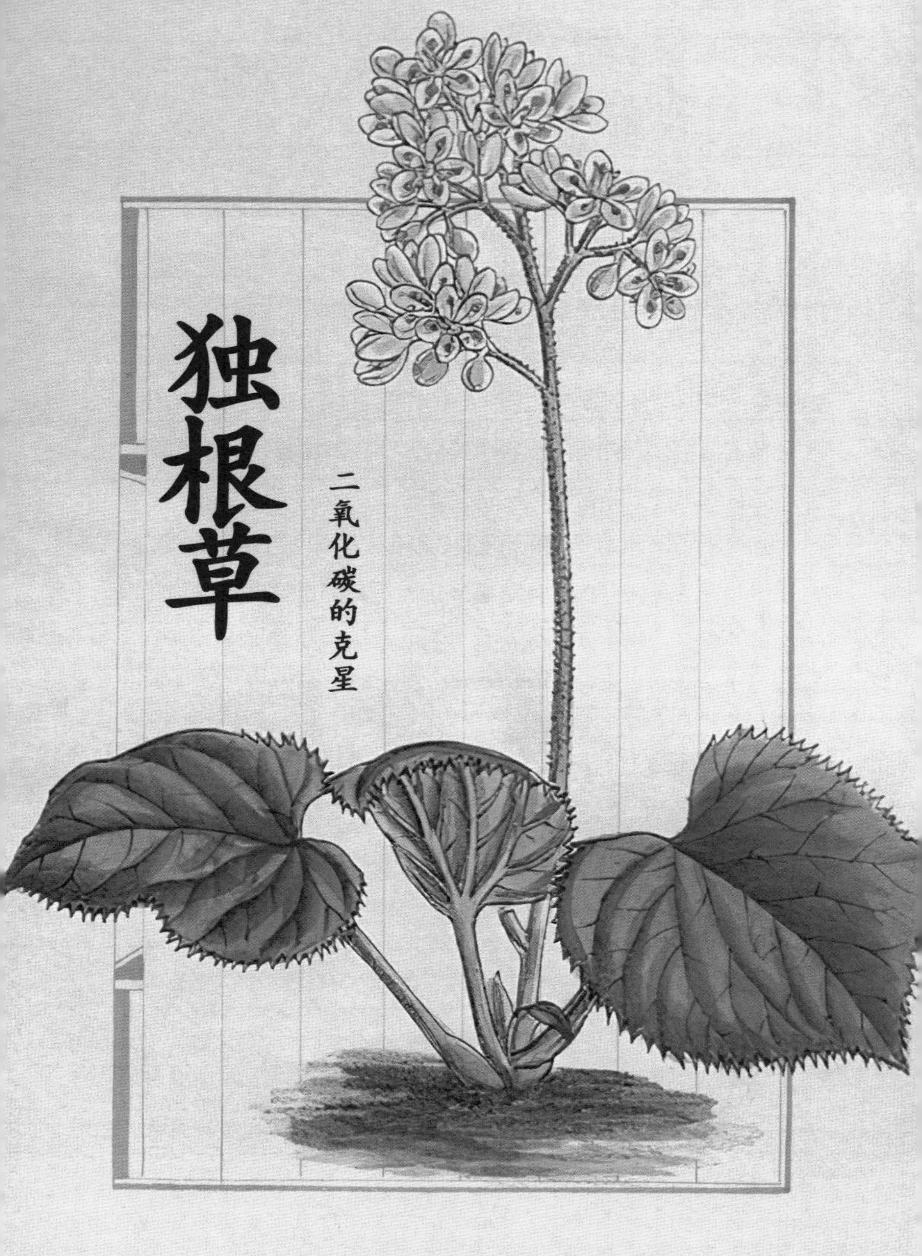

独根草属于虎耳草科，虎耳草科下的独根草属仅有一种，且为中国特有的植物。而虎耳草的药用，在我国有着近千年的历史。据南宋官吏王介绘撰的《履巉岩本草》记载，虎耳草性凉、有毒，但可用于治疗痔疮及各种毒疮。具体的治疗方法颇具独创性——“用少些晒干入马子(便桶)内烧熏”。也就是在便桶内焚烧晒干的虎耳草，用燃起的烟来熏蒸患处。与如今看似简便的治疗痔疮的膏剂、栓剂相较，古人的这种熏蒸疗法，也具有独到的先进性和合理性。

说回独根草。据我查证，一些中医药典籍中提及的“独根草”，指的是另一味中药材——列当，并不是我们现在所说的独根草。就植物学角度而言，独根草的模式标本据说1835年采自北京(近龙泉寺)，不过我并没能查到有关这个标本的详细资料。更为直观的证据来自1917年，英国一位植物研究者在《柯蒂斯植物学杂志》上发表了独根草的绘图，详实地记录了这种植物的形貌特征。

虽说独根草也属于虎耳草科，但二者的药效却十分不同。近年来，独根草逐渐受到关注，加之现代医学的发展，已有人开始对独根草的药用价值展开深入研究，显示独根草含有绿原酸、黄酮和粗多糖等丰富的活性药用成分。其中的绿原酸具有抗菌、抗病毒、抗氧化和抗肿瘤的作用，也具有清除自由基、抗衰老、抗肌肉骨骼老化、保护心血管、降血压等诸多功能。而黄酮在降血糖方面具有神奇功效，是广泛应用于降胆固醇、改善血液循环药物的化学物质。可见独根草的药用前景还是十分广阔的。

独根草，与前面提过的卷柏有相似之处，据河北的一位生物老师多年的观察，独根草在室内栽培时，即使断水30天，在重新补水之后，大概只需经过5天，便又会长出新叶。这种超强的耐旱能力，对那些既想拥有一盆别致的花卉，又担心因照顾不周而致其枯死的懒汉而言，真是再合适不过。不仅如此，独根草还能在光照不足的室内有效吸收二氧化碳，降低空气中的二氧化碳浓度。独根草的二氧化碳吸收能力，远超九月菊、旱芙蓉、叶仙人掌等植物。

和众多先花后叶的植物一样，独根草为了在严酷的自然环境中延续自己的基因，在早春时节抢先一步绽放，满目萧瑟中一枝独秀，以获得昆虫传粉的先机。不仅如此，在生长过程中，独根草的根部会分泌出酸性物质，以此来侵蚀狭小的岩缝，扩展自己根部的生存空间。独根草能在悬崖峭壁上繁衍生息，其原因也正在于此。

我们移植过来的独根草，持续开了20多天花，花瓣由粉红变成淡绿，再由淡绿到淡黄，它们的鳞茎上也开始冒出嫩芽。之后，团团的叶子逐渐长大，撑起一把微

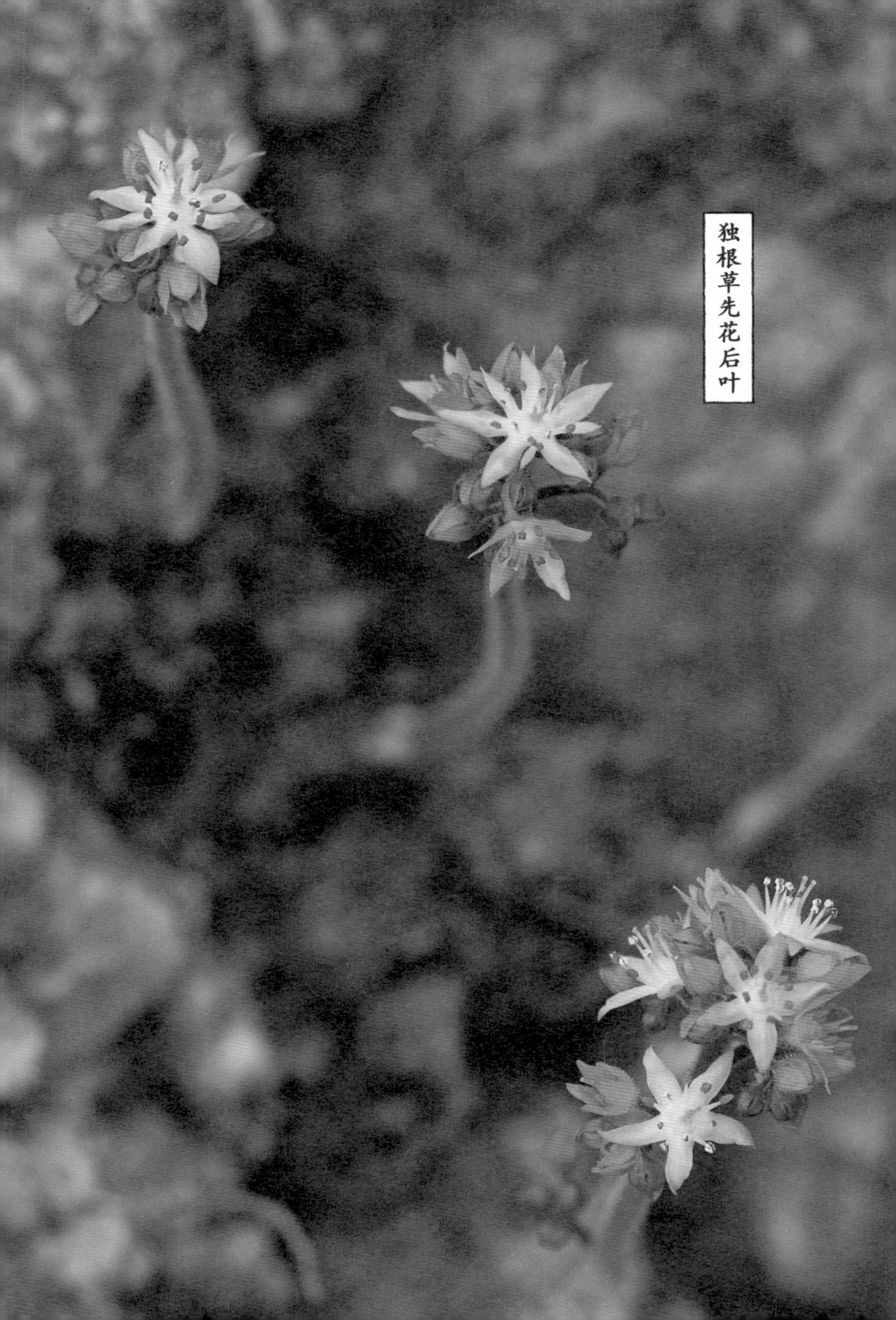
独根草先花后叶

缩的荷叶，婴儿巴掌大小，这时可以清晰地观察到它们的叶脉是一种典型开放的二分叉脉序。

独根草的有皮鳞茎密集地生于鳞茎盘上，在花茎从顶芽抽出的同时，子鳞茎由腋芽形成，可供繁殖用，这些子鳞茎可以用来分株繁殖。花茎的形成与分株时所带茎盘的大小和腋芽的多少有着密切的关系，若所带的茎盘较大，有10个以上的子鳞茎，分株后第二年就可开花。分株时，要最大限度地满足植物原生状态下的生存条件。因此，以颗粒土作为植料，是栽培独根草的不二选择。

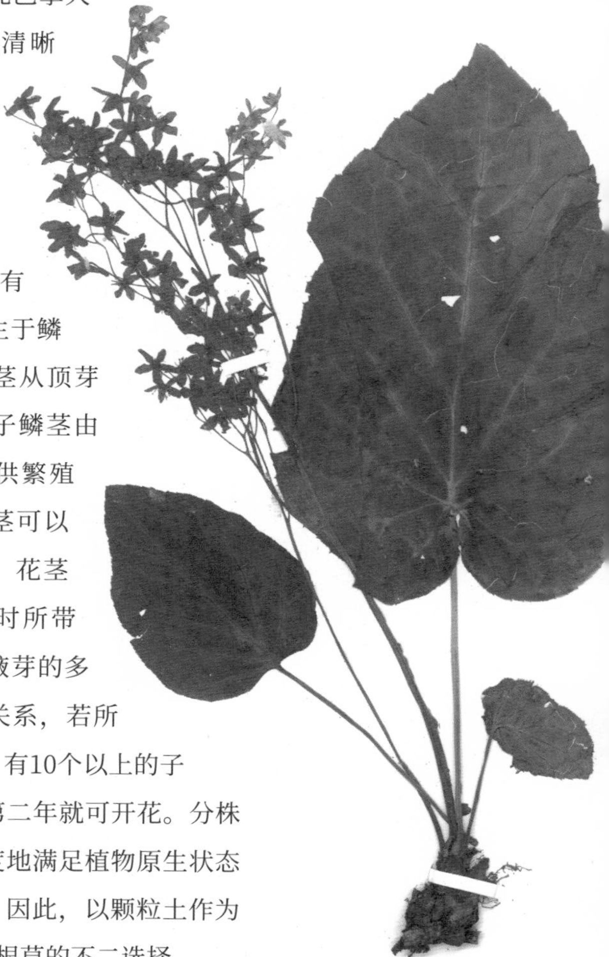

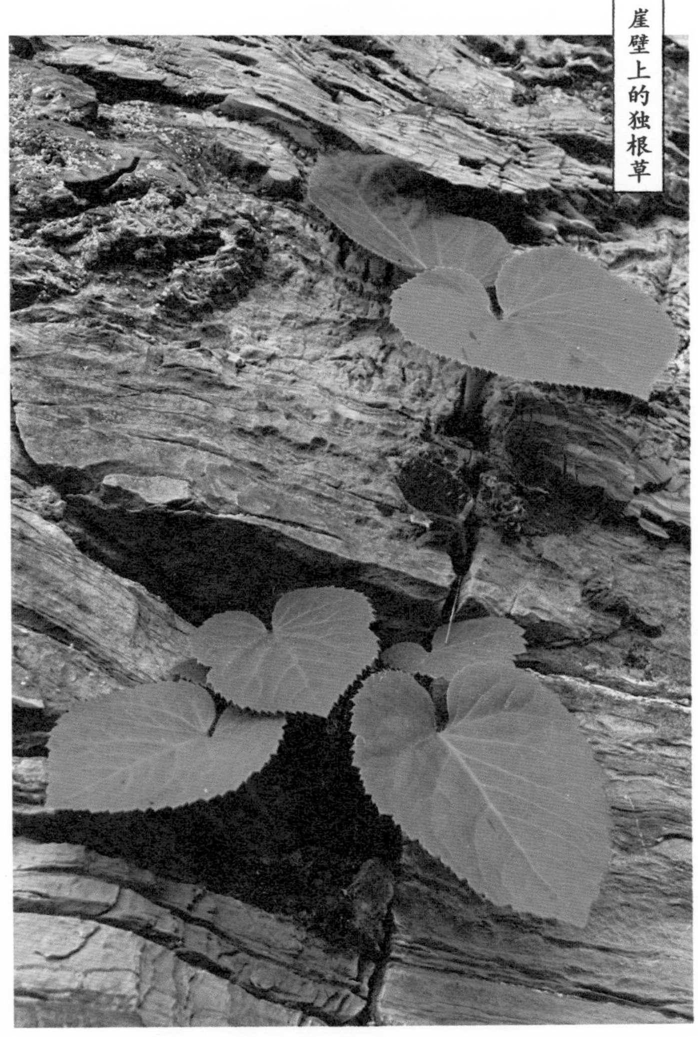

崖壁上的独根草

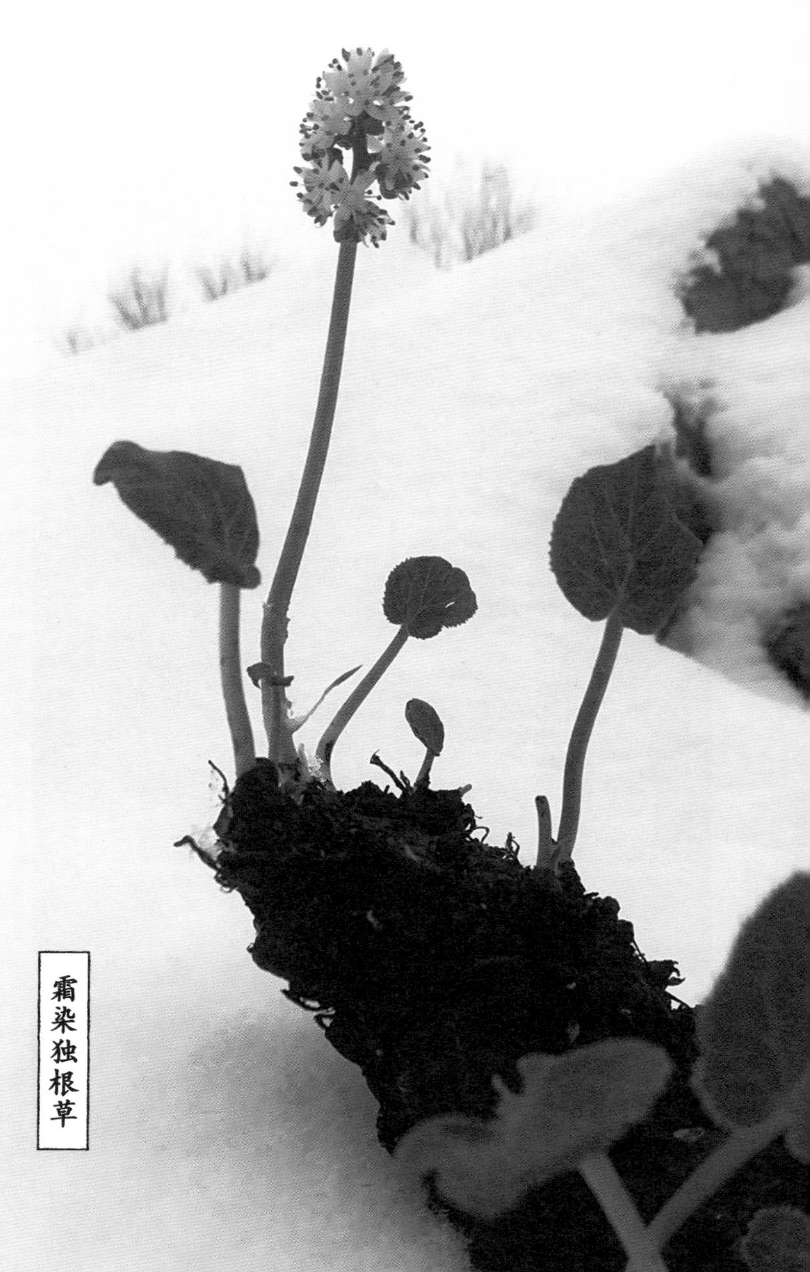

霜染独根草

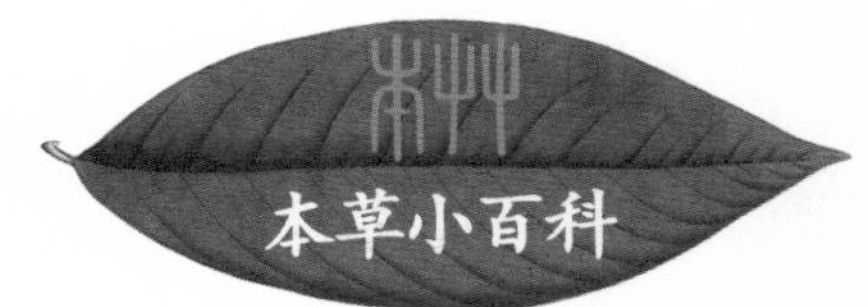

模式标本

生物分类学在确定某一新种时，据以鉴定和描述新种的典型标本。随着新种的不断发现和增加，仅靠文字描述分类单元的特征来下定义有很大的局限性。因此，为使学名和分类单元确切相符，需要确定一个可靠的“标准”，即模式标本。

先花后叶

某些植物（如独根草、槭叶铁线莲、玉兰等）在冬去春来之际，为了争得繁衍后代的先机，在未长出叶子的情况下，便会先行开花，这种现象即为先花后叶。

脉序

脉序又称脉相，是指植物叶脉的分布形式。它广泛应用于分类鉴定工作，同时也是植物分类的重要依据之一。植物脉序分为网状脉序、平行脉序及分叉脉序三种。其中，分叉脉序是一种比较原始的脉序，常见于蕨类植物中。

鳞茎

鳞茎是由短缩茎盘上着生的肉质叶鞘膨大形成的变态器官，它们负责储存丰富的营养物质和水分，以应对干旱炎热的气候环境。这类植物的地上茎则是从鳞茎中央生出的，比如百合、郁金香、水仙等。

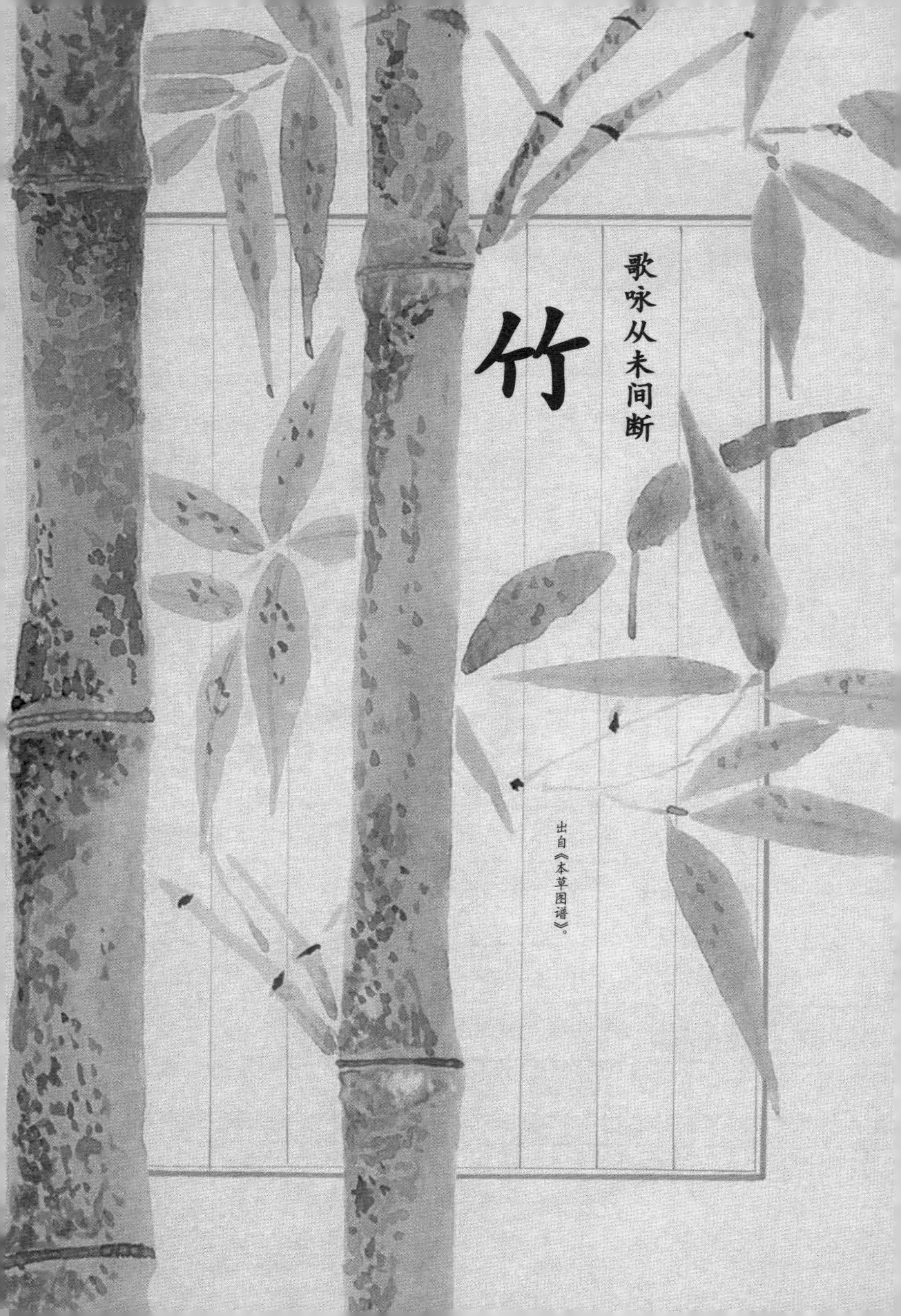
竹
歌咏从未间断
出自《本草图谱》。

无论如何，作为一个中国人，若对竹没有一点了解，总归是有些说不过去的。且不说它以“岁寒三友”或“四君子”之一的身份，已然在守望着我们的精神家园，单凭中国被誉为“竹子文明的国度”，作为国人，我们都应该对竹与中华文明之间的渊源有所了解——哪怕只是了解大概。因为从古至今，竹子都是中华文化最具代表性的载体。

在世界上，竹子种类最丰富、分布最广的国家，就是中国。我国960万平方公里的广袤大地上，仅黑龙江、吉林、内蒙古和西北的新疆地区没有竹林分布。全球70余属1000多种竹子中，有30余属500多种竹类植物分布于我国。

正因如此，自蛮荒的远古时代起，我国先民在日常生活中，便与竹子产生了深刻的交集。在原始社会，竹便扮演了重要角色。在石器时代，人们用木或竹制成狩猎时用的枪矛，矛头一般都是石头或骨头，随之而来的弓箭，则让竹子增添了更具威力的杀气。《弹歌》所展现的，也正是用竹子弹弓狩猎的远古画面。到了能调动数万甚至数十万军队进行会战的上古时代，一场战役下来，甚至会出现《尚书·武成》所言的“血流漂杵”。这里的杵，即指竹木武器。

西周时，国家的法典大约是铸于青铜器上的。到了春秋时期，郑国大夫邓析自行修改子产所铸的法典，并将其刻于竹简，故称《竹刑》。据《左传·定公九年》记载，邓析便死于自定

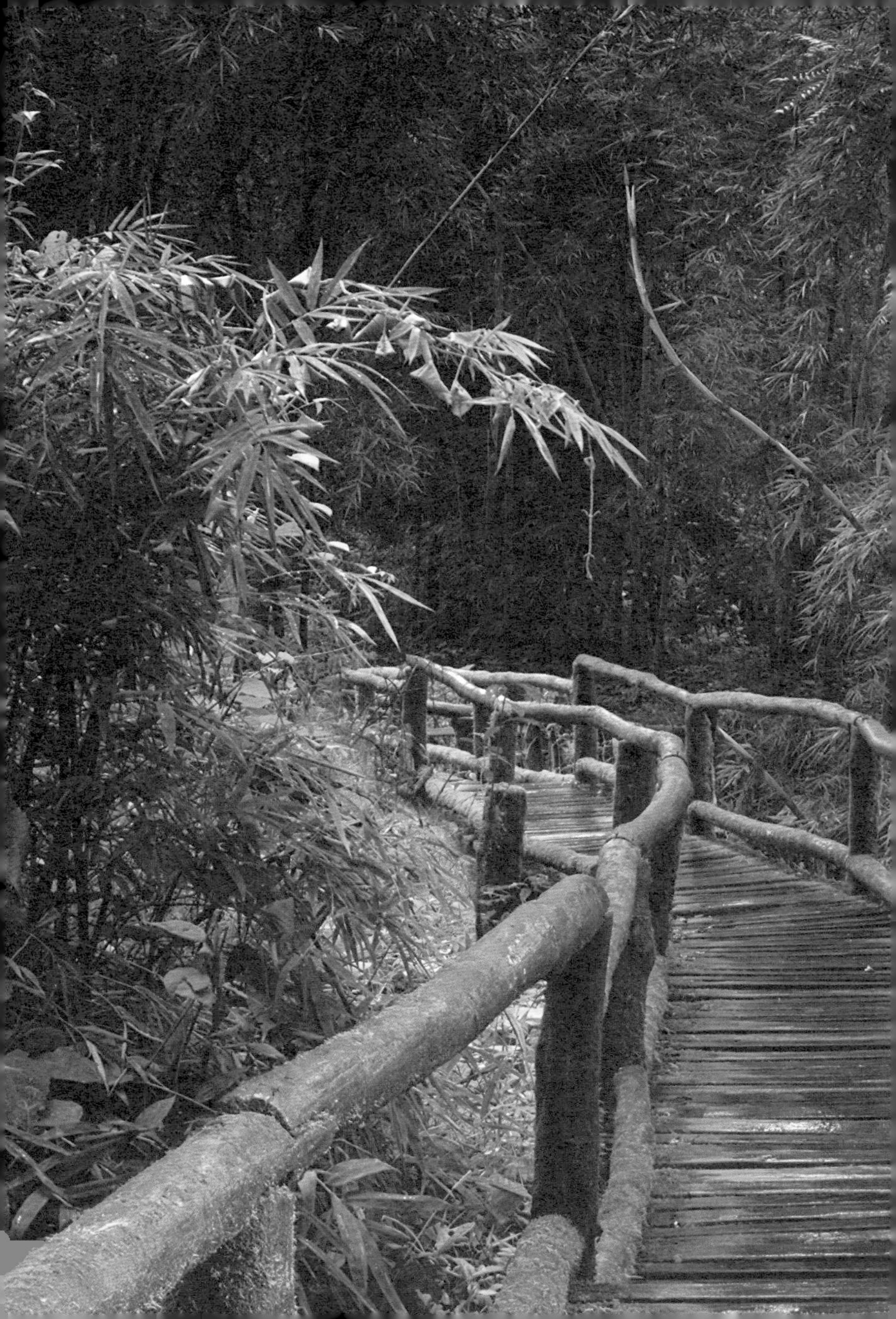

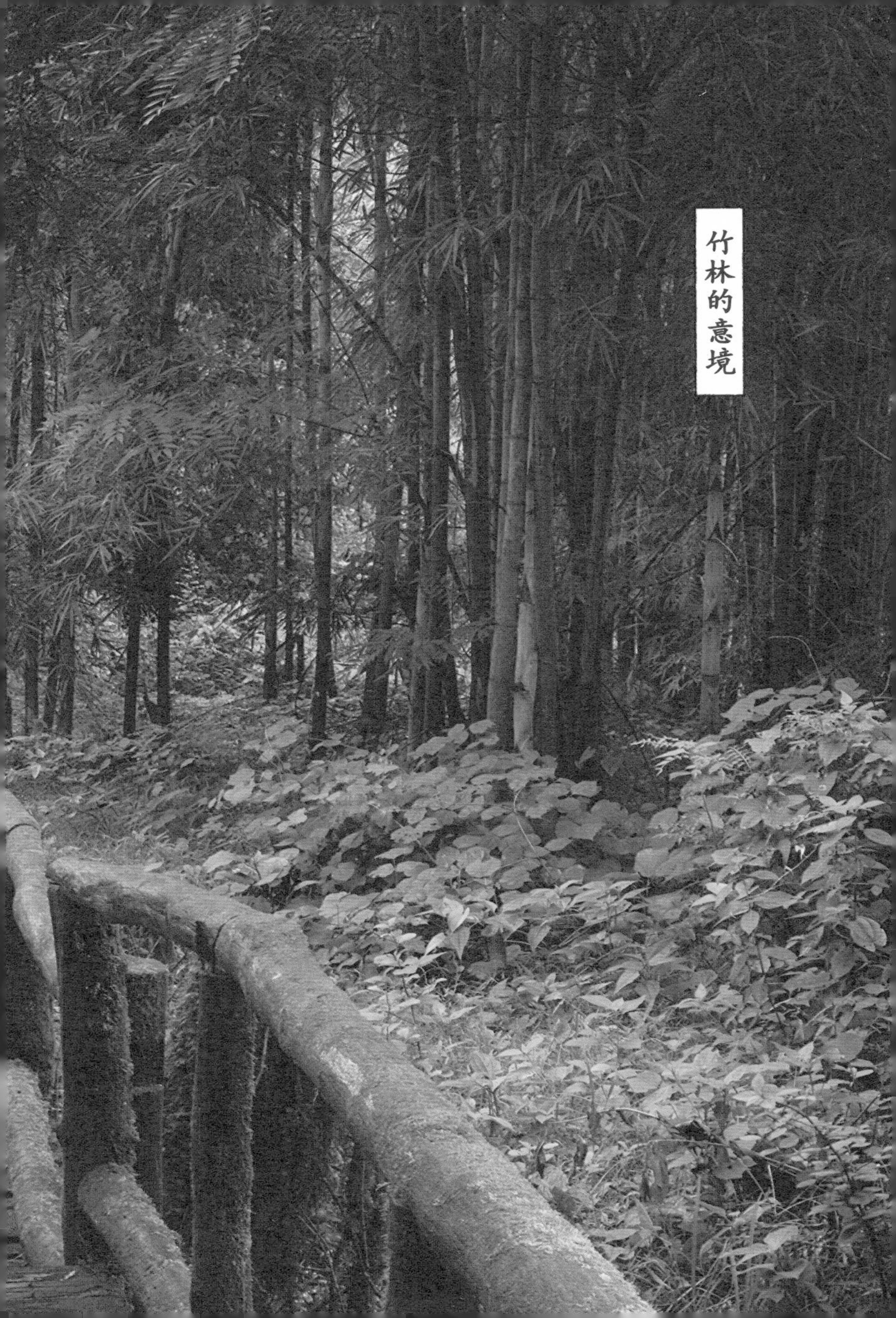
竹林的意境

的刑法:“郑驷歂杀邓析而用其《竹刑》。”虽说原文已经散佚,但无论铸于铜器还是刻在竹简上,《竹刑》都是适应新兴地主阶级需求的产物。

按照恩格斯的说法,学会制陶和弓箭的发明,分别标志着人类蒙昧时代的低级阶段和高级阶段的开始。而在中华文明的孕育和发展成熟阶段,始终能看到竹子的影子。仰韶文化陶器上的席纹,最初出现于器底,它们源于制坯时将修好的坯胎放置于竹席、芦席之上阴干的工艺过程。由此产生的印痕被有心的制陶工匠发现,从此,呈规则几何图案的席纹由陶器底部逐渐被人为上移到器身,成为一种独具魅力的装饰。以席纹印痕作为装饰的手段,后来被彩绘席纹所替代,并一直延续到原始青瓷出现的时代。在竹子对我国先民审美意趣的提升起了重要作用的同时,文明的曙光开始照耀中华大地。

河姆渡文化遗址考古发掘中发现的竹编夹心泥墙和竹制农具、家具等,则表明早在6000多年前,我国先民就已将竹子用到生活和生产活动中。而在汉字萌芽的初期,竹子成了第一批需要被符号化的对象之一——因为人们和竹子的接触太过频繁,不将其符号化已不足以保证信息交流的畅通,不将其符号化,也将大大阻碍生产力的发展。于是,仰韶文化的陶器上开始出现“竹”字符,这些陶文符号与此后的甲骨文系统之间

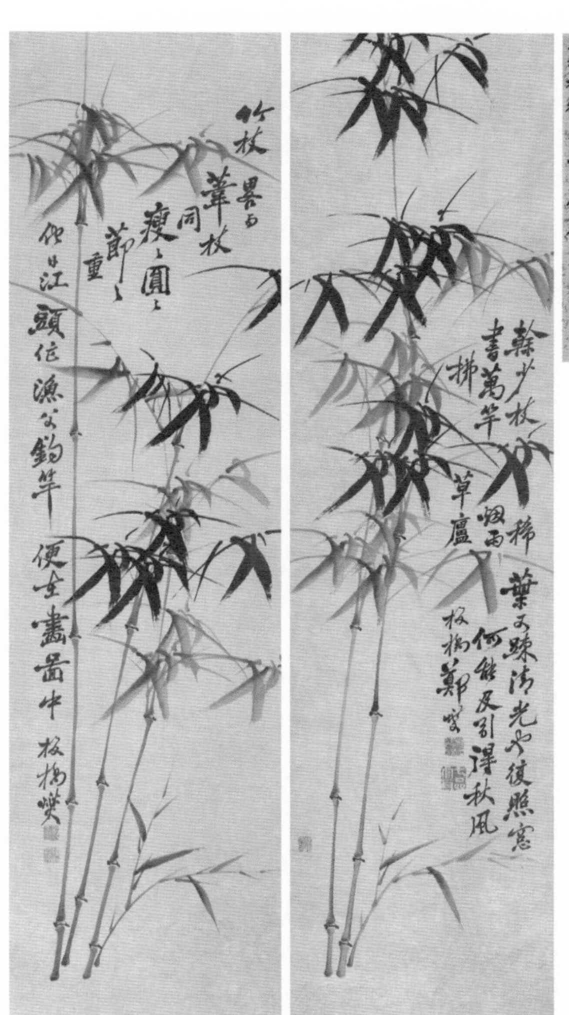

郑板桥墨竹对屏

存在着一脉相承的关系。与陶器底部上偶然获得的席纹相反，陶器上契刻的“竹”字是一种必然，是一种高度理性化的智慧结晶。也就是说，至少在距今6000多年前，竹子已开始进入我们的文字系统，并被后来的甲骨文承续下来。

自“竹”字出现伊始，它的物质属性便发生了改变。在甲骨文中，竹字写为，我们甚至无需细加思索，便可看出这是竹叶下垂之形。目前已知的甲骨文文字中，和竹子相关的文字有30多个。其中，最具文化气息的，当属册（冊）、仑（侖）、典、龠（yuè）等字。“册”表示用多支竹简编辑而成的简策，即我国最早的书籍；“仑”，指把竹简汇集在一起，意为条理、次序，伦理、人伦、天伦等占据汉语思维道德高地的词语便由此演化而来；而“典”则是指值得恭敬捧读的书册，这便是我们今天所说的“经典”的源头。此后，很多被后人视为经典的书籍，都曾书写在竹简上。很长一段时间里，竹简充当了最为主要的书写载体，直到纸张被发明。即便如此，一直到现在，竹子仍是纸浆的主要原料之一。从这个意义上讲，竹子既是中华文明的缔造者，同时也是中华文明的传承者。

距今约9000—7500年的贾湖遗址曾先后出土多支用鹤骨制成的骨笛，部分学者认为这是世界上最早的吹奏乐器。但在骨笛出现以前，中国先民可能早已创造出用竹管制成的吹奏乐器。对那时的人们来说，竹子俯拾皆是，也更易于加工，之所

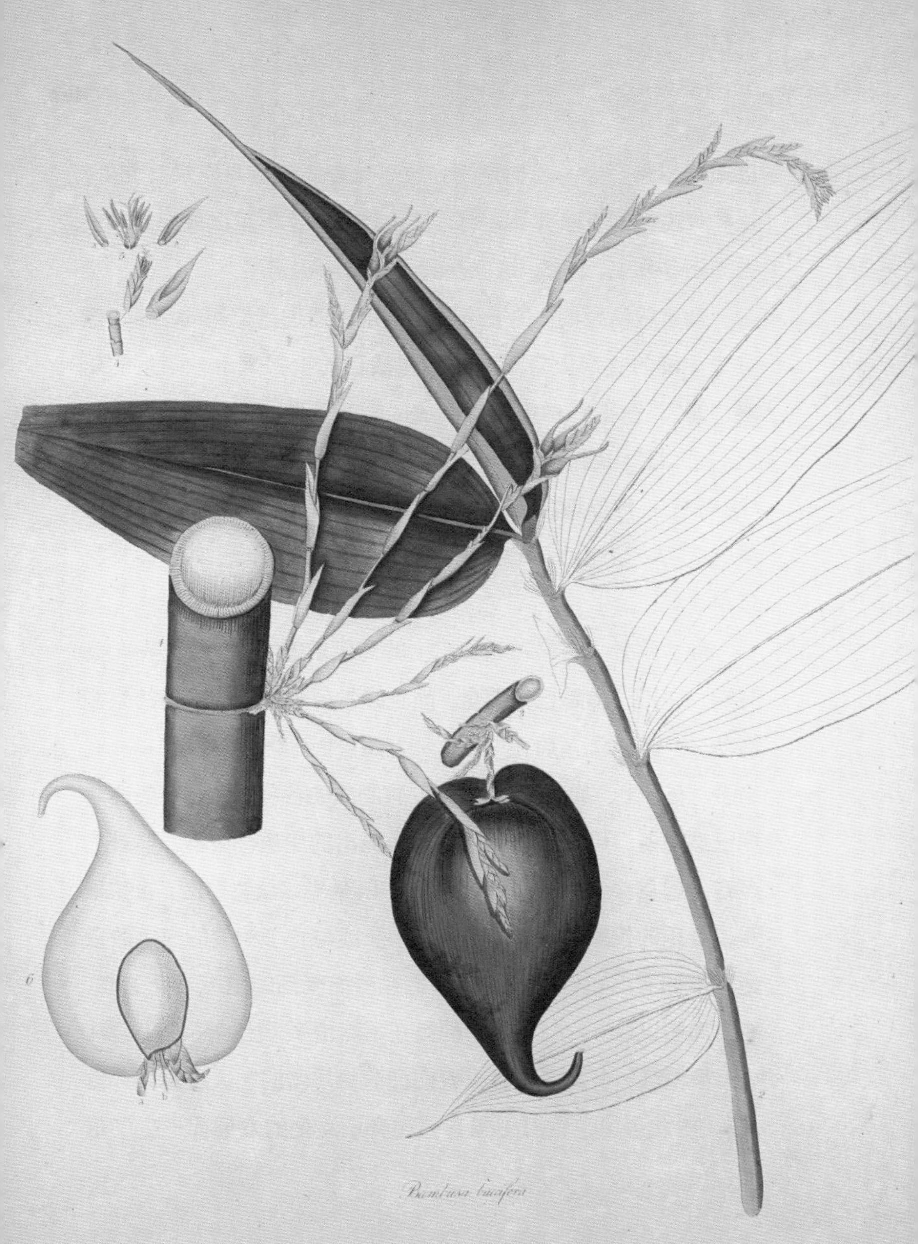

Bambusa baccifera

以未能留存至今，恐怕是因为竹子比骨质更容易腐烂。此外，这些骨笛都属于陪葬品，而竹笛太过寻常，不足以被视为珍贵物品陪葬墓主。当然，这只是我个人的一些猜测。

到了殷商时期，关于乐器和利用乐器进行祭祀的活动，已有了明确的文字记录，其中就包括目前听起来十分陌生的乐器“龠”。龠指一种用竹管制成的吹奏乐器，即《说文》所言“乐之竹管”，后演化为大型祭祀典礼上的一种乐舞——龠舞。《逸周书 · 世俘篇》详细记载了周武王伐纣取得胜利后举行隆重的庆功、祭祖活动的盛况。典礼共进行了5天，其中龠舞就隆重登场了。

综合甲骨文资料和墓葬出土的商代乐器实物信息，在殷商时期，“八音”体系已很健全，而且经常用于各类高规格的祭祀活动。也就是说，《周礼 · 春官 · 大师》中所说的“八音”——利用金、石、土、革、丝、木、匏、竹制成的各种乐器，在殷商时期已然完备。可想而知，从竹管里流出的庄重、肃穆、典雅的声音，曾贯穿了大半个周朝历史，以至于“丝竹”成了管弦乐器或音乐的代称。周朝，带有竹字头或与竹子相关的汉字数量陡然增加，这和竹子被用于制造礼器而受到的重视不无关联。而自周朝以后，竹制乐器的种类在不断增多，比如籁、管、篪、笙、筝、筑……到了唐代，人们把演奏乐器的艺人统称为“竹人”。由此可见，竹对中国音律和音乐文化的发展都产生了重

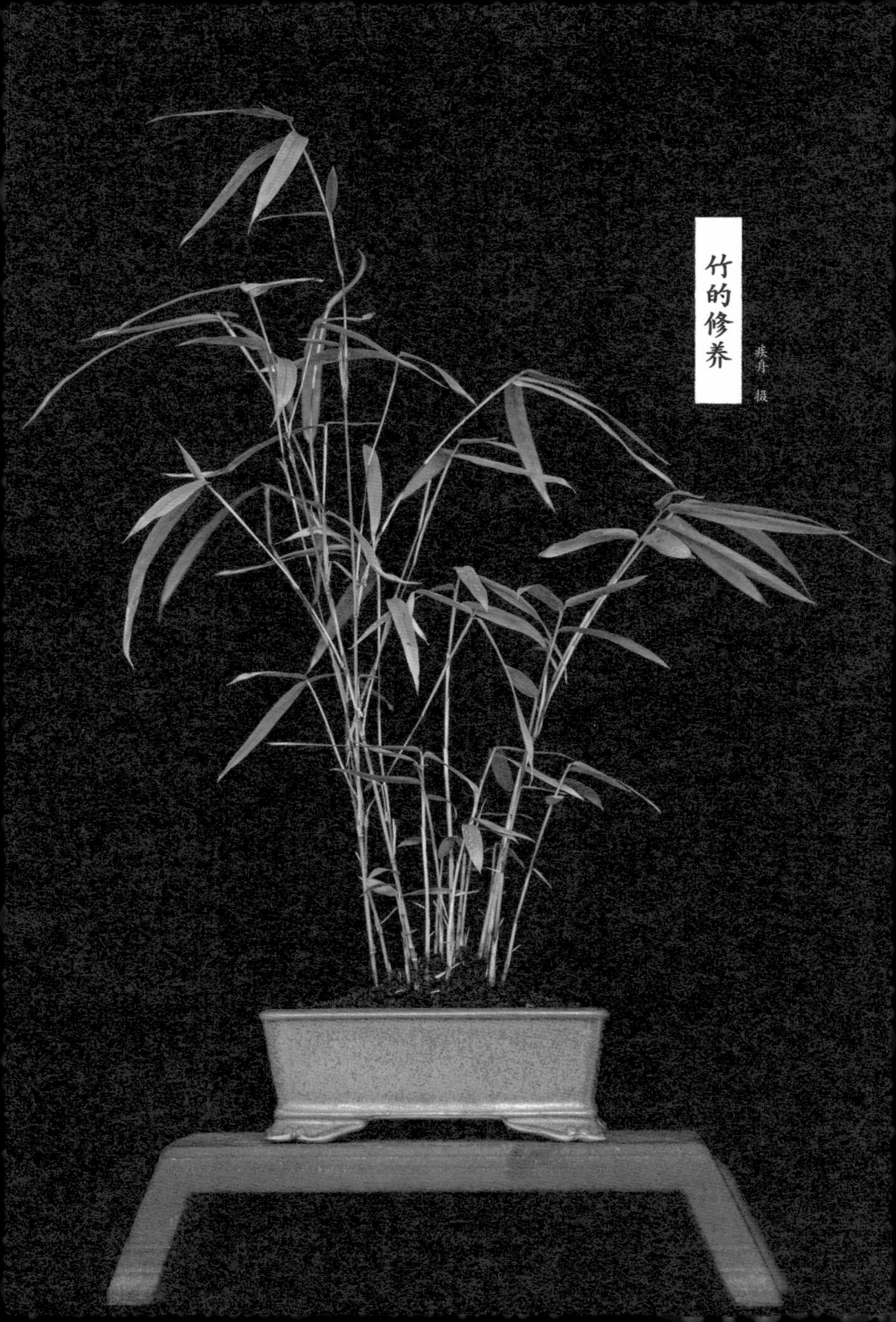
竹的修养
疾舟 摄

要的影响。

竹子也深刻地影响了中国传统人格的走向。自《诗经》以后，我国先民对竹子的歌咏从未间断。周朝，竹子已被赋予人格内涵，中国的先贤们在竹子身上陆续发现了道德品性的光辉。《礼记 · 礼器》:“礼释回，增美质，措则正，施则行。其在人也，如竹箭之有筠也，如松柏之有心也。二者居天下之大端矣，故贯四时而不改柯易叶。”在周人看来，礼对人来说，就好比竹箭的青皮外表，又好比松柏的内部实心。普天之下，只有竹箭和松柏有此大节，所以才一年四季从头到尾都是郁郁葱葱的，枝叶永不凋落。

到了魏晋南北朝时期，因以嵇康、阮籍为代表的文人士子的推波助澜，竹被赋予“清风瘦骨”“超凡脱俗”等品格。而到了南朝的江淹那里，竹又被注入新的人格内涵，它挺拔、高洁、耿直、坚贞……于是便有了“宁知霜雪后，独见松竹心”这样的诗句，并流传至今。此后，历朝历代的文人墨客，也未曾中止对竹的青睐。史上咏叹过竹的大家，可以拉出长长的一份名单，李白、杜甫、柳宗元、苏轼、王安石、吴镇、岳岱……仅唐宋诗词中，“竹”字便出现了上千次，可以说是中国古代最重要的诗学意象之一。

此外，作为禾本科植物，竹的全身几乎都可药用。竹叶，清热除烦，生津利尿，可治疗热病烦渴等症；而竹沥，可用于治疗肺热喘咳、热病烦躁等；即使是寄生于枯竹根部的隐花菌类——竹荪，也可以用来治疗肺虚热咳、喉炎、高血压、高脂血等症。

中华先民在漫长的历史进程中，将世间的美好寓意赋予竹子，中国传统文人士大夫群体的价值体系逐渐形成，也影响了国人的人格理想。苏轼诗云:“可使食无肉，不可居无竹。无肉令人瘦，无竹令人俗。”这样的价值取向，被平民百姓凝练为“宁可食无肉，不可居无竹”，已然把竹子视为远高于物质生命的精神寄托。

由此，竹进入我们的血脉之中。

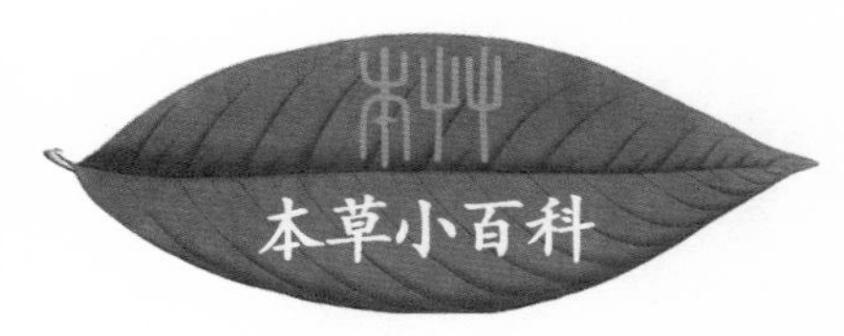

禾本科

一年或多年生的草本或木本植物，约有700属12000种。禾本科植物包含大多数的粮食作物，如水稻、小麦、玉米等，以及其他有重要经济价值的植物，如竹子、甘蔗、芦苇等，是与人类生产和生活关系最为密切的植物科属。

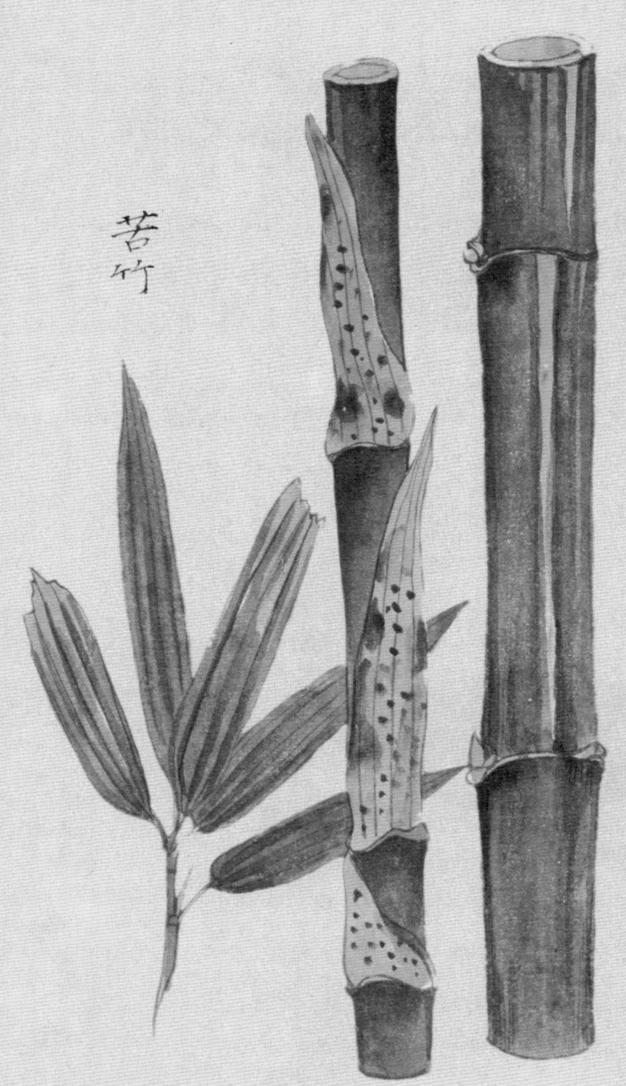
苦竹

医案

《续名医类案》。

竹

四明虞吉卿，因三十外出疹，不忌猪肉，兼之好饮，作泄八载矣。忽患伤寒，头疼如裂，满面发赤（汗出不彻），舌生黑苔，烦躁口渴，时发谵语，两眼不合者七日（皆属阳明），洞泄如注，较前益无度（协热也）。脉之洪大而数（实热），为疏竹叶石膏汤方，因其有腹泻之病，石膏只用一两。病初不减，此兄素不谨，一友疑其虚也，云宜用肉桂、附子（凡诊病，浅见者反若深虑，多令病者无所适从）。或以其言来告，缪曰：诚有是理，但前者按脉，似非此症，岂不数日而脉顿变耶？复往视，仍洪大而数，曰：此时一投桂、附，即发狂登屋，必不救矣。一照前方，但加石膏至二两。或曰：得毋与泻有妨乎？曰：邪热作祟，此客病也，不治立殆。渠泄泻已八年，非暴病也。治病须先太甚，急治其邪，徐并其夙恙除之。急进一剂，夜卧遂安，即省人事。再剂而前恶症顿去，数日霍然，但泻未止耳。为疏脾肾双补丸，更加黄连、干葛、升麻，以痧痢法治之，不一月泻竟止。八载沉疴，一旦若失（藜按：此亦温热症，非伤寒也）。

后记

左手汉字　右手本草

出自《金石昆虫草木状》。

写一部关于本草家庭园艺方面的专著，于我而言真可谓不自量力。因为，在此之前，我既没有系统地学习过植物学方面的知识，在家庭园艺领域也还是个新手，更遑论对博大精深的中医药文化有什么值得他人借鉴的独到见解。好在我们主张的本草家庭园艺，侧重于挖掘本草植物的人文内涵及其观赏价值。

之所以勉为其难，大概要归因于国内中草药农药残留物严重超标的普遍现象。五年前，一位日本的华裔朋友打算进口中国的中药材，委托我帮忙寻找安全的货源。最后，我据朋友的要求找到了合适的样品寄送到日本。然而，日本方面反馈回来的消息让我无比沮丧。我所寄送的十几种中药材样品，无一例外地未能通过日本专业机构的检测。原因在于其中的农药残留严重超标，有的甚至超出欧盟标准的200%以上！这让我深受打击，那时我才真切地认识到我国中草药种植过程中存在的问题。

在此后一年多的时间里，我有些杞人忧天地思考中草药的“农残”问题。一次偶然的机会，我结识了一位致力于“零农残”事业的朋友，并一拍即合。一番热烈的讨论后，我们将“零农残”、药食两用的植物、盆景等元素整合在一起，本草家庭园艺的概念就粗具雏形了。

2017年6月，作为校企合作的尝试，以收集、培育具有家庭园艺价值的本草种苗，并据此研发园艺新品种为宗旨的“本草坊”工作室正式创建，并成功举办“首届本草家庭园艺成果展”。自此，我们得以在相对先进的科研环境里继续完善本草家庭园艺系统。长松负责本草新品种的选育、驯化、杂交和组培，而我则侧重于本草家庭园艺文化的建设，编写《身边的本草》和《本草家庭园艺教程》被正式纳入日程。

真正着手《身边的本草》的写作始于2018年初，我本以为驾驭文字于我而言并非难事，但事实上，其难度远远超乎我的预想。既然是一本关于本草的普及类读物，自然要言及每一种本草植物的历史渊源、它们背后的人文内涵及其在中华传统医学中的应用。当然，还要结合植物的生长习性，介绍相应的培植养护方法等。如此，除了查找相关的历史人文资料，必然还要翻阅古今中医药典籍，并适当地兼顾一定的学术性，去参阅现代医药学方面的学术论文。还不止这些，考证本草植物的源流，有时还需要古汉字学方面的知识储备，比如要想搞清楚芍药为何在中国古代被用来当作临别赠礼，就需要从芍的本字“勺”入手；青藜之“藜”是个后起字，在上古三代，人们称其为“莱”，从莱到藜，经历了上千年的演变……所幸在此之前，我已在古文字学方面下过几年工夫。

与此同时，我也在写另一部关于汉字的著作，所以我通常是上午流连于花房，观察本草植物并作记录，下午进行写作。左手汉字，右手本草，乐此不疲。

2019年秋　于澄远斋

参考文献

出自《金石昆虫草木状》。

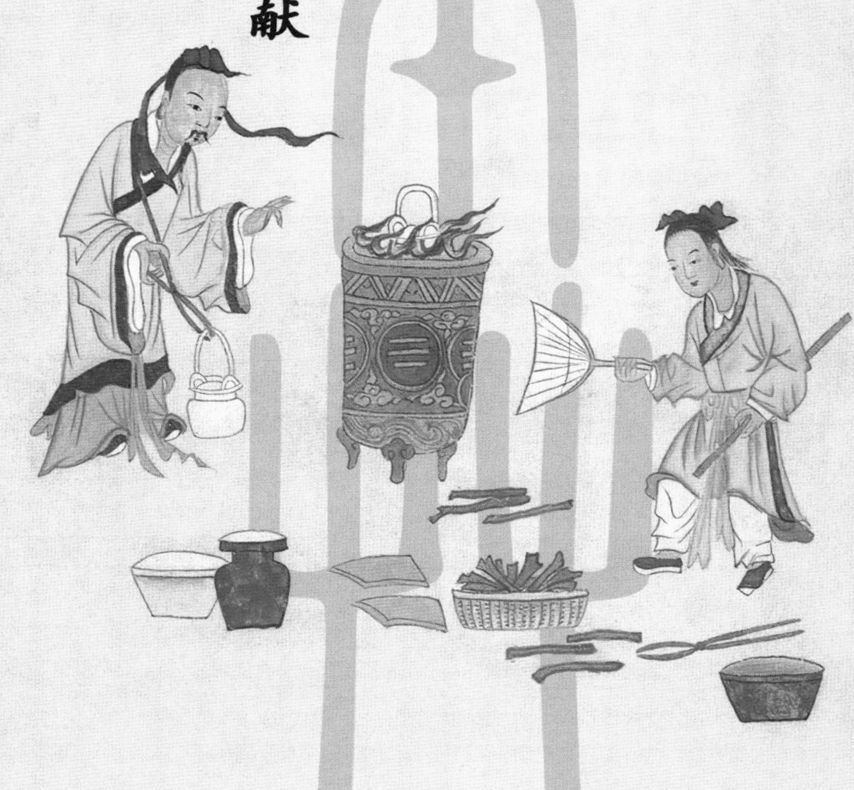

黄连：

王家葵.《神农本草经》成书年代新证[J].中华医史杂志，1991(1):56—59.

唐廷猷.《范子计然》研究——西汉时以药材为主的商品学[J].成都中医药大学学报，2000(2):57.

赵九州.《范子计然》成书时间考 [J]. 农业考古，2010(4):364—368.

远志：

朱玉琢等.中草药远志对试验性小鼠雄性生殖细胞遗传物质损伤的保护作用[J].吉林大学学报（医学版），2003(3):258—260.

绞股蓝：

陈建国.绞股蓝与其混淆品乌蔹莓的本草考释 [J]. 中草药，1999(9):41.

杨彩霞等.竹本常松与绞股蓝[J].宝鸡文理学院学报（自然科学版），1997(4):53.

李志科等.广西不同地域五、七叶绞股蓝中三萜皂苷含量差异研究[J].中药材，2010(5):682.

天门冬：

仇兆鳌.杜诗详注[M].北京：中华书局，1979.

张固也，李辉.《山居录》——我国现存最早的种药专著[J].南京中医药大学学报（社会科学版），2008(4):212.

玉竹：

杨慧洁.玉竹化学成分、药理作用研究进展及开发利用现状[J].人参研究，2012(3):40.

姜：

吴德邻.姜科植物地理[J].热带亚热带植物学报，1994(2):8.

布靳斯奈德.中国植物志[M].伦敦，1882.

安德鲁·多尔比.危险的味道——香料的历史[M].李蔚虹，赵凤军，姜竹青，译.天津：百花文艺出版社，2004.

吴德邻.姜的起源初探[J].农业考古，1985(2):249.

芍药：

李圃.古文字诂林（卷十）[M].上海：上海教育出版社，2004.

于晓南等.中西方芍药栽培应用简史及花文化比较研究[J].中国园林，2011(6):79.

万年青：

孙湘君，杜乃秋，陈明洪.“河姆渡”先人生活时期的古植被、古气候[J].植物学报，1981(2)：144—151.
俞为洁.三论五叶纹陶块[J].农业考古，2006(1)：103—105.
王家奎.边地草药：《滇南本草》[J].文史知识，2016(12)：52.

麦冬：

谭宏姣，张立成.古汉语植物词“虋冬”名实辨[J].长春大学学报，2008(5)：30.
李约瑟.李约瑟文集[M].沈阳：辽宁科学技术出版社，1986.

凤仙花：

刘涵.散沫花、凤仙花的化学成分及其在化妆品中的应用现状[J].中国药业，2014(1)：90 .

石斛：

李振坚，王国平，缪昆.中国濒危石斛属植物资源多样性及分布[C].第三届中国石斛产业（学术）发展论坛论文集，2009：34.

玉簪：

余树勋.追踪玉簪花的足迹[J].植物杂志，2003(3)：42.
北京园林学会.2010北京园林绿化新起点[M].北京：中国林业出版社，2011.
康尔平.蒲松龄辑录《聊斋杂记》考[J].图书馆学刊，1984(4).
玉华等.玉簪花化学成分研究[J].中成药，2017(1)：110.

淫羊藿：

葛淑兰，田景振.淫羊藿及其有效成分的药理研究进展[J].中国药师，2005(6)：642—464.

青藜：

李艳.释“藜”、“莱”、“藿”[J].唐都学刊，2011(5)：111.

藏红花：

余欣.“附子”考——从一类药物看东西物质文化交流[J].文史，2005(3)：135.
王溥.唐会要[M].上海：上海古籍出版社，2006.
余欣，翟旻昊.中古中国的郁金香与郁金[J].复旦学报（社会科学版），2014(3)：46—56.

295 **丁香：**

杜君立.香料的诱惑——地理大发现的经济动因[J].企业观察家，2015(12):112.

卷柏：

陈刚等.卷柏的考证和调查[J].中药材，1990(6):37—38.

张宪春.中国现代石松类和蕨类植物分类系统概览[J].生物学通报，2015，50(10):1.

刘红梅等.石松类和蕨类植物研究进展：兼论国产类群的科级分类系统[J].植物分类学报，2008，46(6):810.

李红芳等.卷柏复苏过程中抗氧化系统响应机制及海藻糖含量变化[J].植物生理学报，2016，52(12):1872.

淡竹叶：

王磊，王安等.竹叶与淡竹叶之源流效用辨析[J].中国医药导报，2016(13):76.

陆维承.竹叶和淡竹叶考辨[J].中医药学刊，2005(12):150.

黄泽豪，蔡慧卿等.中药淡竹叶的本草图文考[J].中药材，2017(4):974.

李慧卉，汪晖等.淡竹叶及其根茎碎骨子的研究进展[J].咸宁学院报（医学版），2009(2):88.

细辛：

王春来.细辛药用部位变更原因浅析[J].实用中医药，2010，26(6):434.

胡子贤，傅延龄.《本草别说》之前细辛临床用量文献研究[J].江苏中医药，2019，51(4):69.

新智，付勇强等.北细辛、华细辛、汉城细辛的急性毒性评价[J].亚太传统医药，2010，61(2):6923.

独根草：

李文芳等.独根草不同部位集中化学成分的分析比较[J].

天然产物研究与开发，2012(4):509.

赵纯平.净化室内空气的花卉新秀——独根草[J].科技信息，2008(30):364.

竹：

傅懋毅.深植于沃土 辉耀于今朝——中国竹业现状概要[J].生态文化，2015(1):27.

方建军.甲骨文、金文所见乐器助祭试探[J].黄钟，2006(2):82—87.

宋博文.竹子文明的国度[J].环球人文地理·评论版，2014(8):53.

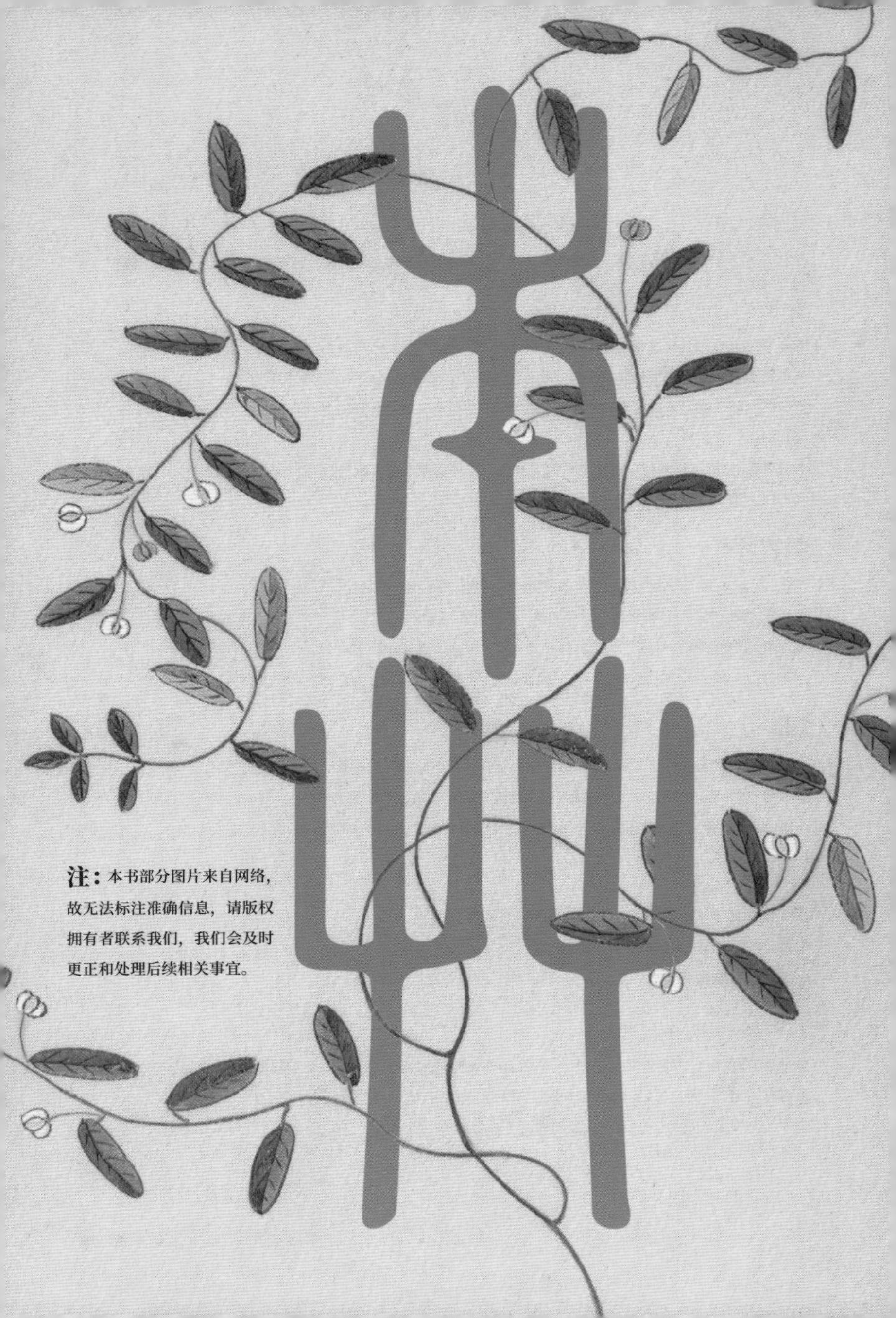

注：本书部分图片来自网络，故无法标注准确信息，请版权拥有者联系我们，我们会及时更正和处理后续相关事宜。

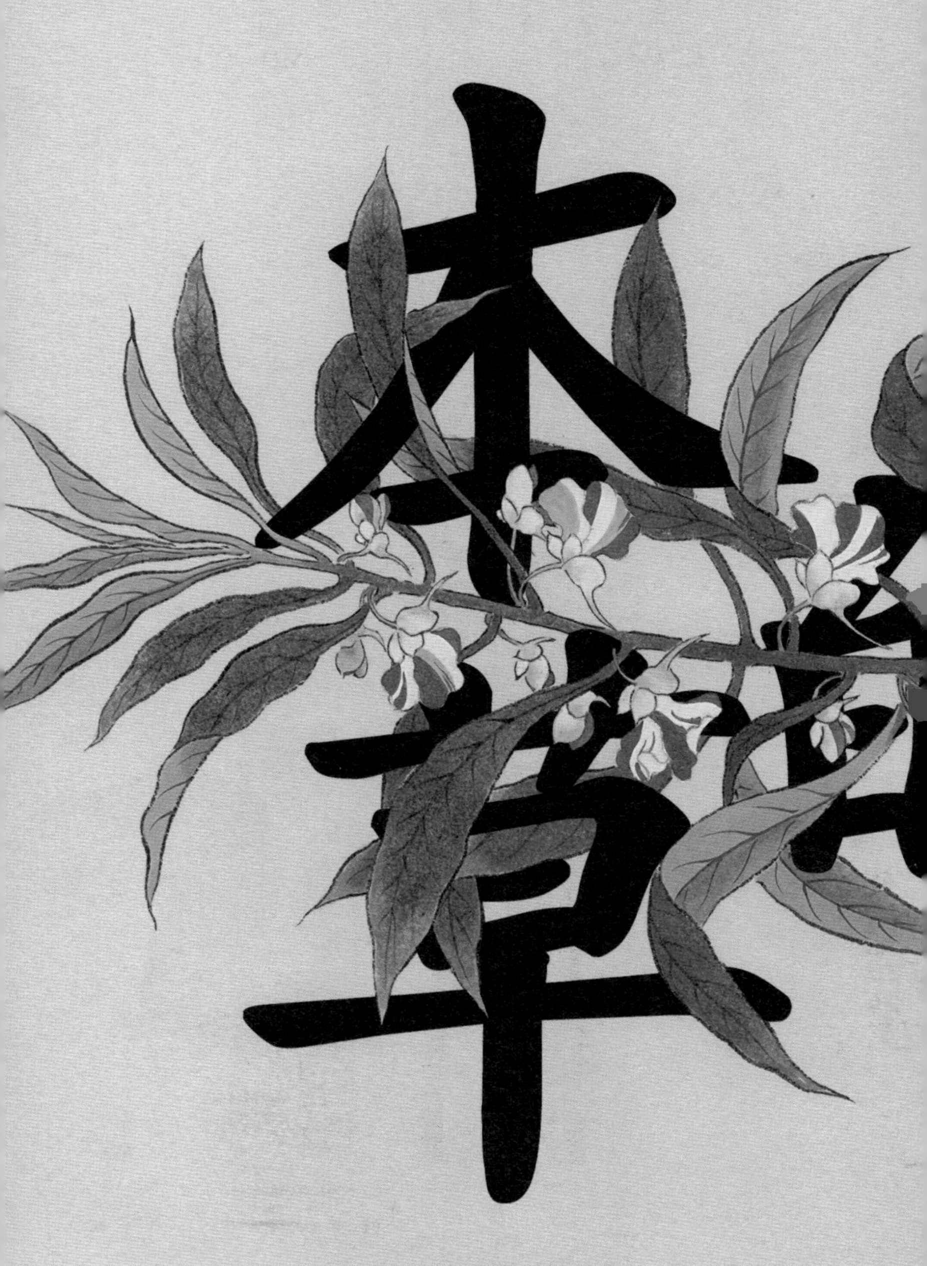
本草

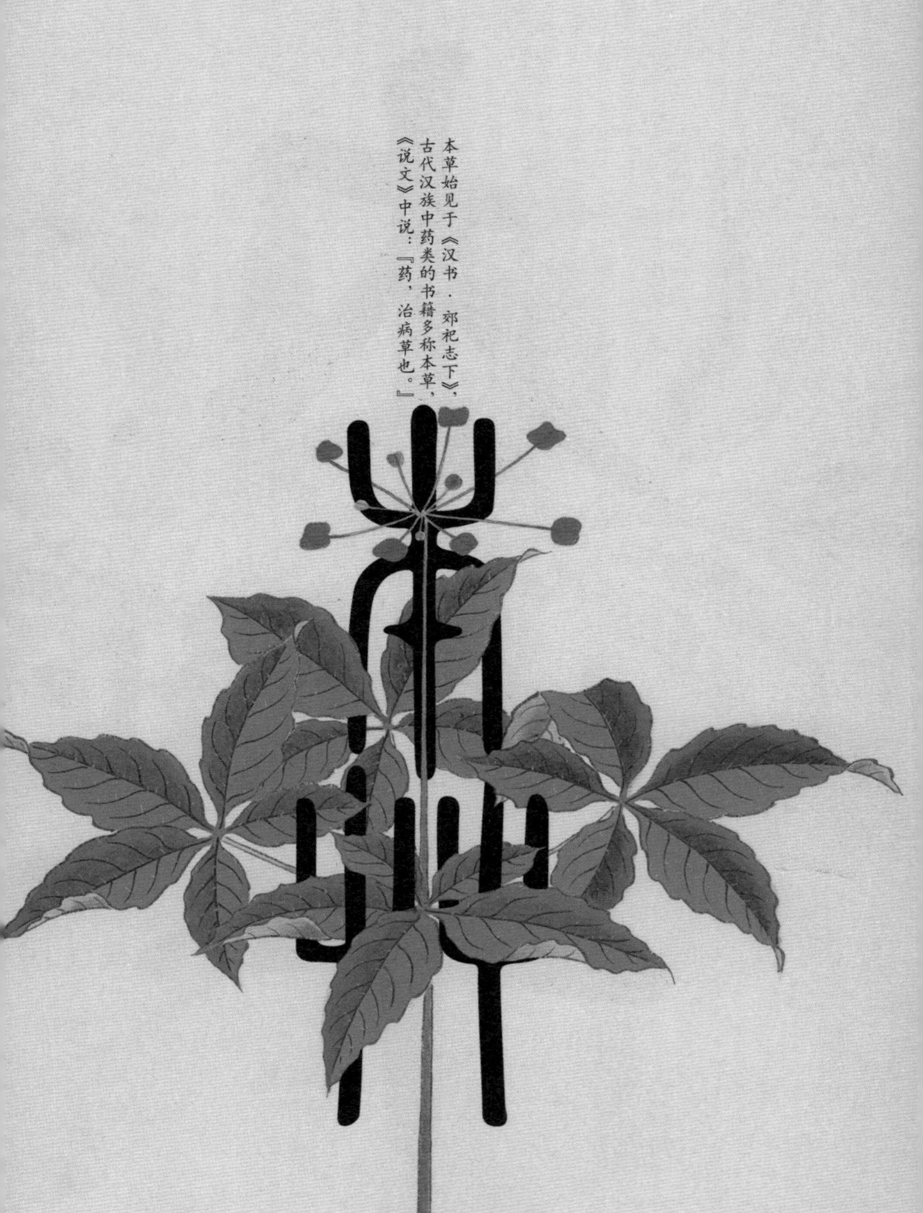

本草始见于《汉书．郊祀志下》，古代汉族中药类的书籍多称本草，《说文》中说：『药，治病草也。』